致力于中国人的教育改革与文化重建

卢传牧······著

找回中医的另一半

中医养生故事与智慧

中医古籍出版社
Publishing House Of Ancient Chinese Medical Books

图书在版编目（CIP）数据

找回中医的另一半 / 卢传牧著. —北京：中医古籍出版社，2018.1
ISBN 978-7-5152-1574-7

Ⅰ.①找…　Ⅱ.①卢…　Ⅲ.①中医学—文集　Ⅳ.① R2-53

中国版本图书馆 CIP 数据核字（2017）第 238437 号

找回中医的另一半

卢传牧　著

责任编辑　刘丛明

出版发行　中医古籍出版社

社　　址　北京东直门内南小街 16 号（100700）

经　　销　全国各地新华书店

印　　刷　三河市华晨印务有限公司

开　　本　787mm × 1092mm　1/16

印　　张　24.25

字　　数　304 千字

版　　次　2018 年 1 月第 1 版　2018 年 1 月第 1 次印刷

书　　号　978-7-5152-1574-7

定　　价　68.00 元

自　序

　　算起来，这本书从开始动笔到现在，大概经历了 6 年时间。最初，只想利用退休后宽松的时间，把先辈们的经验及自己几十年的临床心得和对传统中医的一些思考与见解，用博客的方式放在网上，供同行或是中医爱好者参考。为了让一般人都看得懂，同时也为了对同行们有个抛砖引玉的作用，所以基本采用杂文的形式，讲一些传统中医故事和自己临床中的经历与思考。

　　没想到，一动笔便停不下来。冥冥中，深感内心受到一种无形力量的驱动。慢慢我才明白，这种动力来自对中医学发展的担忧和由于时代变迁先辈们在医学思想与愿望达成方面留下的遗憾，以及对现今中医大量丢失传统中医学原始创新的惋惜。

　　这种萌发于内心深处的原始动机，原本就是一种人类经验中共存的"完型"特性。这种特性注定我们经验的原始组织会以知觉主体按一定的形式把经验材料组织成有意义的整体。这是我祖辈几代人悬壶经验和愿望积淀以基因形式储藏在潜意识的一些印痕无意被思考激活的结果。正如恩格斯所说："思维是地球上最美丽的花朵！"与其说我在写作，其实是通过敲打电脑键盘欣赏中医原创思维花朵而已，自得妙不可言的乐趣！天意原来如此，传承原来还有如此的神机！是它使得我们人类文明得以薪火相传，永不熄灭。

　　现在我才明白先父为什么还在我襁褓时，便给我取了一个字号"瑞麟"。原来老人家希望我能把几辈人的医事经验和未实现之心愿完成，而且还要有所发现和创新。

我就是这样把这本书写了下来的。不为功利，也没有目的，几易其稿，一次一次把我思考到的东西变成了文字，只为顺便讲些故事给人们听听，因为我相信世间自有各人的鉴别能力。

这本书原本没打算命名，书名也是自然生成的。因为这本书的所有内容，几乎都是现今很多中医所不屑，而按祖辈们的心愿和经验及我个人的临床习惯，又是决不可忽视的。原本中医就不应该只是现在这个样子，因此大胆命名为《找回中医的另一半》。如此而已！

在中医界，我实在是个名不见经传的小人物。不过，小人物自有小人物的优势，那就是只管把心里想说的话说出来，留给别人去评说，全无患得患失之虑，因此格外自由与自在。著名哲学家拉普拉斯说："认识一位天才的研究方法，对科学的进步……并不比发现本身更少用处，科学研究方法经常是极富兴趣的部分。"本书所传达的内容，虽不敢妄言研究方法，而极富兴趣还真如是。或许这些言语能让人们静思感悟一点生命的道理，没准弄出一点中医药学创新发展的创意，则已足矣。

瑞麟传牧

于中华仙草园瑞麟养生工作室

前　言

　　鸦片战争之后的近两百年，中国人无不寄托着通过发展科学技术以求改变中国落后面貌的渴望。科学救国思潮让所有人不约而同地把目光投向了西方文明。国人渐渐被文化不自信的阴影笼罩，中医也在近代史中无数次遭受厄运。坚守中医阵地的学人们，内心五味杂陈，饱尝难言之隐。

　　在中央台举办的一次中医养生节目中，一位老外的提问让我震惊！"你们现代中医为什么总拿老祖先的东西说事？"一句话把中医问题直接引到跨世纪"李约瑟难题"——"为什么只有欧洲文明中发展出了近代科学，而中国（或印度）文明没有发展出这样的近代科学？"难道让广大中医学人内心痛楚的不正是这口苦水？

　　我没水平评价近两百年间科学救国是否确切。我们只隐约感受到西方文明带给国人持久的压力。这种压力的最大危害是让国人忘记了祖宗们曾经拥有的辉煌。老祖先们的原创被早早地封存，以至让国人失去了自信。

　　在还原论为主流的学术环境下，中医学发展面临对中医的科学性认识不一问题。中医界内部分化，理论体系离散、异化，不适应科学发展节奏；更不适应制度性医学教研模式，实践能力萎缩，临床、产业、教学与理论脱节。

　　正如卫生部王国强先生在 2010 年第十二届中国科协年会上所言："近

年来，中医药学原创思维的内涵挖掘和发展不够，以中医药学原创思维为基础的理论和技术方法创新不够，没有取得重大突破；中医药学术发展滞后，利用现代科技成果创新发展不够，即使利用了一些现代科技，但遵循中医药的原创思维能力、把握中医药的本质也不够。"因此，他强调中医药学的发展要坚持中医药学的原创思维，在中医药学的创新发展中，把自身的原创思维作为理论创新与技术创新的前提，达到真正的中医药创新。

显然，中医药学不注重科学的原始创新，仅靠引进吸收创新和集成创新，根本无法释放中医学人的智慧，也展现不了中华文明对世界科学的贡献和引领科技创新的能力。发展中医理论，致力于中医理论基本概念和基本原理的传承创新；注重重大疾病防治规律与理论提升的应用创新和以自由探索为主体的先导创新，以实际成果回答"李约瑟难题"，是中医学人的必须选择。

中国社会科学院学部委员、中国哲学史学会名誉会长方克立先生认为："中医是受中国传统哲学影响最深的一门具体学科，它的基本理论和思维方法可以说与中国哲学都有不解之缘，中医学是中国哲学的重要组成部分，如果没有中医学，中国哲学是不完整的。了解中国哲学思维方式最有效的途径之一就是了解中医思维。"

传统中医的原创思维，对世界医学发展的先导作用逐渐被国际科学界所肯定。中医原创性的医养诊治思想与方法，其作用一旦释放，能量将不可估量。因为，生命科学在近代人类史中转了一大圈，不得不又转回到中华文明原创生命观的境地。

中医原创以自然之道养自然之身的养生保健医学思想；上工治未病的预防医学思想；形神合一的生命运动疾病康复思想；以天然物质为基础，药食同源的营养医学思想；主动避邪，顺应时令、地宜的环境医学思想；神为主体，心神相关的心理医学思想；心身一体的物理刺激康复思想；以脊椎为中心的导引吐纳，意识引领催眠冥想，心理行为重建的行为医学思想；以毒攻毒的种痘免疫实用技术及调节过敏体质的医疗思想；秦汉时代治疗脚气病技术等。如果放在现代，都是应该获得诺贝尔奖的。可就是因为描述、表达医学的语言不符合"科学"胃口而遭不屑。这些原创医学思想和实用技术被永久忽略。

须知，后于中医的西方种牛痘的詹纳，推广接种疫苗的巴斯德，都没有见到致病微生物，更没有揭秘免疫原理。即便是之后见到了炭疽杆菌的德国博士罗伯特·科赫，见到了白喉杆菌的其他细菌学家，也没有能够阐明免疫原理。何况对于细胞免疫、体液免疫原理的认识，是近代才有的事。这有赖于电子显微镜技术的进步和分子生物学技术的发展。可是直到今天，免疫原理、免疫调节的分子机制，也仅仅是认识了一个大概，而不是全部的机理。"科学"因此也就没理由批评传统中医学在两千多年前提出的"正气存内，邪不可干"的类免疫学原理。

传统中医学能够达到的水平，应该达到的水平，不能用现实的水平去评价。中医学现实的衰落，只是评价方法误导、原创失落、传承创新断代的结果。我们应该看到中国医学发展的未来。

世界已进入生物世纪，中医学的原始创新到了必然释放的历史时刻。到了中国人自己不干，别人也会干的时刻。中医学人没理由老站在祖先的肩膀上故步自封，还自为得意。

暂时，我们还得总拿老祖先的东西说事，"崇古而不泥古"是老祖先留下释放原创的规矩。我们只须找回自信的心和胆大包天的识。让中国人回答"李约瑟难题"从中医药创新开始！我们中医学人，义不容辞。

高明的医术，总是伴随巧妙的思维。释放中医药学原创思维，带来的一定是一场新的医学科学革命。通过本书中的点点滴滴或是小小故事，或许能让所有读者碰撞出对自身生命的认识与把握，以及对中医学发展的一点点小小火花。而星星之火，却可以燎原。

瑞麟传牧

目　录

第一章　中医的另一半

中医人本主义医学观，具体体现在中医实践目标在于生命的全面自主实现、全面自我和谐和全面自治。这种生命机制的主导就是"神"，枢机便是"食"，条件保障即是顺应环境的"摄养"。中医失去了这一半，就等于失去了灵魂。

第二章　生命的奥秘

除了不可抗拒的灾害和意外伤害，人的生死其实就是这么简单：或欲生，或欲亡。你自身潜在的能力都会不加选择支持你愿望的达成，这种能力没有正确和错误的识别，除非你觉悟到"油尽灯灭"。

第三章　别让医生害了你

医生治得了你的病，却治不了你的命。你的健康钥匙掌握在你自己手里。没有医药的保障，人类将活得十分痛苦！

第四章　她真的生病了吗

人的心象可以致病，亦可以调理疾病，这都生成于人心灵中那股作为巨大的潜力。它会根据个人心灵中潜在的动机，通过无限的想象，制造出各种心象。躯体则负责把它实施为产品。

目录

第五章　是谁毁了她

    意识中对于预设恐惧毫无理智的盲信与人性中原始动机的冲突，潜意识会自动作出合乎动机的防卫性最佳选择并付诸行动，它会使你偏执、倔犟、疯狂或抑郁。

第六章　并非另类的疗法

    信则灵！诚则灵！中医认为："精、信"为"元神之质"。有"精"则"灵"，有"信"则"达"。非此，元神就失去了活动的基础。

第七章 愿望疗法

现代心理治疗方法，都可以在中医阴阳五行理论为基础的情志相胜疗法中找到踪迹。以信念为基础的愿望疗法则融入中医的暗示治疗、自我催眠疗法、导引吐纳之中而更具特色，中医"祝由"就是这方面的代表。

第八章　真气、催眠之惑

精神对人起主导作用，人与自然的和谐，人体自身的和谐，全凭精神的主宰。所以，中医从来把人的精神放在第一位，强调人自身对生命的觉悟，对自我潜在能力的信仰和对健康愿望的觉悟，视

目录

"治神"为治道之先。

第九章　元神与心灵

当人的意识有特定的指向目标，并有明确的意愿时，潜意识确实"可以离开你的身体，漂流到遥远的地方"，自动为你达成所期许的愿望。

第十章　何为中医养生

以仁智之修培育德行，以养浩然之气培育潜意识主导生命与智慧的习惯，以生活之养培育身体适应环境的能力，以营养之养补给生命合理的物质，调整精气的偏差；以导引吐纳养心敛神，吐故纳新，蹻健养形。

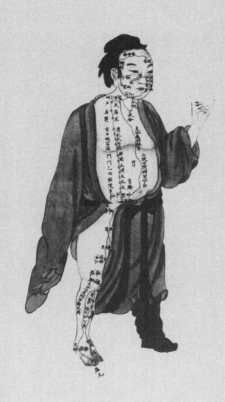

第一章　中医的另一半

　　中医人本主义医学观，具体体现在中医实践目标在于生命的全面自主实现、全面自我和谐和全面自治。这种生命机制的主导就是"神"，枢机便是"食"，条件保障即是顺应环境的"摄养"。中医失去了这一半，就等于失去了灵魂。

1. 谁来愈合伤口

据说有位医学大师说过一句话："医生缝合伤口，上帝让它愈合！"

随便说明一下，这句话是谁说的我无法查证。不过这并不重要，只管想想这话是否有道理，只要有道理，我们便认了。只是一开场就甩下一个沉重的包袱，实在过意不去。因为我们几乎都是"无神论者"，这"上帝"的概念实在令人费解。

不过我还是要冒昧地问一句，务必请你先想想，然后如实回答。各位心中有上帝吗？不好意思，难为了！不好回答吧！如果回答"有"，似有悖科学常理；如果回答"没有"……似乎冥冥之中又有！至少你总在内心里时时期待，希望获得意想不到的帮助和支持。因为你总是会在某些时候觉得自己能力有限，深感无奈、无助，甚至还有些孤独。

当人们在无助、无奈的时候，总会不由自主地叫上一句："我的妈呀！"这"妈"与"上帝"怎么会扯到一起了呢！？无独有偶，人们在不如己愿的时候又总会"骂娘"。这不，人们总是把怨愤和希望都跟"母性"联系上了。人们很自然地都想从"母亲"那里去获得新的希望，获得力量。可见，在人们心底里，"上帝"代表的是"母性"的悲悯，是生机，是无形的力量。

还是回到开头说的那句话上来。简单一句话却把医学这点事剖析得淋漓尽致。它把医疗技术与人类健康的关系着实地定了个位。而且，这种定位，从来都没有动摇过。这句话的意思是说，医学只能为人类健康提供帮助，而疾病的康复、治愈，健康的获得是"上帝"的事，是那具有无限生机的天然能力。

2. 医之王道

说实在的，上帝确实没有，那只是一种比喻。真正的上帝就是我们自己身体里的生命机制。是生命机制赋予我们机体无限生机的天然能力——自治、自愈能力。

如果你想要认真了解中医，想把自己的生命真当回事，如果你正在接受医学帮助，而自己却六神无主，不知如何选择，那么，你最好从这一个点上着手：上帝＝自治、自愈能力。

"一切自己运动的原则"是辩证唯物主义关于物质运动的基本原理。恩格斯说过："生命也是存在于物体和过程本身中的不断地自行产生并自行解决的矛盾，矛盾一停止，生命就停止，死亡就到来。"

对于生命，"一切自己运动的原则"具体体现为"生命自治"，说小点，即是"细胞自治"。中医那时没"细胞"这些说法，祖先们通常把这个生命自治的能力一概用"正气"来概括。用现代流行的话也可以称生命"正能量"，反正怎么说都可以！但有一点是绝对不会错的——健康与疾病治愈、康复，最终是生命自治的结果。

所以中医说"正气存内，邪不可干"。人的正能量，正气，生命自治能力是天然的，上帝给的，是任何其他的东西不能取代的。所以中医把提升、护养、激活生命正能量称之为"医之王道"。

你要学中医，了解中医，先把这个理弄明白，理解起来就很容易了。因为真正的中医处理疾病的一切手段，都是围绕此点展开的。你看高水平的老中医开的处方总是怪里怪气的，有时候你会觉得与你的疾病没一点关系。明明是发炎感染，老中医还开些什么荆介、防风、人参之类，没一种是抗菌消炎的药，其实道理就在这里。中医治病不是直接用药针对病症，它是通过不同方式激活或是帮助、扶持你自己的正能量，让你身体自己管理自己，处理一切不利于生命健康的矛盾。这在中医叫做"扶正祛邪"。当然，中医也要根据邪正盛衰的具体情况，针对过于强大的病邪进行镇压，但目的还是在于保护正气。它的服务理念和宗旨是不会变的，因为这是"医之王道"。

3. 鸡蛋哲学

大家最熟悉不过的是鸡蛋"哲学"——鸡蛋因得到适当的温度便孵化为小鸡。

说的是，只有当事物的内部矛盾中提供了某种变化的可能性时，某种外因才常常成为把这种可能变为现实的决定性条件，生命、疾病与健康也是如此。一切改变都是身体内部的改变。如果身体内部没有改变的可能性，"矛盾一停止，生命就停止，死亡就到来"，则一切外界的因素或努力都是无用的。所以老中医常说："医生治得了病，却治不了命"，别小看这句话，来头大着呢。很多时候，老中医的话就是经典。

当代流行两大健康观点：一种观点说"健康掌握在自己手里"，而另一种观点又说"健康掌握在医生手里"。这两个观点原本就是一个问题的两个方面，但弄得老百姓不知该听谁的好。哪有老中医说的周全呀，"治得了病，治不了命"都说了好几千年，从来没发生过争论。不是不争，而是老百姓心中有数，就是那么回事儿，没得争！

4. 命皆有数

单看"鸡蛋因得到适当的温度便孵化为小鸡"这句话，就有问题了，而且还是个常识性的问题呢。它不但有悖生物学常识，同时也违背了辩证唯物主义的原则。因为"寡鸡蛋"即便是有适当温度，一定孵化不出小鸡的。中医说了"孤阳不生，独阴不长"。阴阳是什么？是矛盾呀！"寡鸡蛋"内部没了矛盾，原本就是死蛋一个。外在条件无论怎么帮助它，都是无用功嘛。

寡鸡蛋命中注定不能孵出小鸡，这就是中医老先生说的"命"。"命"，是自然规律，自然法则，是自然之本性，是矛盾对立与统一的运作过程。对于人来说，这一切都注定在基因里，基因就是"命数"。人类通过了40亿年的进化，所有与自然共生和适应的能力及所有的规矩都在基因里。一切皆有定数。

在命数之内的生命体，其内部总会潜藏各种变化的可能性，或自适应、自平衡能力。中医称"阴阳自和"，用通俗而科学的语言也称"自治"。人的健康如果在命数之内，变好、变坏一切皆有可能，即如恩格斯说的"不断地自行产生并自行解决的矛盾"。从这种意义上讲，健康自然是完全掌握在自己手里的。

现在的关键是我们如何把健康掌握在自己手里的问题，这才是主要问题。这个问题当然应该由医学来负起责任。因为当事物的内部矛盾中提供了某种变化的可能性时，某种外因便常常成为把这种可能变为现实的决定性条件。从道理上，医学在这里应该起到决定性的作用了。个人在命数之内的所有健康问题自然应该掌握在医生手里，只有医学才是把健康变为现实的决定性条件。

5. 生命的觉悟

在这里，我们先前提到过的两种观点似乎可以统一起来了，然而事实并非如此。因为，问题又出来了！世界卫生组织有个统计，现代高度发达的医学科学技术对人健康的贡献仅占8%，都有点费力不讨好的味道了，实在是很可怜的。也就是说，医学仍然没有完全掌握住人类健康的问题。

那么问题出在哪里呢？不用说，问题总是双方的。要我说，问题归结在两个字上，那就是"觉悟"。

既是双方的问题，这当然应包括医学自身的觉悟和人自身的觉悟了，把责任归于哪一方都是不公平的。

说简明一点，便是医生的觉悟和人自己的觉悟。说具体一点，就是人类对自然的觉悟、对自然与人关系的觉悟、对生命的觉悟、对科学与人之关系的觉悟、对人生价值的觉悟。世界上很多事情是说不清楚的，不过我们中医有个办法，就是"传心"，就是启发一点你的"悟性"，靠你自己去感悟。所以我们还是说点在这方面的一些表现吧，当然只能是一些比喻。

还是来说鸡蛋。如果不是寡鸡蛋的鸡蛋，你非要放在常温下，硬是与那良好的孵化条件不沾边，结果会是怎样呢？不用你去"悟"，它肯定不会孵化成小鸡。它为什么不去接受改变而创造生命呢？这就是不觉悟。所以，再高精尖的医学科技，如果你不沾边，拉你都不去，则对你的健康一点都没有用。

当然，这只是一方面。还是有很多的人，也会经常主动与医学科技联系。他们甚至把自己这一生全交给医生去打理。把个人完完全全、彻彻底底地拜托给医生，自己完全不操一点心。他们哪里知道，这个世界上有两种东西不能用钱来买：一是生命的时间，二是生命的健康。

这还真有点像从前皇帝和御医的关系。难怪从前皇帝高寿的都不多：因为皇帝总是正确的，平常我行我素，身体出了问题交给御医。他们把自己思想精神甚至灵魂和一身肉皮囊完全分离开来对待，一点磨合的机会都不给。所以，御医是伴君如伴虎，动不动就被砍头，结果也救不了皇帝的命。如果我们留心观察，就会发现，我们身边确有一些人太依赖于医学技术了，完全不知道自己如何去发挥生命的主观能动性。

所以，与医学科技不沾边和完全依赖于医疗，把个人的健康摆在两个极端点上都是不觉悟的表现。因此老中医又说了："治病不投方，哪怕吃药用船装。"老中医从来都主张实事求是，合理地利用医药。中医治病都是"四两拨千斤"，因势利导，顺势而为，决不会强打、强压。而且总是本着"正气内存，邪不可干"的精神，以维护、培育身体内部变化机制的原则来处理人的健康和疾病问题。让你身体内部的自治、自愈的天然能力得以充分发挥，让身体充分实现自治，帮助你自己解决好生命过程中的各种矛盾。医生只能给你填平基础，扫清障碍，创造必要的条件，最后实现健康的目标则永远都是你自己的事。

6. 心情使然

前面我们谈的是人的觉悟，而医学科技的觉悟问题就多了。你们不知道平常思考过：医学科技与其他科技的主要区别在哪里？不用费心了，我告诉你，医学是与人文联系最密切的科学。简单点说，医学科技不允许只考虑技术的科学性、适用性、可靠性，而是要求同时考虑到接受这些科技的人的"心情"。

大家已经听惯"心情"二字了，对这两个字的理解可能有些麻木了，实际这两个字大有讲究呢！通俗点说，"心"就是一个人的想法、念头、意愿、要求。活生生的人不可能对自己面对的事情没有想法、没有打算，有了想法、打算，接下来你就会自然出现情绪。你对这个事情乐意不乐意就是情绪，情绪就是"情"。

有了情绪，然后你会根据目前的情绪来生成你对当前事情的态度。态度接下来就会决定你将会采取的行动了。人就是这样的"怪物"，总是"态度决定一切"！这个过程其实你平时没太注意，这是大脑运作的特点，一晃就过了，那是一瞬间的事儿。

所以人们经常会说"有心情""没心情"，这两个短语把以上的过程全部概括进去了。有心情的事就是乐意去干的事，没心情的事就是不乐意干的事，不乐意干的事又不得不去干，就称为违心。乐意、不乐意和违心都是情绪。据说心理学家有个结论——"人都是活在自己的情绪里"。人都成为情绪的奴隶了，难怪都说自己活得很累，有人还说得更明确——"心累"！确实如此。为什么心累？人们往往不去找找原因，其实就是因为觉悟不彻底。"有心情""没心情"原本就只一念之差，而我们往往把简单的事情搞得非常复杂，钻到牛角尖里去了……你说累不累！

7. 误会无所不在

与"心情"二字一样，各位在人际关系上还习惯一个词——"误会"。据我观察，人们一般在人际互动中，大多数情况都是用"误会"二字来强调自己的主张、自己观点的唯一正确性。因为这样说可能会认为客观一点，没那么强硬。然而说到底，还是要让别人接受自己的主张、自己的观点。不管怎样，误会无所不在，你躲都躲不开。

为什么总有那么多误会？因为对同一个事情，不同人都会有不同的观点。世界上这么多人，就会有这么多观点，你说乱套不乱套，复杂不复杂！

为什么同一件事情会有这么多不同的看法、不同的想法、不同的观点呢？说穿了，就是每个人都有一套属于自己个人的处事经验。心理学把这叫做"个人主观经验"，加上了"主观"二字。这个人的主观经验就是一个"尺度"。世界上所有的度量衡都有统一的国际标准，唯有这个"个人主观经验"没有统一的国际标准。如果你仔细掂量掂量，就会发现，每天面对的人际互动总是处在一种各自观念的博弈之中，彼此都在力争说服对方接受自己。

这种状况，心理学研究已经说明白了，"地图不是疆域"。意思是说，个人主观经验，是自己为自己画的一张地图，它并不能代表真正的地形地貌。比如一个地区，十个人画了十张地图，你说谁的最可靠。何况还有各自画地图的水平，各自强调的重点，各自观察的角度等众多的因素决定了地图的制作。公说公有理，婆说婆有理，你能扯到一块吗。最后的结果一般都是"求大同，存小异"，而结果是否真的理想就很难说了。

所以，医学科技要面对人的"心情"，实在是太难了。往往在实验室里做得天衣无缝的东西，一用到活人身上，什么意想不到的事情都可能出现，结果也总不如想象中的美好。

有人总结了人类历史上医学科技发展的一条路线，他们认为首先是哲学与医学的分离阶段，然后经历了宗教与医学的分离阶段，再然后经历了医学与人文的分离阶段，而目前正呼吁医学应该返回到与人文的密切关联上来，这大概又进入一个新的阶段了。从历史的角度看，不管这个路径是否有问题，医学毕竟是这样走过来的。从现象上看，医学开始关注人的心情，我想这也算是医学自身的一种觉悟了。

8．做明白人

医学自身觉悟的另一个方面应该是什么呢？

是精神与物质统一的问题。说具体点，就是人的身心统一问题。这个问题也可以说是医学与人文关系的一个次生问题，它们同类但后者更明确具体，因为这个问题直接落脚在人这个活生生的机体上。时髦点讲，就是人这台设备的硬件与软件匹配、格式化、整合与运作问题。这自然关系人文，关系人的"心情"了。

如今世界医学模式已经从"生物医学模式"转变到"社会、心理、生物医学模式"了。社会和心理摆到了生物医学前面的位置，这可是一个大转弯呢。这表现的是医学科学在"心身统一"这个问题上的觉悟。

现代医学科学开始把所有的人都当人看待了。难道从前医学不把人当人了？在医学发展现代史中的科学与人文分离时期，医学还真把人当机器对待，根本不会照顾到你作为人的感受。现代医学公开申明要把人当人看待，倒还让我们有点不习惯了。

不过，问题要从多角度去理解。因为这种观念的另一方面也是在告诉我们每个人，自己也要把自己当人看待。细想起来，很多人真还没把自己当人看待！只是他们没意识到，没觉悟到而已！

如何才能把自己当人看待呢？一要懂得敬畏自然，二要懂得尊重生命，三要懂得尊重科学，四要懂得自我信任。哪有自己不把自己当人看待的道理！

孙悟空西天取经九九八十一难，几乎个个磨难他都是要借助观音、如来、玉皇的力量呢。医学也一样，它本事确实是大，但它也需要人们理解、支持与配合，孤掌难鸣嘛。更何况再大的本事，能力总是有限的，如先前我们谈到的，医学本事再大，也解决不了人的命数问题。医学也是人做的事，医生也是人嘛，要求太高，非要公牛下崽，终归也是不可能的嘛。"我的健康我做主"，毕竟健康一大半还掌握在你自己手里嘛。

所以说，要做到把自己当人看待就是要做明白人，这是最基本的要求。如果按中医的要求，做人也分三六九等。注意，中医不是讲社会等级，而是讲做人品位、智慧，也可以简化为做人的明白程度。有兴趣，不妨看看中医的"老古董"——《黄帝内经》第一篇。那里面就把明白人分为真人、至人、圣人、贤人，而一辈子都还没明白便糊里糊涂挂了的人归纳在"庶人"的范围。看了这段，你就知道中医与现代医学的一大区别，中医一开始就是把人当人看待的，从来都是主张人文医学的。所以现代提出的社会、心理、生物医学模式不是什么新玩意儿，只是对古代中国医学思想的回归而已。

一个人除了动物的本性外，再加上有灵魂、思想、精神、意志、理性和智慧，就基本上属于明白人这类了。这样，你的所有立场、观点、态度、行为都可以或多或少表现出这是一个活人做的事了。

所以你会发现，真正自己能把自己当人对待的关键环节还在思想、观念、灵魂上。试想，一个人如果抛掉这些环节，那和动物就没有什么区别了。因此，这个把自己当人看待也还是一个很有讲究的事儿。

不过，其实也没那么麻烦，我们可以把这些归结到一点上，那就是明白"地图不是疆域"，个人主观经验也要与时俱进，不断更新，只要还活着，就要不断充电！只有不断充电，才有可能大彻大悟，才可能活个明白。

9. 模型

絮絮叨叨扯了这么多，其实就是"觉悟"两个字。我讲的是人这个生命的科学，而且我还要肯定你的质疑。这些虽然是产生于东西方文化不同的价值观，但它们的目标却是一致的，解决的都是人的灵魂、思想问题，都是为了让人活得明白。

医学针对的是人，现代医学发展到今天，只是开始觉悟到医学也要解决人的灵魂、思想问题，也要解决让人活得明白的问题。不解决这个问题，医学将会耗失它应有的能力。医学不但要具有维护生命机体的能力，同时还要具备重构心灵的能力，既要处理好硬件，也要调试好软件。

问题在人们总是习惯于线性逻辑思维，人为地把一个事物进行刻板的划分。然后在此基础上设计一个模型，按这个模型来决定存在；然后在这个模型中寻找一些规律，按这些规律来决定自己的生产劳动，获得一些成果；然后你就会因此而感觉到你活得心安理得，并为此而感到满足和幸福，得到安慰。到头来，你会感叹："啊！我这一生总算没有白活。"难怪，当今世界公认的物理学大师霍金说，人类只是"依赖模型的存在"。他的意思可能是说，我们人类知道的存在，都限定在人类为自己建构的模型之中，而模型之外的存在，我们人类还没发现的存在多得是，因为还没建立起模型，全都当不存在对待了。这里我想说，人类做到这一步也算不容易了。

所以，我们要认识到个人的主观经验实在是太渺小、太微不足道了。有了这个思想基础，觉悟起来就相对容易得多了。

10. 借来的生命

有些人有些奇怪，一谈信仰就把它跟迷信扯上关系，往往是把婴儿和脏水一块都泼掉了。回过头来大家都没有了信仰，跟着感觉走！

岂不知个人还有个"主观经验"的烂地图决定着你的感觉，结果弄得个"苦海无边"！

美国电影《阿凡达》中有一句台词："我们的生命都是借来的，迟早会还回去。"要落实觉悟问题，就直接去体悟这句话吧。庆幸的是，美国人都开始觉悟了，尽管美国人的这个觉悟比中国人晚了两三千年，但觉悟不分先后，都是真知真觉，已经很不容易了。

《黄帝内经》说："夫人生于地，悬命于天，天地合气，命之曰人。"人这条生命是天地合气而形成的，你说我们的生命不是借来的，是什么！有些学派也在研究这个问题——我是谁？我从哪里来，又到哪里去，我来到这个世界有什么价值？

医学中有个心理学，而且一提起这门学问，各位也一定会联想到这是西方人发明的一门学问。没错，"心理学"这个词是西方人发明的。同时，请你们注意一下中医教材，绝对没有专门的中医心理学，要考试，肯定是以西方主流心理学为标准。不扯远了，先在此留下一个伏笔，有待后面展开。因为我们现在讨论的是生命借来和还回去的问题。

11. 深层自我

心理学从弗洛伊德开始就出现了两个重要概念：第一个是把人的意识活动区分为意识和潜意识两大层次（注意，也有人称潜意识为无意识，它们其实是一个东西）；第二个是把人的意识心理行为模式划分为自我、他我、本我（也称深层自我）三个层次。通俗地理解，"自我"就是个人主观经验决定自己行动的我的存在形态，他受个人那张破地图的摆布；"他我"就是不完全由个人主观经验那张破地图决定个人的行动，而是要受到社会规矩、法律、道德束缚的我的存在形态；而"深层自我"就是从天地间借来的那个原原本本的我的存在形态。

个人的这三种存在形态，其实那些物质的东西都一样，都是碳、氮、氢、氧，区别就在于那点灵魂。那么这灵魂有什么区别呢？为了大家便于理解，我用六个字来表达：自我＝自私，他我＝违心，本我＝超脱。要说借，在灵魂之中，只有"超脱"是借来的，自私与违心都是后来获得的，不是借的，所以还也还不回去了。只有人死了，这些东西也就自然没有了，留下的只是骂名或是流芳千古的美名而已。

为什么要用"超脱"二字来形容"本我"呢，因为人这个臭皮囊都是借来的，本来就无我，玩转一会就又还给天地了。心理学研究统一的认识是生命只不过是自然法则的一种"表征"。你就是自然，自然也是你，无大无细，无内无外，大同一体。你没了，大自然的物质还在，物质不灭嘛，而且是永恒存在的，所以说"无生无灭"。这都是心理学研究的成果。

而且，心理学还给了"深层自我"一个说法：深层自我就是"生物共同体"。意思是说，所有人的深层自我都是一个东西，一个原本的东西。这个东西蕴藏着大自然无限的生机，有取之不尽、用之不竭的再生性资源，同时随时赋予你无限的再生性能力。只要在借用的时限内，即是说在命数之内，任何人都可以免费获取，一视同仁，有权不使，过期作废，就这么简单，只是看你自己超脱不超脱，觉悟不觉悟。超脱了，觉悟了，就是大自由、大自在，就是涅槃。人人都可以痛痛快快地玩转一次人生，体现点价值，然后再还回去。

心理学也研究了人应如何超脱的问题。明确了只有充分利用和发挥潜意识的能力，才能够深入深层自我中去，潜意识是唯一能够表征自然法则和人与生物共同体沟通的桥梁。这是没法改变的，生命是借来的，悬命于天，潜意识是上天派出的特派员。人类的大智慧、疾病的康复、生命的健康都可以通过潜意识进入生物共同体中去获取，因为那原本都是你具备的东西。既然借了，有效期没到，它都属于大家共享，也都属于你。

12. 食为天

人这个皮囊可是一堆肉啊！心灵能变成这一堆肉吗？当然，不完全能！"不完全能"，即是说，精神可以影响物质的转化，心理因素可以直接影响生理的各种化学反应机制，可以改变生化物质的转化与新物质形成，但它确实不能代替物质。人这一堆肉还是需要物质的东西来结构的！不光是人，所有的生物都是一样的。

所以，人和所有的生物生命都还得借一个东西，那就是物质。这些物质总体上不外乎碳、氢、氧、氮，因为大自然中，不管多复杂的物质都是由这几个东西去结构的。这几个东西，会化生出千千万万物质。大自然选择了现有的物质，选上了就留下继续生产，选择不上就淘汰，不再生产。

看过哪吒的故事，就知道为什么要借物质了。哪吒借的是有形之物如荷藕、莲花之类。荷藕、莲花这些东西都是能吃的食物，这些食物也是通过大自然严格选择，留给人类的。同时，这些食物也是由碳、氮、氢、氧这些基本元素组成的。当然真人的借法并非像小说讲的那么浪漫。人要借就得把能吃的东西先吃到肚子去。上天给你造了一张嘴、一个胃和一副肠子，还给你建了一个工厂——"肝脏"，目的是让你把那些有形的东西吃进去，然后通过消化、吸收、转化、利用去结构你这个人形，转化为一堆活肉，这样心灵才有一个家，于是才会是一个完整的活人。

科学研究已经弄明白了，这个地球并非一定属于人类，只是人类通过了近 40 亿年的进化，太聪明、太有智慧，才统治了地球的。为什么有人类的今天，那就是吃出来的，进化是通过吃食物获得的。上天选择了会通过吃食物借东西的人类。那些至今不会借东西的生物，有些只能淘汰出局，有些只能维持现状，不然这个世界上生物就不会有多样化了。

所以，人类来到地球上其实是有偶然因素的。我们人类肉身都是一个一个的盐水袋子，因为人类是从海洋里走出来的。你在医院里，一定会给你输盐水，不然，你就活不成了。海洋出来的生命，得天独厚，海鱼吃得多，可以在鱼油里借来很多"脑黄金"，所以人类的大脑比所有动物大脑都发达。就是因为大脑太发达了，所以会越来越聪明。人只要一聪明，就有了人类的文明社会，人类才控制了整个地球。

"民以食为天"。如果说"潜意识"是人类心灵与上帝沟通、交流的桥梁，那么食物营养，就是人向上帝借用物质的唯一通道。老子说域中有四大，道大、天大、地大、人亦大，佛教说四大皆空，指的是道、天、地、人，本是一个东西，人天合一，原本无物无我。但上天有好生之德，给每种生灵都赋予了独特的生机，造就了一副向天借用物质的器官，并筛选出生物多样化的地球布局，同时又给各种生灵能吃能喝的能力，大家相互借用。让所有生灵，都像哪吒那样，来到地球上考察一回，然后又回到四大中去，所以，食是天意，在人，食即是天。

13. 道、器的世界

以上所有问题都是在谈中医，都是谈中华民族祖先为子孙们留下的那点医学常识。

中医讲阴阳五行、五运六气、四气五味、升降浮沉、经络脏腑、心虚、肾虚……

现代人脑子里装的都是几何、数学、物理、化学、定义、定律、公式、方程，都习惯了在模型之内思考问题，鉴别是非，而中医的思维在很多方面都是超越现有模型的。

我们的祖先说了："形而上者谓之道，形而下者谓之器。"现代人对器世界感兴趣，对道世界不感兴趣。通俗点讲，现代人习惯以模型的方式生活在"器"的世界，不喜欢超越器世界之外的存在，因为器世界之外的存在被认为太不现实了。

中医是用形而上"道"的眼光在看"器"的世界，并用这种洞察力和宽广的胸怀来处理器世界的问题。他们也会用模型的，一个太极图，六十四卦把已知的未知的全都说清楚了。而那些公式、方程、定义、定律只不过是把那里面人们发现了的一些东西细化、量化、具体化一点罢了。现代很多聪明的科学家都还要从六十四卦中去汲取智慧呢。所以中医的模型不光是器世界的模型，而且是解释道、器世界和相互关系的模型。那就是阴阳、五行、脏腑、经络、八纲、四气五味、升降浮沉之类。

中医就是用这种模型来指导临床辨证的呢。"辨证"就是直接用于临床的嘛！你会说，中医辨证能分清楚红细胞、白细胞吗？分不清红细胞、白细胞，你如何知道患者是发炎还是贫血呀？

你说的是微观的器世界，中医讲究的是宏观的道器合一的世界。现代医学一直走的微观研究，走的细分再细分的路子，一切眼见为实的路子。这确实对器世界的研究起了很大的作用。或者说对我们从上天借来的这堆肉的剖析弄得细微且明白，当然还是有很多的弄不明白。不过明白一点就用一点，总会对这堆肉有些帮助的嘛！

但中医就不同了，中医认为这堆肉自己全明白，不用你非要去弄多明白。不管你愿意不愿意，这堆肉里那些借来的物质都在自动地处理、运转，这是上天的安排。如果它出了问题，它自己会表现出来告诉你的，这就是我们说的"症状"。有了这些症状，中医就知道，这堆肉里借的东西出了问题，或是心灵对肉身的管理发生了干扰。

但到底出的是什么性质的问题，只要我们看看天地自然自身的变化规律就知道了。这大自然的规律不外乎白天、黑夜，春、夏、秋、冬，温、热、凉、寒，水、木、火、金、土，甘、苦、酸、辛、咸，升、降、浮、沉，聚、散、涩、塞等现象。人天合一嘛，人这堆肉的所有结构，所有物质的运动变化与大自然的规律或是结构都是对应的、一致的、统一的。只要把大自然的这些现象拿来类比这堆肉的症状，进行分类，归纳出阴、阳、表、里、寒、热、虚、实，脏腑、经络、血脉、经筋、四肢、百骸，五官、九窍，水、湿、气、血、精、津、液等。然后找出是哪些地方缺了哪类性质的物质，或是哪些物质借得太多了，或是物质没得到正常的转化利用，就可以找出病位和病的性质。然后也是根据大自然的规律，虚则补之，实则泻之，寒则温之，热则凉之，不虚不实，以经调之。然后找出相应的原生态东西吃进去就行了。这在中医称为"辨证施治"。

做到这一步，中医临床工作就算完事了，余下来的事就是等上天赋予人这个肉身的内部生生化化的天然机制自己去处理了。中医把这叫做"阴阳自和"。

所以，中医治病没必要像现代医学那样动不动就去干预身体的内部机制，往往这里按倒了，那里又乱套了！因为科技再发达，要把生命内部机制完全弄清楚可能还有很大差距。往往实验室觉得弄明白了，是那么回事，结果拿到人身上去就不是那么回事了。生物多样化是上天规定的，众生有别，人是活的，还有灵魂的存在！

14. 天之大德

因此可以说，中医有一个核心的问题——包括现代有很多中医自己也都还没弄明白——那就是"生命自治"。中医做的所有工作，可以说都是围绕这个核心的本能生命机制进行的。要说中医与现代医学的重要区别，也在于此。

《黄帝内经》说："天之大德曰生，生生之谓德。"这个"生生"是什么意思？前一个"生"是动词，后一个"生"是名词，指一切新生事物，指生命。"生生"就是再生与循环。一切生命的再生与循环就是"天德"，这都是大自然的力量，不可以人为去改变的。生命的内部机制也一样，让它自己去运作，不要人为去干预。我们要做的只是按照它本来的规律，给它提供一定准确、即时的帮助。一切皆有命，别的我们什么也做不了。

所以说，"道"也好，"深层自我"也好，"生物共同体"也好，说的都是一回事。我们不要去回避，提法不同，认识的程度不同，都是指人类不可违背而且必须依赖的自然法则。这不是迷信，中医从来不信鬼神的，《黄帝内经》说："道无鬼神，独来独往。"哪有鬼神？都是大自然的力量，天之大德，只是你不知道罢了。

其他方面我不去说，还是只说健康和疾病康复的问题。我可以这样说：凡在你命数之内，现代医学不能解决的问题，你都可以在形而上的深层自我中即在大自然中找到解决的方法。但我要强调一个问题，这决定于你的信念。为了说明这个问题，我就引用一个故事来帮助你去理解。

2012年电视剧《儿女情更长》中女主角童建菊身为大姐，一生为童家付出了全部。等到弟妹们都成了人，安了家，有了自己的事业、家庭和生活时，她却被诊断患有一种世界罕见的胰腺癌。建菊的初恋高士达在国内是这方面权威，他也拿这病没办法。高士达最后不得不求助世界级权威——美国的汉斯教授。接下来剧中就有了几段精彩的台词。

首先汉斯告诉高士达："高先生，我仔细研究了童建菊的病例，我认为治愈她的病需要奇迹。这是个充满奇迹的世界，尤其在中国。"汉斯说过这段话后，答应高士达在国际专业会议期间与世界顶级专家——法国的贝当教授共同研究然后再具体回答。

不久高士达收到了回信。出乎意料，汉斯与到会的几个世界级专家进行了研究，结论就几句话："走出医院，放弃治疗，周游世界，奇迹蕴藏在大自然中。"

这不是科幻片而是生活片，题材创作都有原形，所有观点都是有科学依据的。

这里说的是，要坚定不移地相信大自然的力量，相信自己潜在的自愈能力。学会调动它，启用它为你的健康服务，为你的人生保驾护航。奇迹蕴藏在大自然中，也蕴藏在你的心灵中。中医为你提供的正是促成自愈能力的帮助。

15. 生命自治

中医发展到现在，其医学思想和基本理念从没有动摇。"邪之所凑，其气必虚"，"正气存内，邪不可干"。中医希望人们要坚信大自然赋予自己的潜在再生能力、自愈能力。这是生命的正能量、正气。中医治病的本质就是"扶正祛邪"。

用现代话讲，中医治病的主要手段只着眼于一点，保障和促进"生命自治"。中医从本质上认识到身体都有调理失和与转化疾病，自行解决生命品质矛盾的能力。医生的作用只是在机体内部矛盾中提供了这种变化的可能性时，利用大自然的资源和自身的资源，帮助与促进这种可能变为现实。

中医总是致力于培育或激发人的自愈能力去战胜疾病，促成健康。它不会去管什么病种、病名、细菌、病毒。中医认为，身体只要自己强大了，什么敌人都可以战胜。因此它可以"同病异治""异病同治"，完全取决于病者当时自愈能力盛衰，自愈能力发挥程度和正邪对峙的情境——这就是中医治病的特点——"辨证"而不是"对症"。

现代人类生命科学研究，从精细化的思路走完了两个里程碑：第一个里程碑是蛋白组学研究；第二个里程碑是基因组学研究。现在正进入第三个里程碑——糖组学研究。

活性多糖研究成果令人瞩目。尤其是新西兰皇家科学院首席华裔科学家高益槐教授提出的"三效理论"（构效、量效、组效）和"细胞自治理论"（细胞解毒、细胞修复、细胞再生），与传统中医的"君、臣、佐、使"配方原则及中医"生命自治"原则如出一辙。最前沿的生命科学研究发现与古老的中医学观念竟然一致，这绝不是偶然，而是必然。因为自然法则原本如此，从没改变，人类的任务只是去发现。区别的是中医从宏观上先知，现代科学从微观上给予了证实。

因此，中医的发展不存在什么哲学与科学、宗教与科学、人文与科学分离等人为界定的阶段性问题。因为中医本身就是人文医学、自然医学。中医学是在华夏民族争取健康和与疾病斗争中发现和总结自然奇迹的基础上产生的，记载和表述的医学思想和治疗方法都蕴藏于大自然中。

中医学在观察、发现大自然规律基础上为自己建立起了一套统驭大自然奇迹的模型。通过这种模型，中医学便可以科学也运用和拓展已发现的奇迹，并不断地发现和创造出新的奇迹。

哲学也好，宗教也罢，只要能够启迪人的心灵都可以拿来为人的健康服务，都可以为我所用。所以，你说中医理论仍停留在哲学层面也好，中医有些方法类似宗教也好，甚至于你说中医是巫医不分家也罢，中医总是与时俱进，顺应人情，不断地创造人间奇迹。

所以，宋代范仲淹老先生说过一句话："不为良相，则为良医。"中医总是以治国、治世一样的才干，博大慈悲的胸怀，精湛灵活的技艺，济世救人，普度芸芸众生。

16. 再谈中医

过去那个年代的人对中医的印象是扎针艾灸、割疮拔脓、敷药贴膏、展筋正骨、拔罐刮痧、摸脉开方。而在 20 世纪 60 年代后的人可能对中医的印象就只有一枕、一脉、一方、一碗难以下咽的苦水了。而且由于文学作品的渲染，中医的形象都被描述为须眉皓白、长衫马褂、动辄之乎者也、低头翻着白眼，从老花眼镜上边看人的老朽，令人一点胃口都没有了。

像范仲淹都说过"不为良相，便为良医"，在他看来，干中医的人都可以治理国家了。没想到现在的人对中医的印象竟如此不堪！当然，中医在人们心目中的印象也是自己造成的，因为中医自己把自己弄偃了、弄萎了。人们只能看现象，看结果，并不了解什么才是真正的中医啊！

17. 在大自然中寻觅

首先我们应该承认，在古老时代，人们为了谋求生存，对抗疾病，只能在自己身边看得见、摸得着、感觉得到的东西中去寻求帮助，即在大自然中去寻求帮助。

那个时代的人民，就是保存和继续发挥着动物的一些本色。如果你注意观察你家的狗狗、猫猫，你就会发现，它们经常自己要到野外去寻找一些草草、苗苗吃的，这大概是造物主赋予子民的生存能力吧。不过在中医学里，这个过程叫做"神农尝百草"。我前面说过，"民以食为天"。维护人类生存的那些东西，上天在大自然中都早配置好了，就只等人类自己去发现和借用。这个世界上第一个吃螃蟹、番茄的人，都被全世界人感念一辈子了，而中国人的祖先神农尝百草，一日遇七十二毒，命都差点搭上了，也没个人感恩、念叹，反而还要说三道四。真是"老人不说古，后人要忘谱"啊！

另一方面，祖先们也发现用一些精神转移、抚慰、祈祷图腾之类的方法，可以让病痛得到遏制，这在中医学里叫"祝由"。同时有很多时候，身体出现了某些疼痛症状，他们顺手捡些尖锐的器物，按压刺激体表的某些部位，疼痛便得到了缓解，这在中医学里称为"砭石"。同时他们还发现"虚邪贼风，避之有时，恬澹虚无，真气从之，精神内守，病安从来"，即只要注意避开不良气候环境的影响，保持宁静恬怡，时时处于与深层自我交融、沟通的意识和心态，减少体能无谓的消耗，就可以健康无病，这在中医称为"摄生"。

总之，这些事情无须实验证实，都是唾手可得的事，而且，那时候的人也不懂医闹，也没有申报立项的程序，更没有科研经费，人人都有自我牺牲精神，都争先恐后自愿当实验对象。中医现在留存的那些方法，那些草草根根、蛇虫蚂蚁，都是华夏先民用生命的代价试验出来的呢。

18. 创造模型

当然，我们也不能说人家从实验室里拿出来的东西就没道理。但我们应该明白，实验室产生的结果是科学模型之内的东西，它也是一种存在形式。不过这种存在形式与大自然的存在即与真实的存在还有一些差距。这个观点是霍金的观点。

华夏先民用自己的生命发现了许多大自然的奇迹，而且一代代有心的人把这些奇迹进行重复运用，对照筛选，归纳总结并转化为经验记录了下来，这才有了中医这个底蕴丰厚的文化宝藏。

与此同时，另有一些先民，在观察天体、日月、星辰、大地、冷暖、寒暑、动物、植物生命现象，生命过程以及相互关系，并总结出了一些规律和法则，同时创造和逐步完善并且精细地演绎了一套以道、阴阳、五行为主的大自然模型。最值得华夏子孙庆贺的是，中国祖先建立起的这些模型，它真还放之四海而皆准，甚至于还指导起现代的科学研究了。因为这些模型概括了人类已知的存在和未知的存在，既解释"道"世界，也解释"器"世界。

就这样，那些对健康与疾病感兴趣的人，试着把已经从大自然中获得的可以创造奇迹的经验，套到另外那些人总结的大自然规律、法则和模型当中去，逐渐形成了一套相对完整的、针对人体生命过程的模型。然后通过一代代的有心人验证、重复、实践，并同时运用这套模型去推论、发现，再创造，总结出了许多新的经验，创造出了许多新的奇迹，于是就有了中医学这个学术体系。

应该说，中医形成的第一个环节在人类史中世界各个民族都同样经历过。然而为什么只有中医能留存至今天，而其他的还没有上升到一种独立的医学体系呢。其关键的问题就是很多民族医药经验没有上升到一种系统的模型体系，它们不能用大自然的原本规律和法则去解释和发现，只停留在纯经验的阶段。

19. 古老的营养医学

讨论到这一步，要先消除人们对中医的一个深层次误会。这个误会就是"中药"！中医让人们吃进去的东西，人们都当"药物"了。

清代著名医家徐大椿在《用药如用兵论》一文中指出："圣人之所以全民生也，五谷为养，五果为助，五畜为益，五菜为充，而毒药则以之攻邪。"这里所指"毒药"并不是化学药剂，仍然是大自然中可以吃的东西，但又不是常吃，只在关键时候吃的东西。常吃会有毒，对身体不利。关键时候适量吃可以攻邪治病，就是"药"。所以先秦神医扁鹊说："君子有病，其先食以疗之，食疗不愈，然后用药。"

那个时代，食药都是天然食材，区别就在常吃与不常吃。为了一再申明这个观点，中医提出了"食药同源"的概念。食即是药，药即是食，中医是用天然食材保全民生和治病的。现代营养医学不也明确有六大"必需营养素"和植物化学活性物质的"半必需营养素"吗？六大"必需营养素"就是常吃、必需的；植物化学活性物质的"半必需营养素"是不常吃，但可作为药物，解决疾病问题的嘛。只是老中医们当时没想到用这些词罢了。

中医的这种处理健康与疾病的方式，你完全可以理解为现代所称的"营养医学"。这不仅只是让你从这方面的意义去理解，而实际上中医是最早提出"营养医学"概念的医学。早到哪个时候？早到周代。周代就明确设置了专门负责帝王饮食卫生的专业机构和医生。《周礼·天官·冢宰》记载了主管医疗卫生的官员下设四种不同职责的医官：食医、疾医（内科医生）、疡医（外科医生）、兽医。食医名列首位，由两个"中士"担任，都有技术职称的。"食医掌和王之六食、六饮、六膳、百羞、百酱、八珍之齐"。他们专门负责调配王室贵族饮食的寒温、滋味、营养等，相当于现代的营养师。

所以，现在回过头来看看古老的中医营养医学内涵，真还有超前意识呢。我们逐渐看到，现代医学转了很大一个圈子，才又绕回到这个既古老但又超前而且看来几乎不可动摇的医学观点之上来了，这绝对不是偶然。

西方医学一开始也是像中医这个样子的。被称为"西方医学之父"的希波克拉底当初就说过："让食物成为你的药物，让药物成为你的食品。"这句话的意思仍然是"药食同源"，明示治病的东西都在上天为你准备的天然食材之中。中医这个观点，迄今从没改变，只是西方医学在近两三百年间利用工业和现代科技优势，走上了另一条道路。这条道路也发现和发明了很多对健康有帮助的技术和能处理疾病的化学药物，解决了很多健康与疾病的问题。但其间也越来越暴露出这些非原生态物质和把人当机器修理的技术对人类健康的威胁。所以，科技界呼吁21世纪进入生物世纪，主张从上帝为人类提供的天然物质中去发现治疗疾病的神奇物质。

因此，就连不是医学家的发明家爱迪生当初就预言："未来的医生不会开药，而是引导患者关注人本身以及膳食和疾病预防。"当代著名科学家、哲学家莱纳斯·鲍林博士也曾预言："最佳营养，是未来的医药。"而当代世界最佳营养学会主席帕特里克·霍尔福德博士更明确地指出："最佳营养的理念是一个多世纪以来医学界最伟大的进步，丝毫不逊色于路易·巴斯德对病原细菌的发现，或是对基因的发现；而且我确信，如果及早开始应用这个理念，可以保证你度过健康长寿的一生。"

20．古老的心理医学

现在我们回过头去看《黄帝内经》，就会了解和追溯中医学在《黄帝内经》成书前的发展情况。

我以上谈到的"药食同源"的营养医疗思想，在中医发展史上那还是后来的事。从《黄帝内经》我们可以看出，在《黄帝内经》之前，中国的医学主流就是心理医学。

说实在的，心理医学这个东西，在各个民族最古老的医学实践中都扮演过重要的角色，只是那时的人类先民没用上这个词，也没谁想要去申报专利。《黄帝内经》说："古之治病，惟其移精变气，可祝由而已。"

说直白点，"祝由"就是现代心理学中的"催眠疗法"。因为那个时代的人思想简单，生活简朴，信仰专一，不懂医闹，基本上没有人患精神心理疾病。什么抑郁症、焦虑症、强迫症、精神分裂症都可能很少有。正如《黄帝内经》描述："往石人居禽兽之间，动作以避寒，阴居以避暑，内无眷慕之累，外无伸宦之形，此恬淡之世，邪不能深入也……故可移精祝由而已。"那个时代的人遇上病苦，只要由有威望的人说一些病因，然后暗示些良好意愿，给出疾病痊愈的祝福，心灵就会自动去组织促使疾病向康复转归的机体生化反应，疾病便会无药而愈。因为精神可以改变物质，人的生命本质上就是"自治"的嘛！

用现代的科学语言讲，移精变气就是通过精神心理的引导，让人的精神进入深层自我中去获得再生性资源，充分调动自愈能力来战胜疾病。当然，当时的那些人还认识不到这么深，他们只知道只要这样做就解决问题。

而后来的发展就更蔚为壮观了。几乎各个历史时期，所有的名医大家都要在临床治疗中用到心理治疗。也就是说，心理治疗原本就属于中医临床施治必不可少的一个重要组成部分，与现代心理治疗的最大区别便是不另收费，也不需要申报心理医生的资格。关于这方面的东西，我将在本书后面列举相当多的实例，就不在此赘述了。

21. 古老的环境医学

现在我们来看《黄帝内经》以前的时代，中医是什么样的呢？当时医学的主流是以自我催眠的摄养医学和催眠暗示的心理医学及类催眠的物理治疗医学为主。因为按《黄帝内经》的描述，"当今之世不然，忧患缘其内，苦形伤其外，又失四时之从，逆寒暑之宜，贼风数至，虚邪朝夕，内至五脏骨髓，外伤空窍肌肤；所以小病必甚，大病必死，故祝由不能已也"。说的是那个时候，人们只为了找口饭吃，挣扎在温饱线以下，能活下来就不容易。人们整天担心吃了上顿没下顿，不管风雨寒暑，为了弄点吃的，整天劳役奔波，营养不良，心身疲惫，免疫力自然低下，处于小病必甚、大病必死的状态。医生们感到只用初级的心理治疗有点力不从心了。而且当时的治疗水平落后，"毒药不能治其内，针石不能治其外"，只有另辟蹊径了。

不过从这段话中，我们已经看到用"药"的踪影了，不过那时对药的了解很有限，整个《黄帝内经》才出现了很不起眼的 13 个药方子。因此用药治病不是主要的。

那么找一条什么蹊径呢？只有找一条不花钱、体能消耗少、费事不大又可普及推广的方法，让大多数处于饥饿或半饥饿状态的人能相对健康地活下来，这可能就是最好的方法了。

《黄帝内经》第一篇讲到，人家通过对远古长寿老人的调查研究，于是就找到了这个方法，提出了"摄生"的课题，认为这是最经济实惠的方法了。

这个方法还有个纲领性的提法："法于阴阳，和于术数，饮食有节，起居有常，不妄作劳。故能形与神俱，而尽终其天年，度百岁乃去。"

这个纲领放在现代也是非常先进的了。因为它首先强调人要与大自然保持和谐，然后强调环境因素、营养因素、生理承受限度与健康的关系和相互的影响，并提出如何去把握这些因素使之有利。这样做的目的是为了达到心身、形神的高度统一与和谐，人与自然高度统一与和谐，从而让人健健康康地走完自己的人生旅程。我们不能小看这个古老的摄生纲领，它已经上升到"环境医学"的层次了。

22. 生活方式探讨

看来，《黄帝内经》的时代已经有了贫富不均的社会问题了！那个时代，绝大多数人处在温饱线之下挣扎，而社会上层的少数人却过着短命折寿的糜烂生活。《黄帝内经》批评当时的那少数人"以酒为浆，以妄为常，醉以入房，以欲竭其精，以耗散其真，不知持满，不时御神，务快其心，逆于生乐，起居无节"，明确指出这样做的结果就会短命折寿——"故半百而衰也"。

这段话中有几个关键词如"形与神俱""不知持满，不时御神"都强调的是人的觉悟和精神心理对于生命的驾驭地位。而且也直接提出了以摄生为目标的自我催眠，确保精神心理时时处于与深层自我的交合沟通、和谐统一状态的催眠提纲："恬澹虚无，真气从之，精神内守，病安从来。"并且强调指出，如果人们时时处于这种精神心理状态，就可以让人与大自然高度和谐与统一，真正达到无我无物的境界。生物共同体的能量、能力就会体现为你自身的能量、能力——"真气从之"。只要人们常常持守住这种大自然赋予的能量、能力——"精神内守"，就可以没有疾病——"病安从来"。

这是多么简单而又经济实惠的保健方法哟！医学首要任务是立足改

善人心，唤起人们对生命的觉悟，让生命回到大自然中去，自己处理健康与疾病的问题！医生的天职是生命的守护神，而不仅仅是会修会补的技工或匠人！

不过《黄帝内经》的这些"先进方法"看似简单，真要做起来就难了。人们争相攀比的是名利地位，追求的是享受，古今一样。"以酒为浆，以妄为常，务快其心，逆于生乐，起居无节"。《黄帝内经》点到为止，算客气的了！现代人欲望无止境，有过之而无不及呢！这肯定与实施《黄帝内经》的先进方法相去甚远。所以现代人都习惯了把一堆千疮百孔的身躯交给医匠们去打理，哪怕带病也还不忘"享受"呢！

为什么《黄帝内经》的"先进方法"做起来那么难？因为要实现人与自然高度的和谐与统一，守持住大自然赋予的能量、能力，条件只有一个，即要求精神心理上做到"恬澹虚无"。

如何做到恬澹虚无呢？《黄帝内经》说：

> "是以志闲而少欲，心安而不惧，形劳而不倦，气从以顺，各从其欲，皆得所愿。故美其食，任其服，乐其俗，高下不相慕，其民故曰朴。是以嗜欲不能劳其目，淫邪不能惑其心，智愚贤不肖不惧于物，故合于道。"

这段话其实归纳起来就是"朴"和"道"。说通俗点，"朴"即是"知足敛欲"。只有做到"知足敛欲"，精神心理上才能真正达到"恬澹虚无"与"道"合一、与天同寿的境界。用现代语言讲就是淡化意识，让潜意识努力工作。因为只有潜意识的活动在本质上才最能体现和代表大自然能力，才符合于天"道"。这就是"返璞归真"的道理。

23. 再谈潜意识

意识、潜意识的概念在《黄帝内经》中早都有了，只是称呼不同。中医称"心""神"，后来道家更名为"识神""元神"，其实"识神""元神"的称法比起"意识""潜意识"的称法还确切呢。只怪西方人没有研究过《黄帝内经》，而我们又一心扑到药物治病上去了，压根就忘了这事。中国人等西方人提出来后反而还被人家惊住了，啊！新玩意，西方人太有才了！

西方心理学形成才不到200年，而《黄帝内经》中的心、神学框架形成都两三千年了。《黄帝内经》凡162篇几乎篇篇都涉及论述精神心理的内容，其中有32篇专于论述"心""神"，占了本书五分之一的篇幅。可见，中医在《黄帝内经》时代是极力推崇人们在自我觉悟的前提下，通过自我催眠的方式，让潜意识来统率驾驭生命能力的。

所以，当时的中医称摄生者为"人"，医治者为"工"。将人分为"知其道者"与"不知其道者"两大类，即分为"觉悟者"和"不觉悟者"两类。"知其道"的人又按"知道"的层次及运用水平分为与道同生的"真人"、通达道的"至人"、顺从道的"圣人"、符合道的"贤人"，这些都是健康长寿的老人，而"不知其道"的人称为庶人。将"工"分为"上守神"的"上工"、"守门户"的"中工"、"粗守形"的"下工"。把守神、治神、调神列为治道之先。

《黄帝内经》把"人"和"医"说得多清楚啊！西方医学花了好大工夫迄今也还没达到如此境界嘛！不妨按这个标准对号入座，看看自己属于哪类人。这对启发医学的觉悟和每个人的觉悟大有帮助呢！

目前人群中之"庶人"一定占很大比例，医者之中"中工""下工"

占主导地位。

24. 治神、调神

《黄帝内经》时代除了力主摄生"上守神"外，另一个重要的医学表现便是类催眠的针刺疗法。《黄帝内经》分《素问》和《灵枢》两部分，《灵枢》几乎全都讲的是针刺（人们习惯说成针灸）。一说针灸，你们一定印象深刻，医生将银针扎到肉里，然后两个电夹子一放，一通电，医生便到一边喝茶看报去了，而《黄帝内经》讲的针灸术是用于"治神""调神"的。如果说摄生是自我催眠，是自主的治神、调神，那么针灸就是通过针刺形式实施的他人催眠疗法，是被动催眠。哪像现在纯粹把针灸当物理疗法了呢。

中医的经络理论在《黄帝内经》时代就形成了。现在很多中医专家在电视节目中大讲特讲太阳经、阳明经，谁懂呀！经络研究了几千年，是什么东西呀？中医自己都没弄明白，都是硬着头皮在讲，因为离了这个，那还真是更讲不清楚。而且运用针灸疗法的过程中，它还愣是要发生一些中医所谓的经络、经气运行的表现，而且也愣是有效果。就连不接受中药的外国人，也会情不自禁地接受针灸疗法。在他们眼里，针灸也太神奇了！

针灸取得的效果，其实《黄帝内经》早讲清楚了的，那是治"神"的表现和结果。现代一点讲，经络是脑细胞的一种特殊网络连接形态，只是中医通过针灸的形式发现和总结出来了，并把它上升为一种模型。我这样讲，可能没有现代脑科学基础或心理医学基础的，听起来还是有些迷糊。但不管怎么样，我还得把它讲出来。这样至少可以启发一下学习中医学的后生们多一个层次的思考和研究。当然我这样讲也是有依据的。明朝李时珍说："内景遂道，惟返观者能照察之。"即是说，中医说的这个经络确实存在，可以通过自我催眠的形式去体验和感悟到它的存在。这不明摆着说经络是潜意识的东西吗。我把它说成脑细胞的一种特殊网络连接形态，其实也是一个意思。我们只要静下心来，进入自我催眠的冥想状态，然后去感悟"经气"的循环，就会发现"内景遂道"的存在形态。所以，你用显微镜去找经络，哪里找得到啊！反正全世界的智者都说，人类的未知领域太多太多，现代医学科技算是很发达的了，但是人类目前对人这个生命体的了解，还不如对太空了解得多，这就是现实。

25. 本草医学营养师

本书书名是"找回中医的另一半"，这另一半是什么？现在大家可能有点眉目了。各位听我说到的，一本《黄帝内经》涉及现代所称的环境医学、营养医学、心理医学诸多内容。这些内容虽然古朴，却非常深刻，而且还隐藏了医学发展的必然轨迹。如果注意调查一下现代医学发展的动向，似乎就是沿着这样的思路一步一步走了过来。那么中医现有这一半和另一半又是什么呢？这还得从《黄帝内经》之后的汉代说起。

汉朝出了一个不得了的人物——张仲景，这个人影响了后来直到现代中医学的发展。从那个时候开始，中医的主流就强调用方药来治病了。这把"营养医学"发展到了极致，做到了凡是症必有方，且可以做到"方不过三"。只要用方对症，一般1到3剂必愈，超出3剂便不是功夫，我们把这称为"本草医学"。因为，张仲景当时唯一能参照的就是一本《神农本草经》，那里面记录的都是能吃的食材，只不过把当时了解到的食材按对人体作用的大小、必需程度和含毒性成分的强弱分为上、中、下三品。

中医有"物以养性"的营养学观点。我前面讲过"民以食为天","性"就是大自然赋予人的"天性",天性只有依靠天造之营养物质来养护。如果有兴趣,你可以去看看张仲景《伤寒论》中第一方"桂枝汤"。全方就四味"药"——桂枝、白芍、生姜、大枣,最后还要喝上热粥一碗。这些东西都是地上长的、树上生的,来自天然,每家每户天天做菜都要用到的,但用来治病,身价便提高,被称为"药"了。"药"和"食物"确实同出一辙,但又有点差别,所以后来就把食材性味太偏、一般不作膳食只用于治病的称"毒药",把常作食物同时又治病的称"药食同源"了。

也就是说,从汉代直到今天,中医都向"特种营养医师"的方向发展了。从前的中医不但要会特殊"营养调配",同时还要会"营养调剂",即中医不但要是"营养师",而且也要是"大厨"。现在很多中医都是君子动口不动手,最多只算得上一个"营养调配师"了。而且,这种营养调配还存在习惯性的偏颇,一般只管消除病症,而不大注意营养与疾病预防。中医现存的这一半,大概又丢掉一半的一半了。

26. 中医的另一半

那么,除了本草医学这一半,中医的另一半是什么呢?显然就是"心理医学""环境医学"和"营养医学"了。这一半原本是最能代表中医人文特征的。中医的"心神学体系"在《黄帝内经》时代就进入心理医学的高度了。中医的"养生学体系"在《黄帝内经》前都进入"环境医学"的境界了,而早在周代就有"营养师"了。

中国自古就有"上医治国、中医治人、下医治病"的人文医学思想。其实这句话的真实意义是,要解决人民的疾病和健康问题,最上乘的方法是精神文明建设,保护环境,加强国民的健康素养,提高国民的健康生活意识，卫生保健意识和疾病预防意识，创造一个健康的大环境、大氛围；中乘的方法是改善人心，启发人们对健康的觉悟，自觉参与卫生保健、疾病预防的行动；下乘的方法才是当疾病发生后去针对病症治疗或控制。其实这也是治未病思想。显然，"心理医学""环境医学""营养医学"属于上、中乘的健康策略，而疾病治疗仅属于不得已而为之的下下之策了。

到目前为止，中医仍停留在古朴的"本草医学"上，还是老样让患者每天喝苦水。21世纪是个生物世纪，正是中医大有作为的世纪。中医药的配方原则，君、臣、佐、使，都上升到构效、组效、量效关系了。以活性多糖为代表的天然药物研究已经进入微配方时代了。

第一，医学科技总是要发展的，中医自然也要与时俱进。中医文化那么伟大，虽然古朴，但底蕴深厚，现在看起来，还很有前瞻性特征。今后世界医学会派生出什么样的医学模式，就看中医自己的觉悟了。第二，目前的中医，四象不全哟，都把原本最最重要的一半弄丢了，而且还把余下的一半也弄了个面目全非。

因此，中医剩下的这一半急需创新，另一半也得找回来，发挥它的积极作用。

27. 生命健康的觉悟

如果从医学对于科技的发挥利用度而言，从医学科学对于人这个形器的剖析、分解、认识、修缮而言，现代医学当之无愧站在主流医学的位置。当主流医学的利器呈现在人类面前时，无疑会在人体疾病与健康内部矛盾中提供了某种变化的可能性，成为把这种可能变为现实的决定性条件。

然而，从另一个角度看，现代医学位置的确立，又得益于现代人类对于医学科学的盲信和严重依赖的自身因素。这种现象所反映出的本质是人类自身能力的颓废和退化，就像人对于地震灾害的预感和避害能力还不如动物一样。

　　如此循环的结果，整个医学科学的重心会不断地向疾病关怀模式位移，这必将导致人类更大的健康灾害。就像古代先民把自己托付给鬼神那样，人们把生命与健康完全托付给医学科技一样可悲。

　　现代医学对于人类健康是绝不可少的，就像消防队和先进的消防设备对于人们生活安全的保障绝不可少一样。但国家和我们自身的责任并非放任失火，而是预防火灾，杜绝失火。医学科学的重心本应在疾病关怀保障下，向健康关怀模式位移，回归到"上医治国"的健康策略中去。我们的责任不仅仅是只针对和关心生病的人，而应立足于关怀未生病的人、处于疾病边沿的人。我们更大的责任则是让人人获得健康的权利，只有人人健康，才能实现健康中国之梦。

　　而对于每个个人而言，正如《黄帝内经》所言："病为本，工为标，标本不得，邪气不服。"生命健康与医学科技之间，生命健康为本，医学科技为标；病人与医生之间，病人为本，医生为标；病人与疾病之间，病人为本，疾病为标。我们只有自己对自己生命健康觉悟，主动肩负起生命健康的责任，才是健康必由之路。

　　中医人本主义医学观，无疑是医学发展必由之路。其具体体现在中医实践目标在于生命的全面自主实现、全面自我和谐和全面自治。这种生命机制的主导就是"神"，枢机便是"食"，条件保障即是顺应环境的"摄养"。中医失去了这一半，就等于失去了灵魂。找回来吧！是时候了。

第二章　生命的奥秘

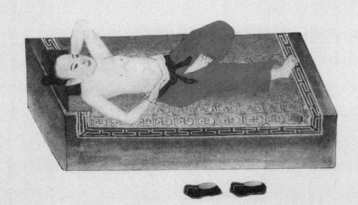

得神者昌，失神者亡。

——《黄帝内经》

生命也是存在于物体和过程本身中的不断地自行产生并自行解决的矛盾，矛盾一停止，生命就停止，死亡就到来。

——恩格斯

中医讲的"神"是什么？为什么中医强调"得神者昌，失神者亡"？

《黄帝内经·灵枢·本神》中有一段话："天之在我者德也，地之在我者气也，德流气薄而生者也。故生之来谓之精，两精相搏谓之神，随神往来者谓之魂，并精而出入者谓之魄。"

"两精相搏谓之神"，便是中医对"神"的解释。两精指什么？指天德、地气，指大自然的物质运动。天德是什么？《黄帝内经》明示："天之大德曰生，生生之谓德。""德"泛指大自然蕴藏的生机，生生化化的潜在能力。"气"又是什么？"气"指促成大自然生化的条件或驱动力。"德流气薄"指德气交互、混成、孕育，就像寒潮南下，暖流北上，最后生成风雨一样，瓜熟蒂落，才形成了新的生命。两者缺一不可，舍此便无生物生命可言。这正是地球生命存续的原因、规律和法则。"神"便是亘古不变的生命法则。

"生命"一词是现代汉语的称谓，在古时称"性命"。"性命"二字大有讲究，可以说一语道破生命的真谛。在古代，"命"作"令"讲，必须执行，不可违背的决定；"天命之谓性"，执行这种决定表现出的形态称"性"，故"性"即天性，所以性命乃天机所定。中医说的"神"，指的就是生命中蕴藏的"天机""神机"，必须执行，是不可违背的决定，亘古不变的生命法则。人神之中内藏大自然赋予人生命的自然法则和不断地自行产生并自行解决矛盾的天然能力，这就是"神机"。"率性之谓道""阴阳不测之谓神"。天机不可泄，生命的神机甚至不能用阴阳的概念去推论，它是形而上的东西，是"道"世界的东西，然而它就是存在和作用于生命。这种天然的能力只要一失去，人的生命就结束，因此中医强调"得神者昌，失神者亡"。

1. 长老圆寂之秘

2009 年人民网 3 月 2 日报道：以供奉 230 余年前的肉身菩萨而闻名的安徽省安庆源浦寺，再次显现奇迹：3 年前该寺 80 岁释宗胜老和尚圆寂封龛入塔，2009 年 3 月 1 日开缸，竟然发现其真身不坏，令人惊叹！

源浦寺位于安庆市宜秀区五横乡五横村庵涯。据清道光《怀宁县志》载，源浦寺始建于宋朝。1730 年，一位 49 岁的段姓篾匠在源浦寺出家修行，法号了真。了真和尚于 96 岁圆寂，其弟子依嘱而行，几年后开缸发现，遗体慈容宛在，遂供奉，人们都习惯地称为"老活佛"。源浦寺历经 230 余年岁月沧桑、劫难，而了真大和尚的肉身至今却完好如初。2002 年，复建后的源浦寺肉身宝殿落成，仍供奉着了真大和尚的肉身。

三年前圆寂的老和尚释宗胜，俗名陈友阳，怀宁县凉亭乡人，生于 1926 年，1949 年前曾在国民党军中服役，1949 年后回乡务农；1955 年开始在怀宁县凉亭小学任教，1983 年退休。由于笃信佛法，1993 年在江西庐山东林寺出家，成为复建后的源浦寺首任住持；2006 年 3 月 4 日（农历二月初五）圆寂，享年 80 岁。

关于长老坐化圆寂的故事，人们在文艺作品中屡见不鲜，不过那只是虚构的故事而已！很少有人认为那是真实的现象。更重要的是，压根也不会有人把那"虚构"的故事和个人的生死联系在一起。

2. 信念无邪

2006 年，我一个朋友所在的小区有两位患者。一名患者 38 岁，男性，药师，从事个体零售药品工作；另一名患者 40 多岁，男性，技工，在某工厂上班。

在同一时间段，前者在当地某县级医院诊断被告知患有"肝硬化"，后者在重庆某部队医院诊断被告知患有"淋巴瘤"（当然医院是以实验诊断为依据，以医学标准为准则作出的判决）。

不过，医生嘱咐这第二个患者："回家去吧，自己弄点好吃的！"

三个月后第一个患者治疗无效去世了，第二个患者"严格执行医嘱"，一改过去节俭的习惯，什么好吃就弄来吃，并告病回家，自己天天跑乡赶集，做起买卖草药的生意来了。因为，除了自己要吃好点外，儿子还没长大，上学还要很多钱。"吃好点，找钱去吧……"他的想法就是如此简单。直到现在，从外表看，他的身体比原来健壮多了。（注意：现在的时间是 2009 年 10 月。）

刚好，前一个患者是我朋友的朋友。我的朋友感慨道："他如果一点都不懂医，可能不会死得这么早。"

"一点没错。很多人就是难得糊涂，但总又是死于无知！"我回答道。

"他只懂得有病就得用药医！他只懂得什么药治什么病！他只懂得肝炎、肝硬化没特效药！他的这种认知模式，无疑是让他内心解读为：'我没法治了！'这是一种人人都习惯的逻辑思维。大多数人都是依靠这习惯思维感知世界，在这种思维主导下活着。"

"据说他一家人有好几个都患过肝炎，兄弟就是死于肝硬化，这又强化了'我没法治了'的信念。"

我朋友说："我去看望他，对他说，你自己就是学医的，肝硬化有逆转希望的呀。他只说'就那么回事！（指像他兄弟一样的归宿）我是没法治的了'。"

"这就是问题的关键！"我回答道，"他的认知和信念总是指向死亡！"

第二个患者就不同了，周围的人安慰他，总是说："你何必那么节俭嘛！钱嘛，生不带来，死不带去，钱放起也下不了崽！弄来吃好点呀！你死了，婆娘、儿子、钱财都成别人的了！为啥子哟！"

他想："是这个理儿！我要把儿子养大，不然会被别人嫌！多活一天，就多找一天钱，好死不如赖活！我不能白死！"——他就这样执着地把信念指向了生存！

除了不可抗拒的灾害和意外伤害，人的生死其实就这么简单：或欲生，或欲亡。你自身潜在的能力都会不加选择支持你愿望的达成，这种能力没有正确和错误的识别，除非你觉悟到"油尽灯灭"。

这个现实的故事，其实与长老坐化圆寂是一类道理——"信念无邪"。

3. 自我暗示的作为

坐化圆寂是修行者的一种境界——坐脱立亡。

这种境界属世间法。大凡修行者，如修道、修禅、瑜伽等都可以经历到的一个阶段，僧人、道士、密教修行，甚至教外人士经训练都可以做到。当然，佛教高僧更能做到了。

这个法门的根本在于精神与肉身的分离，并达到随意控制的地步。比如瑜伽，修习中通过三脉七轮、明点的观想（自我催眠暗示），可以将生理活动控制到低等动物样的休眠状态。当然如果控制明点从中脉顶部弹出即可坐亡，这就是中国道家和中医所称的"元神出窍""失神"。

据说，练到一定程度，中脉顶端会出现一个很小的气孔（一种体验性的感觉）。在修习中，有时由于控制不好，可能导致灵魂（元神）意外从中脉弹出，而意外坐化。所以道家的大师们常会在头顶插一支草根，堵住中脉（这是一种警示性的方法）。

以上的解释是引用专修者的术语"就法论法"，人们很难理解。当然，没有高师传教，你自己也不要贸然去试，不能拿生命开玩笑。

用通俗的心理学语言讲，高深的修行者，在感到自己命数将尽，"油尽灯灭"之际，通过静默观想的自我催眠暗示——把信念直指死亡，在几个小时或更长一点的时间内，便可以使自己的所有生命活动自行终止——坐脱立亡。对于人类来说，这确是可为的事实。

通过这个故事，我要强调的是，根据心理学的原理让人们知道信念的自我暗示，才是决定自我生命品质的根源。

人人都具有助自己信念达成潜在而巨大的能力。这种人类自身内部潜在的能力，就是爱憎不分、无所不能的"潜意识"，即中医所指的"神"。

我讲到的那第一个患者，虽没受过修持的专门训练，但是，他的信念直指死亡！用他自己的话讲："就那么回事（指像他兄弟一样的归宿），我是没法治的了。"他的信念建立在一种可怕的线性思维自我暗示之上。潜意识会自动把这种推论转化成为"既是……又是"逻辑（那么回事＝像他兄弟一样的归宿＝没法治的了＝死亡）。这个信念让他度过了三个月逐渐消耗生命的余生，与长老坐化圆寂的道理没有本质的区别。

4. 可怕的线性思维

线性思维是高等生灵认知事物基础之石，也是负重之石。人类走进这扇智慧之门，却又陷于其中不能自拔。因要接收"科学知识"，我们从小接受的都是线性思维教育。看待事物，我们已经养成了线性思维的习惯定势，这往往造成我们生活中莫明其妙的尴尬。对待自己健康，由此种思维考量而决定的态度，往往会让我们一根筋、走独木桥、固执、迷信，就有可能酿成悲剧。

美国航天员发现在太空用圆珠笔写不出字来，于是航天局打算用巨款研究出能在太空中书写的专用太空笔来。不料这个耗资巨大的举世工程，在获准实施的庆祝酒会中被一个茶余的闲聊戛然终止，成为人类航天史中的笑话。

酒会上，两位官员私下闲聊，一位官员突生疑问：不知苏联航天员在太空中写字用什么笔？旁边一位谍报员随便甩过去一个在他自己看来再简单不过的常识性答案："铅笔！"两位官员如梦初醒，睁大了眼睛，惊得手中的酒杯差点掉到地上！几乎同时说道："我们还研究什么！？"

老爷车抛锚在漆黑的夜晚，车主估计油烧光了，下车检查油箱。没带手电筒，顺手掏出打火机，下意识打燃了火机照明。这一切行动看起来顺理成章，无可厚非。当车主打开油箱盖，"轰"的一声巨响，车主不得不乖乖地躺到了病床上，这都是典型的线性思维惹出的祸端！

或许这样的尴尬经常就发生在我们身边，发生在我们自己身上。最近，一个外地肾衰每周必须靠血透活命的青年人（20多岁），通过朋友介绍在电话中与我对话，因我那位朋友建议他不妨换一下医疗的思路，在透析保命的同时，用一下灵芝活性多糖辅助康复。在这方面，我算半个专家。

对话还真印证了"久病成良医"这句话。青年人对肾病的"科学"认识及知识几乎无可挑剔，就连一般的专业医生都有所不及。

网络时代，肾衰患者有个群，他们互通情报，相互交流，相互学习，这对科学知识的了解的确是一个很不错的交流平台，也造就了他对世界事物认识、思考、甄别与选择的功夫。

我们之间的交流几乎是他一人娓娓道来，我只不过扮演了"理性聆听者"角色。他一个问题引出另一个问题，逻辑非常清楚，直到最后得出结论："我们这些人只能等待医学上的最新成果出现！"其实，我很明白他的意思。他要的只是《柳叶刀》杂志公布的成果。除此之外，他都会毫不客气地拒绝，他认为这才是唯一"科学的态度"。用线性思维的方式，我还真说不出他的这一席话有什么不对，他的选择又有什么不对。

我想，他并不知道，科学本身在于解释已知世界并承认未知世界。线性思维在已知世界的应用永远不会出错，但有时却会像美国航天笔研究和老爷车抛锚那样犯常识性错误！因为大自然中的很多奥秘是不能单用线性逻辑形式去解释的。

世界上第一个吃螃蟹和吃番茄的人，一定是不按常规出牌的人。他们正如神农尝百草，需要勇气与一点奉献精神。而更重要的是他们非线性思维所生成的真正智慧和超常的见识。是这种勇气、见识和奉献精神，才让人类得以一步一步靠近大自然的真实，并不断从大自然中获得帮助和对生命的支持。科学却在于当他们吃下螃蟹和番茄而没被毒死，才去研究是什么、为什么的线性原理！君不见，中医药维护华夏民族的健康都有几千年历史了，但现在才逐步以科学的方式去解释其中的"科学道理"。如果都要等到科学的最终结论后才应用中医药治病，在漫长的历史过程中，华夏民族可能不知道已经重生了多少回。

所有的奇迹都隐藏在大自然之中，人类已知十分有限，大量的未知需要不断去发现，已知亦需更新。这不是单纯线性思维能成就的伟业大举。人类之所以能主宰地球，在于人类具有多元网状思维的大智慧，会用唯物辩证的眼光审视已知和未知。仅用线性思维，往往会把自己设定在自我限制的桎梏，处处与自己过不去。甚至动用了潜意识"既是……

又是"的逻辑不知不觉把自己置于死地。

要摆脱线性思维的缠绕并非易事，它需要大智慧。摆脱长期"线性"教育对自己世界观、人生观的影响就是颠覆一种习惯，这仍需勇气和毅力，甚至还需要涅槃的精神。

5. 要命的"既是……又是"逻辑

暗示主要针对人的潜意识。潜意识并不会应用"因为……所以"的线性逻辑。在潜意识里，你所想要的与你不想要的都是一回事，它只认可那个"事"而不去理会"因为"和"所以"。害怕死亡＝想要死亡＝死亡，不要走来走去＝走来走去。潜意识总是按照"既是……又是"逻辑，处理你当前最最关心的事，并最终让你"满意"。这便是我们通常所说"心想事成"的道理。

无论长老坐化圆寂或是肝硬化患者之死，一旦人的精神思想集中在某件事情上便会在潜意识中播下愿望的种子，潜意识便会为你努力改变和促成愿望达成的生理机制。或是让你平安健康，或是让你疾病缠身。所以那些恐病症、疑病症患者，整天都会处于病痛折磨之中，而那些求生欲望强烈的重伤者、重症患者却可以迅速奇迹般的康复、痊愈。只要不误入要命的潜意识"既是……又是"逻辑，医学宣称不治之症的"植物人"被亲人的真情唤醒复活已不是什么秘密。

2015 年央视春晚给我们展示了一对高龄母子动人的故事：

母亲是养母，中风成为植物人 30 多年。儿子非亲生，当时是 20 多岁的青年小伙，却真情苦苦守候身边，精心照料养母，一晃就是 30 余年，转眼间变成了 60 多岁的老人。功夫不负有心人，沉睡

30 多年的母亲终于复活。在电视屏幕上，站在我们面前的是一个完全恢复运动和智力、饱满健康、80 多岁的老人。

可见，我们生命健康需要的是正能量。天然造就的生命机制决定了生命正能量的获得，必须要有积极的思想，朴实无华、大爱、感恩、乐于助人、勇于奉献的品德与精神，同时对大自然心存敬畏，对精神之灵无条件信仰。用流行的话讲，就是"先做人，后做事"。

在这个世界，突破医学界定的生命神话天天都有发生，冲击医学桎梏的生命奇迹时时在！这一切的一切完全掌控在"生命之神"手中，它是"神的奥秘"彰显，生命正能量的再现。

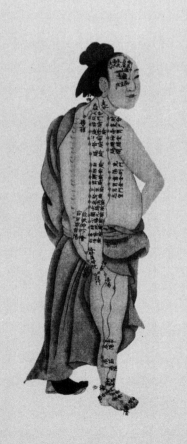

第三章　别让医生害了你

责任必须限定在责任承担者的能力范围之内才合乎情理，而且必须与这种能力的有效运用程度相关。

——詹姆斯·麦迪逊

本章这个标题会让医生们反感。医生本是高尚的职业，生命健康的守护者，何出害人之言！

不过我这标题内含两方面的意思：第一，医生也是人，凡是人都有出差错的时候，而且医生专业性很强，全科医生不多，外科不管内科的事是常有的现象，更重要的是，医生只是一个执行者、实施者。他们的诊疗水平和能力发挥，除了受个人能力影响之外，更主要的受他们掌握的医学知识限制，而现代人类所发现和掌握的医学知识本身就是非常有限的。

我这样说，各位可能有些不接受，因为明明现在医学科技已经非常发达了，只要能用上的高科技手段，医学全都用上了，怎能说非常有限呢！我想，这样的问题我们只能表示理解，但各位确实还得承认这个现实。因为，生命的未知数太多太多！太多生命奥秘尚待破解。

人类生命科学从蛋白组学、基因组学的研究才刚刚进入糖组学的研究阶段，这被称为生命科学三大里程碑。也就是说，第三个里程碑才开始，即使这个里程走完，也不等于是医学的终结。现代再发达的医学科技也不能完全解决人类的疾病和健康问题。

第二，医学科技不是保险公司，而我们很多人把进医院都当成消费了。在这些人眼里，我花了这么多钱，就应买到我的健康或生命。这不把自己的健康和生命当产品对待了吗！而事实上，站在医学的立场上，花了钱本身不一定买得到等值的健康和生命。中医讲了："医生治得了你的病，却治不了你的命。""命"指命数，你活到头了，医生也救不了你。

中医早有"大黄救人无功，人参杀人无过"之言。几角钱的大黄可以救回你的生命，难道你的命就值几角钱？相反，花了几十万元抢救费，最后人还是没救活，难道医院就应退款？如要医院退款，则让你付几十万元去买价值几角钱的大黄，你愿意吗？所以，医疗不能当消费。个人健康的责任是由个人和医生双方面共同承担的，而更重要的是"我的健康我做主"，健康钥匙要掌握在自己手里。

1. 需要不等于依赖

说到这里，问题又出来了。各位会对我以上的观点质疑，一定会问我："如你所言，人类可以不需要医学，有病也无须求助医生了？！"

并非如此！

人类医学的发展，对人类生命的维护和生活品质的提高功不可灭，这是不争的事实。人类自身能力的发挥差异太大。因为，世界上不是所有的人都可能成为高深的修为者，都能如意地调度或控制自己的潜能。

人类尚面临众多威胁生命的不可抗拒的自然因素，如微生物、病毒、细菌、基因变异、致命创伤及衰老。人类个体生命相对于浩瀚的大自然其实是极其脆弱的。

人类健康需要医药，这一点是不容含糊的！医药是对人类健康危机干预的保障。没有医药的保障，人类将活得十分痛苦！但需要不等于依赖，这点也不能含糊。

医院就像消防队，医生就是消防队员。当你掉进池塘，身边的人又无能力救你起来，而你使尽了浑身解数爬不起来又尚存生机时，你必须求助 119。如果消防队及时赶赴，措施得力，不出疏漏或失误，你就有可能得救。否则，难说！

"医生治得了你的病，治不了你的命"。各种条件汇到一块，非要夺你性命，谁也无能为力。

所以，我们为什么不从如何使自己不要掉进池塘去作些努力呢！即或是掉进了池塘，又为什么不作些自救的努力呢！

有的人，家门钥匙掉到家里了也要打119，那就太过分了嘛。在你脖子上挂上一个大饼，你只把张嘴能吃的吃掉了，吃不着的，你不去想法继续吃，不饿死才怪呢！

现在我们得明确归纳出一个道理：人类健康需要医药，但不能依赖医药。医生包扎伤口，伤口要愈合永远是你自己的事。

2. 医药科技的身份

为了进一步解释以上这个道理，还须费一点口舌。我们不妨把老祖宗也搬出来，同时把现代最权威的意见也搬出来，然后看看他们意见的一致性，以便让你真正地理解。我们必须得在我们的信念上，给医药对于人类健康保健作用有一个明确的"身份定位"。只有这样，我们在生命的长河里才不至于迷惑或茫然。

首先，在中医眼里，"医道通仙道（养生之道）"。

不要误会！"神仙"是人们的追求和向往。医道中的"仙"是指那些把命运掌握在自己手里，能长生久视，长寿的人。他们也是凡人，只不过是些明白的凡人罢了。

中医的发生是从如何使人不生疾病和长寿的研究开始的，这个我在杂谈中讨论过，后面还要专论。

《黄帝内经》与《老子》《周易》是现存的三坟雄文。中医系统理论就建基于《黄帝内经》。《黄帝内经》的鸿篇巨制虽首见于春秋战国时期，但它是东方史前（5世纪前）医学大成的一次总结。

《黄帝内经》第一篇《素问·上古天真论》开宗明义，把明白生命与健康与大自然关系而又懂修为（习练激发、调度、调节自身潜力）的人分为四种：

（1）不假修为、寿敝天地的"真人"；

（2）淳德全道，修为而至，形体不敝，精神不散，亦可以百数的"至人"；

（3）与天地合德，四时合序，形不受贼，精神不越而寿可百的"圣人"；

（4）法则天地，逆从阴阳，益寿而有极时的"贤人"；

古人认为，对于维护生命品质的层次而言：

真人者，无为而成（不假修为——功成道就，无所不为，即主宰自己生命品质由自然到必然，成为本能或习惯）；

至人者，有为而至（使用一定法、术的修为，主动调整自己的生命健康品质）；

圣人治未病（懂得和运用保健知识，使自己不病或少病；把疾病消灭在发生之前；已发生的疾病阻止其转变和进展）；

贤人治已病（贤人者，精于医道者也。根据天地、阴阳、四时变化的道理对已发生了的疾病及时进行调治，以努力提高或改善病者生活质量，尽可能地减少疾病带来的痛苦，以挽救生命为目的）；

怎样理解这些话呢？

就是说，珍爱生命，维护生命的较高品质有"三种途径、四个层次"。它们修诣虽殊，尊生则一也。

三种途径：

（1）自我修为（自我催眠达到心身和谐，人天合一，使生命合于自然法则）。

（2）治未病（合于自然法则、生理规律、疾病转变和转归的自我保健及自我调节）。

（3）治已病（对已经成立的疾病实施干预，挽救生命，以望康复）。

四个层次：

（1）真人——无为而成，寿敝天地（长寿）。

（2）至人——有为而至，可以百数（高寿）。

（3）圣人——治未病，寿可百（高寿）。

（4）贤人——治已病，益寿而有极时（精于医道，有益于支持生命至极寿而终）。

可见，维护生命品质的途径与层次是由（4）至（1），越往上，层次越高。

从（4）往下那只能是"庶人"了。如果我们把上面四个层次的人称为对生命的觉悟者，则庶人就是不觉悟者了。

可见，"庶人"就是对于自己生命与健康或疾病不具任何知识、蒙蒙昧昧、人云亦云、人往亦往、任生命之舟随波逐流的人，是做人还没有做明白的人。

现在你应该清楚，对自己应有个要求了。我们至少要做个贤人，或更高层次，做个圣人，再努力一下，请明师指点，做个至人那也是有可能的。

《三字经》曰："玉不琢，不成器；人不学，不明义。"人要明义知理，一定要学习。学习才能使自己成为明白人，才能快乐地品味人生。千万不要堕入庶人的行列，死于无知。

我们看看，中国祖先们的认识一点也没过时。世界医学发展迄今，也不外乎才认识到这一步呢。

我们医生最多也就是在"圣人"或"贤人"那个层次上，对人类积累的医学经验进行掌握应用的人。他们只能尽到"治未病，寿可百""治已病，益寿而有极时"的责任。

完全把自己的生命和健康交给医生，那是最不可取的。

3. 明白是福

2500年前，扁鹊就告诫人们："人之所病，病疾多；而医之所病，病道少。"古人把"疾"称为小病，把"病"称为大病、重病。

意思是说，人们往往忽视小病、小恙，而它有可能是大病、重病的早期信号，但人们往往疏于对疾病的早诊断、早发现、早治疗；医生容易出现的问题，往往是医道不精，临症乏术，承担不了"治已病，益寿而有极时"的责任。

扁鹊的话很明白：医生也是人，医生也有个水平问题，人类医学发展至今，还不能解决人类所有的疾病。君不见，一个禽流感，不就闹得个全球告急吗！所以，对于疾病最好是早诊断、早发现。这涉及医、患双方面的互动，涉及双方面的明白水平、明白程度。明白益寿，明白是福！

现在人们看病，往往习惯于找"名医"，找"专家"。而且现在通讯发达，交通方便，人们包里的钱也多了些，命也贵了些。农村人看病往城里跑，小城里人看病往大城市、大医院跑，钱多的人往国外跑。弄得大医院整天处于临战状态，大夫整天累死累活。

不过，我认为找"名医"莫如找"明医"好，因为这样，可靠度更高。我的先父就是一个相当有名的"名医"。生前，每天要看40~200个门诊病人。名医也是人，每个人的精力和能力都有一定限度，何况术业有专攻。看那么多病人并不是好事，至少误诊率会很高。所以我个人坚信找"明医"比找"名医"更好。

2500年后的今天，情况大有进步了。

2500年前，民风"古朴"，人们的思想没现代人复杂，对于疾病，只要能注意到扁鹊告诫的那两点，就可以在很大程度减少疾病给人所带来的危害。

现代社会，人们对医药的依赖强烈有加。人们脑子里都装上了科学，癞子的头不好剃了。我说几种现象，大家一定不会陌生：

　　仪器检查是硬道理，是找出疾病的不二法门！

　　到医院找病去，花多少钱也要一查到底！

　　医院就是法院，医生就是法官。或去或从，或喜或悲，医生说了算。

　　要医就医断根，保证一辈子不再发！

　　药才能治病，一定要弄到特效药。

　　拿着处方满街跑，非要买到专家开的药。

　　大把吃药，因为同时看了几个专科，证明确实患有几种疾病。

　　开刀！开刀！开刀！开了刀，万事大吉！开刀都没治好，自认倒霉！

　　要求完美，割去毒疮，也不能搁下疮疤。

只管人生的病，不管生病的人。

还可列出种种，以上几种足可见一斑。

4. 过喜伤心

数年前的一天，我同学的太太傍晚兴致勃勃地来到我家。一进门，还没落座，便满怀欣喜地叫道："特大喜讯！我在重庆某医院住院检查，所有先进仪器都查了个遍。教授最后向我道喜：'平安无事，一切健康'！"

我不太习惯她那种作派，也不好多说什么，总觉得，这不是应该如此狂喜的事件。我笑着和她闲聊了一会，告诉她："心平气和，没病就好，更重要的是注意平常保健。"

第二天，我一上班，就听说同学太太昨晚脑梗住院了，迄今，她还偏瘫着，艰难地活着。

中医讲，乐极生悲，过喜伤心，心主血脉，伤心即伤脉，得了脑梗就不以为怪了。心在五行属火，在情感属喜；肾属水，在情感属惊恐，水克火。我真后悔，当时该讲点惊吓的病例给她退退心火就好了。

5. 用脑做主

"我今天在一小时内，用了三种不同的电子血压计测出了三个读数的血压，有高得很的，又有正常的，我该相信哪个？"我的一位老患者，进门就向我提出了这个看似简单的问题。

"久病成良医，最好相信你自己！"我说。

"科学仪器都信不过，我不是医生，怎能信自己！"

"那你就相信我和我这个水银柱的老古董。"

"怎样讲？"

"第一，我了解你的病情；第二，我查血压的技术指标绝对符合国际统一标准；第三，国际统一标准都是按水银柱血压计制定的，没有任何电子元件；第四，我知道怎样维护血压计，让它合乎标准；第五，我很用心。还不够吗？"

"自动化都信不过，还能信你这个人脑髓。"他开玩笑道。

"自动化决定于人脑髓，没有人脑髓哪有自动化。自动化的细胞（电子元件）要老化，人脑的元件（指脑细胞）一时不会老化的。而且，所有自动化或高精尖的仪器，只不过是人感官的延伸，但最终它代替不了人脑髓。"我也开了个玩笑。

"只要有商业味的自动化，其可信度就当考查，除非是航天用的电子元件。"

"我还准备买一个呢，自己测，多方便啊。"

"没有不可以的，但你得重新制定个标准，用一定时间再重新调整标准。"

"那为什么？"

"电子元件都有一定使用寿命，没准还会短命。商家不会让你用一辈子的，除非是人造卫星。"

"你说来吓人啰！"

"这是严谨的科学态度呢，你就不怕它误了你的小命！"

6. 张冠李戴

下面是一个真实的故事：

　　某单位一个很受重用的干部咳嗽久治不愈，单位领导派某男陪同去某市级医院检查。某男想，来都来了，顺便也查一下吧。他俩同时进了放射科。

　　报告出来了。那位干部被告知双肺纹理增粗，某男被告知左肺有高密度阴影，建议入院进一步检查。

　　这下好了，本应郁闷的人心旷神怡起来：不就咳嗽吗？吃点药会慢慢好起来的。某男就悲惨了，住进了医院，当真生起病来，折腾了三四个星期，复查，治疗有效，出院。

　　不久，那个干部咯血了，再一查，肺癌……原来，报告张冠李戴，弄错了。

7. 人体"化工厂"

　　有一名退休人员，患骨关节炎，找我看病。他告诉我，这段时间一直胃口不好，不想吃东西。

　　我问他："是没有食欲，还是不知饿，或食不知味？"

　　"吃任何东西，都好像不是那个味，弄不好还恶心！"他说。

　　"你每天都吃些什么？"

　　"每天必须吃三次药，有的药还要吃四次。"

"都是些什么药？"

"我一直有糖尿病。前不久，到重庆大医院去全面检查了一次，看了好几个科。检查出了六种病，每个科都给开了药，还是进口药呢。"

"那你每天都要大把大把吃药哟！"

"每次都要吃这么大一把。"他半握着手掌，用另一只手的手指在手心画了一个刻度，足有大半手掌之多。

"这么多药吃下去都能吃个半饱了呢！"我笑了笑。"你认为这些药就能治好你的病？！"

"医生开的药，当然是治病的哟。"他觉得我的提问莫明其妙！

"你的腰（肾）、肚（肠胃）、肝、心、舌都成化工厂了呢！"

他不解地看着我。

"医生开给你的药，当然认为是能治你病的药。但医生从来不关心其他医生开的药与他开的药吃进肚子后会是怎么回事，还能不能再治你的病呢！"

"医药的权威机构也还没来得及研究这个事的。你能知道五六个医生开的药吃进去，经过化学反应后又生产出什么药，这个药对人是有益还是有害！？"

"那我该怎么办？"看来他算是听明白了我的意思。

"先重点把血糖、血压调好。其他所有药暂停，观察、休息，调养一段时间再说嘛。"

"那我这腿，你给我开点什么药？"

"还要药呀，回去杵根手杖就行了。先把要命的病控制住，你都快七十了，这关节，杵根手杖保证再用二十年没问题。"

这可是个严重的问题呢！好在现在国家已发现这个问题了，规定每次用药不能超出五种。超过五种就犯规，这叫过度用药。不过这样说也许是文明的需要，不然要把人吓出病来的。这人啊，就是怪！这么多药一起吃进去，如果让人挂了，人们一般都不会医闹，反而会认为吃这么多药都没治好，命中注定！

当然，也要理解国家的难处，理解医学的难处。医学根本来不及把现有发明出来的化学药物，七八种，十几种，大把大把吃进肚子后会合成什么新产品进行研究。不但我们没这能力，可能全世界最发达的国家也不大愿意去花这份钱的。

不过中医有个原则，急则治标，缓则治本。用药如用兵，讲究布阵，讲究君、臣、佐、使的组效关系，有主有次，辨证施治，以逸待劳。而且中医讲究扶正祛邪，注重培育人的自愈能力去战胜疾病，并不主张头痛医头，脚痛医脚。是药三分毒，中医从来不主张什么病都用药来治的。

8. 折子戏"问医"

还是童年的时候，家父带我去看了一个川剧折子戏《问医》，记忆犹新。戏中的医生名叫"温得冻"，故事批判江湖游医误人的劣行。

当病家问温得冻能否治"驼背子"时，温医生一拍胸口："绝对包治，永不复发！"

"你如何治？"

"这个太简单了，让驼背扒在阳沟里，面下背上，叫几个大汉抬块门板压在背上，大汉们一齐跳上去，一起用力踩便是了！没说整不伸的！"

"那人不也踩死了吗！？"

"驼背整伸了，永不复发了呀……"

文艺源于生活而高于生活。当人们陶醉在艺术幽默情趣中的时候，是否也关心过现实生活中的事件呢？

一个肝硬化失代偿期的中年患者，因车祸至股骨颈骨折，一权威医生力排众议，坚持手术置换人工股骨头。结果，手术做得相当成功，但三天后，患者"所有的病痛"都断根了！

9. 完美

前不久，一位高贵而摩登的女士，迈着豪迈的步法，手提张片子（X 光片），专程找到我。"你看，多么完美！"

她 5 岁的男孩，股骨中断斜形骨折，曾咨询过我，我建议她没必要手术治疗。

我接过片子看了看，告诉她：

"手术确实做得很好，骨头确实接得太完美了！"

她得意地笑了笑，心想："真听了你的话，就坏事了！"

我说："你儿子以后的一生要完美，可能有点问题！"

"你老人家怎么这么说呢？"她显得有点不高兴。

"首先，你儿子大腿的皮肤不再完美了，将留下一条疤痕作终身的纪念。而这条疤痕本是可以避免的。"

她皱了一下眉头。

"其次，你儿子以后在职业选择上将受限制，比如模特、飞行员、深水作业之类。"

"他不干那些职业不就行了吗？"

"当然，那还算是完美的。"

10. 痴迷

一位老先生七十多岁了，用他的话讲，他多活了三十几年，全托中医的福。三四十岁前后那些年，他几乎要命的病都得上了。肥胖、高血压、糖尿病、肝炎、肝硬化，等等，弄得他如霜打了的柿子。但面对这些病，他全都吃中药，从不用西药，而且愣是一个个治好了。这老先生很仔细，人家还有一大堆检验单子摆在面前，各个时候的都有，我看了看，确实那些指标都在正常值范围。

这还不说，久病成良医，这几十年的疾病生涯，还让他练就了一套中医药学的本领。讲起医道来，现在一般资历不深的中医可能还不如他。他对中医方药特别敏感，平常喜欢找"名医"看病，一般医生的处方很难过他的评估关。只要他觉得处方方药配伍有问题，他一定会拂袖而去，另找高人。

近来老先生身体出了点问题。从他的情绪看，似乎他感到正面临生命中又一次新的挑战！找遍了当地名正言顺、国家发了本本的几个名医，但都没解决问题。他左思右想，是否能找到上一代名医的后人。在他心目中，名医的后人一定有些分量。通过打听、筛选、排查，最后找到了我。当然，不找到我也就没有这个故事了。

我放眼一看，老先生一派寒湿痰阻的病象，而且体内还有隐毒蕴藏。老先生对中药情有独钟。不经意间，他暴露出他多年来一直服用一种什么纯天然"生物保健品"，当地买不到，还都是邮购。人家不主动透露，我也不便追问。另外，老先生最忌讳温热性的药物，只要一看处方上有一味热药，可能还没吃，就要上火。凡面见医生，他开口便说他自己湿热太重，而且还要警示"用不得热药"！

这下就难倒医生了。本来他这病症按湿热治一定是越治越糟，而且他又坚持吃那"保健药"多少年都不改变。医生的建议他还要过滤过滤。这也痴迷有点过了，都偏执得冥顽不化了，叫人家如何着手呢？

为了不伤和气，我只得建议他，最好先把那纯天然的生物保健药停了。药都有偏性，是药三分毒，兴许吃得久了，慢性中毒，也不是不可能的。何况你根本拿不准人家药里有些什么成分。万一有温热的成分呢！？

我不打算给他开方，告诉他中药暂时也不用吃，因吃得太多了，先把胃养一段时间再说。"有胃气者生，无胃气者亡"。养胃气很关键，胃气旺了，不管什么湿、热、毒慢慢自己就排解、消化了。

他没反对，一直听着！但我知道，还没让他尽兴，因为他头脑里还装着方药！我父亲生前有个秘方，像他这种病症，他都这么用，花钱不多、费事不大，而且效果特别好。我看他眼一亮，我想这下投机了。

虽说不费事但还得费点事，你要自己动动手的。我把他的胃口吊足了，然后说，你每天自己发二两黄豆芽，芽不能让它长太长了，只长出一两厘米就行了，每天用这种黄豆芽加点生姜、山药、茯苓、陈皮再加点排骨和山胡椒炖汤当菜吃。坚持吃一段时间，一切问题就解决了。

他想了想，说："好！你说得还有点道理，我试试看！"

"老先生，你身体好着呢！"我接着给他戴上高帽子。"像你这样懂中医又会保养的人真不多见！中医很讲究药养不如食养。""好，谢谢了！有事我再找你。"他起身离我而去。我总算没被他拂袖，恍然松了一口大气！

11. 刀都开疯了

在外地搞骨科的师兄，有一次，我们碰到了一起。他感慨万分又非常激动地向我倾诉着：

"现在愣是不得了啦！骨科界，开刀都开疯了！连两三岁的娃儿，一个锁骨骨折、股骨骨折，家长都要求开刀，他们非要接得清丝挨缝不可！要是在片子上看到点缝缝，动不动就要扯皮，现在医生不好当啊！"

他在为医生叫苦！的确，医生们的苦楚，人们很难理解。

"开刀多，效益高，是好事呀！一个愿打，一个愿挨，何乐而不为呢。"我开玩笑地回答。

"就是啊，现在好了，医生都学乖了，不管什么样的骨折，先选择开刀。你说怪不怪，收入提高了不说，扯皮的事反而少了，医生反而没以前那么累了。如果有人要说长论短，医生把片子一摊，自己看去，清丝挨缝，还说什么，不战而降人之兵……但像我们这种人，心里总还不是滋味，人心不古啊！"

"你我都是老朽，跟不上形势了。现代人事事追求完美，都把活人的骨头当家具要求了。我们那个时代，草堆里都可以美美睡上一觉，现代的人行吗！他不说你没人性才怪呢！"

……我们还能再说什么呢？

"背三字经吧！"我提了个建议，一下子打破了那凝重的气氛。

"人之初，性本善。性相近，习相远。苟不教，性乃迁。教之道，贵以专……养不教，父之过。教不严，师之惰。子不学，非所宜。幼不学，老何为……玉不琢，不成器。人不学，不知义。为人子，方少时。亲师友，习礼仪……"

"还是教育的问题！"我俩惬意地笑了起来。

12. 别让医生害了你

呜呼！

人们对医药的依赖，已成为现代人流行的一种心理病态。这种说法一点也不夸张！

这种心态，对于医药卫生事业的要求，大大超出了医药卫生事业服务的宗旨和所能承受的能力。我们必须清楚，人类生命的奥秘，未知因素太多。人类科学对于人类自身生命知道的，远不如人类对于太空知道得多。

"责任必须限定在责任承担者的能力范围之内才合乎情理，而且必须与这种能力的有效运用程度相关"（詹姆斯·麦迪逊）。人们对于健康的盲目要求与人类医药科技的实际能力之间的冲突，形成了医疗服务与人们需求的恶性循环。这个单，还得由人类自己去买。

这不是危言耸听！

即使在拥有世界上最现代医疗技术的美国，因医疗差错而导致死亡也已成为人类八大死因之一。再一流的医院，误诊率也有 25%；因药物致死可达到所有死亡病例的三分之一；医源性疾病很有可能就发生在你的身上；医疗差错可以在任何地方发生，门诊部、名医处、专家室、医技科、手术室、护士站、药房、病人家中；它可以波及各个系统，医疗部、体检中心、药剂科、手术室、器械室、制剂室、实验室……

如有兴趣，你可以问问自己：

你扮演的只是一直对医生言听计从的病员吗？你仔细审视过你手头的处方，有几种药是必需的，又有几种是非必需的吗？你看过你手头的检查单子，哪些是必做，哪些又是可做可不做的吗？你的亲人或友人中哪些人做过什么手术？你认为都是非做不可的吗？你花钱到医院找到了多少病？你是否什么病都没找着，而你还病着？你是否真找到了病根，但治疗就不见好转，而且越治越重？你是否一天看过几个科，开出好几个处方，都取了药在大把大把地吃？你经历过拿着大医院医生开出的药方，跑遍全城都买不到吗？你有否拿着医院药房的药盒在所有药店都买不到同样的产品？你是否被学剃头的当作第一个顾客？你是否注意到了医疗服务的商业潜规则，而你却心甘情愿地不断烧钱？你是否被人卖了还为卖家数钱？你是否认为你是一个理直气壮的消费者？你是否认为有权对为你提供的所有医疗服务知情和质疑？你是否觉得你自己应该明白和觉悟呢？

小心！别让自己害了自己，也别让医生害了你！

13. 那把钥匙，那杆秤

按照联合国世界卫生组织的定义，健康由以下四个因素决定：

一是父母遗传，占 15 分；

二是环境，占 17 分，其中社会环境占 10 分，自然环境占 7 分；

三是医疗保健、医院、技术，占 8 分；

四是个人生活方式、生活行为，占 60 分。

其中膳食营养因素占 13%，仅次于遗传因素；

其他生活方式、生活行为占 47%。也就是说，决定一个人健康的因素中，个人的生活方式、生活行为占主体。

世界卫生组织的这个观点其实与古代中医的健康观是一致的。

医疗只能是对人类疾病危机的干预，医疗对于人类健康的影响力实在是有限的。也就是说，人的健康不应是控制在医院、医生手里，人们不要过分地依赖医疗。因为，医疗保健、医院、技术，对你个人健康的影响最多只能占到 8% 的成分。而实际上，这 8% 你还不一定享受得完，因为这还要除去以下的因素：

（1）可允许的误诊率（一流的医院，误诊率也有 25%）；

（2）药物因素导致的死亡率（所有死亡病例的三分之一）；

（3）医源性疾病（院内感染、医疗误差、事故、医学暗示心身损害，其他）；

（4）再加上古代中医先贤归纳的社会、心理、认知方面的六种因素。

因为最古老的大国医"扁鹊"早就说了，有六种人的病很难治。我们来看扁鹊是怎么说的：

"使圣人预知微，能使良医得蚤（早）从事，则疾可已，身可活也。人之所病，病疾多；而医之所病，病道少。故病有六不治：骄恣不论于理，一不治也；轻身重财，二不治也；衣食不能适，三不治也；阴阳并，藏气不定，四不治也；形羸不能服药，五不治也；信巫不信医，六不治也。有此一者，则重难治也。"

这段话的意思：

第一层意思是说：凡是疾病要早发现，早期进行干预、治疗。反之则必然降低医疗保障的效果。

第二层意思是说：医道不精。这里是用作比喻，包括医生本身的素质和医学现实的能力。

第三层意思则是说：还有四种社会、心理、认知模式的人和两种病情不可逆的病人是得不到应有的医疗保障的。

第一是骄横放纵、自以为是、不通情理的人；

第二是要钱不要命的人；

第三是暴饮暴食的人；

第四是疾病很重危的人；

第五是极度衰竭的病人；

第六是相信巫术不相信医学的人。

我们的医生不妨自己问问，你每天能碰到多少这样的人？我们的患者也要问问自己是不是属于这几类人？

如果把以上那 11 种因素加上去，那 8% 的医疗、保健、技术、现代设备、一流医院对你个人健康的保障，所以说，恐怕就所剩无几，只能是"运气"了。

总之，无论世界卫生组织统计分析的结果还是中国古代先贤的经验，都只说明了一个真理，那就是：我们自己才是健康真正的主人。每个人的健康钥匙就掌握在自己的手里，权衡利弊的秤就在自己心里。关键就在于你自己是否愿意作出正确的选择，去打开健康之门。

所以，要使自己有一个健康的生命品质，每个人都应掌握保健常识，"留神医药，精究方术，保身长全，以养其生"，从无知到有知。从自知到自觉地进行健康保健，保持良好、健康的心理，提倡健康生活方式，培养和建立起良好的生活行为习惯。

我们不能蒙蒙昧昧，蠢若游魂。聪明人，投资健康；明白人，储蓄健康；普通人，忽视健康；糊涂人，透支健康。在健康问题上，我们应该做聪明人、明白人，做觉悟者，千万不要做无知的糊涂人。

所以世界卫生组织真诚地告诫人们："千万不要死于无知！"请记住这句话吧！

第四章　她真的生病了吗

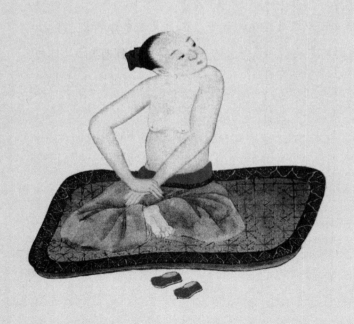

　　心理暗示与自我暗示，是大脑半球一定点或区域的集中的兴奋过程。表现为一定的兴奋、感觉或其痕迹——表象有时由情绪，即皮质下区的兴奋所引起，有时紧急地由外界所造成，有时则借助于内部联系，即联想造成的。这是一种具有优势的、无规则的和不可克服的兴奋作用。

——巴甫洛夫

　　你的大脑功能由意识和潜意识构成；你的潜意识总是不断地听从暗示，而你的潜意识完全控制你的身体功能、状况和感觉。我敢说，几乎所有的病症都可以通过暗示的诱导，在受试者身上产生。潜意识的功能也就是自卫的本能。你最强大的本能就是进行自我暗示的能力。

——墨菲

这是一个让很多"患者"不服气甚至反感医生的课题。人家明明一身毛病，天天看医生，不断大把大把吃药，名医找得差不多了，大医院挨个跑遍了，到了你这里，却说人家心理有问题！人家没揍你，算是对你客气的了。所以，医生也要站在患者的角度想想，痛苦在人家身上，人家确实浑身不舒服，甚至确实有很多真实的症状。我们即使知道人家问题出在心理上，也不能那么直白，那么一针见血！弄得人家不但病没治好，反生一身气，病情还有可能加重。

中医可不这么直白，还真要把它当病治。没病，谁愿找医生！心理上的毛病也是病嘛！因为中医从来都把治"神"放在首位，而且中医临床学科从来不挂"心理科"，中医的心理治疗从来都放在日常诊疗工作之中。"心理科"这几个字本身对患者就是一个精神压力，而且这类患者压根不会想到要去看心理科，不过中医还是很会治心理疾病的。

1. 她真生病了

炎夏上午，刚上班，一名中年男士，背着个女人，满身大汗，闯了进来。

"医生！麻烦你，先给我老婆看看，昨晚上她在家里昏倒，腿站不起来了！"

那个男士一边嚷嚷，一边几乎是把那个妇女甩到了座位上。

我还没来得及看清这个女人的面容，一落座，她便两臂枕着额头，伏倒在了桌上，没发出一丁点声息。

"医生！你先看，我马上挂号去……"男士用衣襟擦着汗，顾不得他老婆是否坐稳，转身便向楼下奔去。

"没关系，不用着急……"话音未毕，早不见了那男士的身影。

"能坐稳吗？哪里不舒服？"我用犀利的目光扫过她的形体。

她头发蓬松，慢慢抬起头来。呈现在我视幕中的是一张淡漠、疲惫不堪的中年女士面孔。

"我的大腿疼得很……一点都没力气，好像是瘫了啊……"她有气无力地说了一句，算是对我提问的回应。然后，又低下了头去！

"你丈夫说你昨晚昏倒了，是怎么回事？"

看来这个问题提起了她的精、气、神。她再次抬起头来，把手放到了膝上，腰也显得伸直了许多。说话的声音明显大了点，虽然还是显得有些疲惫！

"昨天晚上，我蹲在茶几旁，辅导娃儿做完作业……"她深吸了一口气，微微伸展了一下脊背，语音变得流畅起来。

"娃儿在收拾书包，我便站起来去给他打水，准备让他洗澡睡觉。哪晓得，眼一黑就什么都不知道了……唉！"本来伸直的脊梁，一下子弓了许多，一只手臂整个地从膝上抽了出来，放到了桌上，耷拉着脑袋，无奈地摇了摇头，长长地发出了一声哀叹！

"不知过了多久，听见娃儿在哭，我才醒了过来，发现自己原来躺在地板上……"她继续陈述着，语音放慢了下来，看得出，她试图保持内心的平静。

"我想站起身来，但两条大腿疼得难受，怎么也站不起来……这下，我才知道肯定是昏倒时，把腿摔瘫了！我试着，慢慢地拖着两腿爬上了床，叫娃儿莫哭，快去隔壁请阿姨给爸爸打电话……唉！"

她叹了一口长气，又一次摆了摆脑袋，结束了她这段深情的回顾，隐隐地透出那内心极度的无奈！

"你就一家三口？"

"说是三口，实际只有娃儿和我。他一点也帮不了我！"我想，这个他，一定指她丈夫了。

耷拉的脑袋一下子扬过了肩，肩胛提肌、颈最长肌、斜方肌，颈肩所有的肌群动员了起来，迅速地作了几个耸肩摇颈的放松肩颈动作！然后再次把弓下去的脊梁挺了挺！提高了嗓门……

"娃儿每天上学要送，要接！家里洗洗涮涮，大事小事，做饭，辅导娃儿读书，全都是我个人包干！白天还要上班，每天都像打仗……男人，当死了没埋……"

男人不知什么候回到诊室，头上还冒着汗气，手上还拿着挂号单！默默听着妻子诉说，脸上无可奈何地泛出一阵阵苦笑。

原本追溯病史，无意间却引出了患者对于生活苦楚的倾诉。她显然忘记了她是来看"病"的人！

"他十天半月才回家一次，我就是死了，他也不会晓得……"

生活中有风，有露，也有雨，人们却总向往阳光的每一天！佛说，痴、贪、嗔为众生苦海业障。她是平凡女人，痴爱丈夫、儿子和这个家庭；贪求谋生，教育子女或能过上好日子；嗔怨自己和丈夫平凡无为，力不从心。

她懂得去爱，懂得默默承受，她试图一次一次地挺直脊梁，然而，生活的压力让她哪怕是把所有的腰背肌肉全部动员起来，也难于承担，她毕竟是个纤弱的女子。

佛陀所说：人生是苦，以苦为基础。假如有什么问题成立的话，那必定是苦，是不能令人满意的苦。这是一种可悲无奈的心情。

她的陈诉，仍然没有涉及自己病情的趋势。像话闸子打开，愈发不好收拾。

医生的良知告诉我，听人倾诉也是治疗，专业的直觉，压根她就没有什么要命的伤情，只是大腿痛而已，那就心安理得听下去吧！

那是真诚的倾听。我微笑着看着她，不时发出赞许和理解的回应。

"你丈夫是干啥的？"我见她意犹未尽，立即提问我想知道的问题。

"他就是一个机修工！"

"在哪个单位工作？"

"在乡下一个厂里！"

"我们上班管得紧，厂里也走不了，有时还要加班！只有休息时间才能进城回家看看！她一个人又上班，又看家确实辛苦……"那个男人终于找准了一个插话的时机，借此讨好几句。

"你在哪里上班？"我的话题转向了女子。

"我在玻璃厂。"

"干什工作？"

"采购员。"她回答得非常肯定，我吃了一惊！

"这是男人们干的工作呀！这么大热的天气你还得在外面东奔西跑呀！？"

"变了这条虫，就得钻这个木，能有个工作就很不错了……"

"你可干点坐办公室的工作呀，这样上下班有规律，也好兼管娃儿呀。"

"别的岗位都满了，再说，我应招就只有这工种，也没熟人……"

"你老公可以调到你们厂呀，这样不方便得多吗！"

"我们哪有那样的关系啊！现在都是私人企业……"

"你睡眠好吗？"我话锋急转。

"就是梦多，一晚上都没停过！"

"都是些什么梦？有能记住的吗？"

"经常梦见和他在一起！"

"别着急，我就可以帮你这个忙。一个病假条不就解决了吗。"我见她眼睛一亮，情绪平和得多了。

"你拿上我的病假条，第一，你可以名正言顺休息几天；第二，你老公可以理直气壮请假陪你几天。你还可以借此机会向厂方要求调整一下工作呢。"

她会意地笑了。我知道，她真心地感到了满足。

我轻轻地拍了她一下肩膀："你躺在检查床上去，让我给你检查检查！"向她发出了指令。

她下意识地站起身来，迅速地走到床边，好像完全忘掉了"瘫"字的含义。

丈夫窜了过来，我一把抓住了他的手臂，并向他传达了一个暗示："你的任务是在这段时间改善生活，弄点好吃的，一家人团团圆圆玩几天。"

我例行了临床检查，压根就没发现任何损伤和瘫痪的临床症状。回到座位，开了一剂"逍遥散"再附上一张病假条，交到那女子手上，那女子接过处方和假条，一手叉腰，拖着仍很疲惫的身躯，边看边走出了诊室。她丈夫跟了出去，用手扶着她。我目送着他们的背影，消失在候诊处的长廊。

她真的生病了吗？大热的天气，没病找医生干吗？这是很多人的推理模式。

她确实生病了——情绪低落、虚弱、昏倒、腿痛、软瘫不能站立行走……谁也不可能说她是一个健康者。

她确实没生病。昏倒，不过就是一过性脑供血不足，过了就过了，根本没任何地方受伤。君不见，我没给打针，也没给输液，更没给吃药，和她沟通后，她不自己走出诊室了吗？

但是，她应该也是个病人！

2. 不病才怪

人到中年，女人，经济上不是问题。这个年龄都进入第二春的整合阶段了，难免内分泌有点事。

现在她闲了下来，生活压力，工作压力都没有了，子女们工作、生活都上了路子，更不用操心，而且老公还有点找钱的本事。但她反而不安起来，总觉得自己哪里不太对劲，她非常介意起自己身体的状况来了。因此很愿意听听这个名医、那个名医的指指点点，但还是让她放心不下来。这次，她认定心脏出什么毛病了。这不，有时心电图明明白白写上了 T 波改变嘛。我说有时，是因为她做了好多次心电检查。

费了好多力气，托了好多熟人，才在某大城市某大医院挂上了心内科专家的号。当护士叫她进诊室后，她很恭敬地站着，把一大堆原先在地方医院的检验单子呈送到专家面前，专家一边接电话，一边简单地翻了翻单子。她正准备诉说病史或是等专家问她什么，只见专家打着电话，同时在处方上划着，然后换了一下手，一张处方打在她面前。下一位！专家向护士顺带喊着！

"气死我了！还没坐下，话都没来得及说，处方就开好了，没病都气出病来了！"她向我诉说着。"专家就是专家嘛，你一进门，人家一看就知道你有多大的病了。人家这么忙，哪有闲心听你谈古颂今啊！"我开玩笑地回应着她。

3. 遇上活神仙了

晋代《方技传》记载了韦虚治吕猗母足病：

> "吕猗母足得痿痹十余年，虚疗之，去须数步，瞑然而坐，有顷，
> 曰：'扶起夫人坐。'猗曰：'夫人得疾十年，岂可仓猝令起耶？'虚
> 曰：'且试扶起。'两人夹持而立，少顷去夹者，遂能行。"

在一般人眼里，这个医案看起来就是神话。这吕母腿疾都十余年了，
压根就丧失了活动的能力。韦虚医生一不给吃药，二也不给打针，也不针
灸、理疗或推拿。只是来回走了几步，然后干脆闭着眼睛打起坐来。坐了
一会，还马上叫人把十几年都没走过路的老人家先扶持坐起来。坐了一会
又叫两个人一左一右地把老人家夹持着站起来。这老人家十几年都没站
过，肯定是东倒西歪，颤颤抖抖的。站了一会，可能老人家不颤不抖了，
愣是站得稳沉时，韦虚医生干脆叫扶持的两个人把老人丢开，让老人单独
站立。奇怪的是，这老人站着站着，还开起步子慢慢走了起来！

这个病案是以第三者的角度记录的，只记录了他看见的情况，并没
有说出来龙去脉。比如韦虚医生是怎样诊断的？是怎样作出治疗决定
的？为什么用这样的方法来治十几年都没治好的腿疾？韦虚医生的根据
是什么？韦虚医生瞑然打坐又做了些什么？等等。

不过，这个病例至少让大家明白，即或是古代的中医也不是见到病
人就非开药吃不可的。然而大家看到的，这个古代的方法也不大像经典
的心理治疗，更不像古代的"祝由"或是巫师的"咒符"、跳神之类。

这里我向大家提个醒，不知道大家是否知道现代有个"神经语言程序学（NLP）"？NLP有个方法，就是改变患者的行为程序，也叫"策略"。如果说吕猗母走路这个行为程序（策略）被腿疾删除了，我们现在又把走路的这个行为程序（策略）装进去，这个老人就又可以重新走路了。我把这叫作"改变生病策略"。韦虚医生肯定是判断老人的走路程序被删除了，所以他的治疗过程就是把这个程序重新装了进去。吕猗母被韦虚医生这样一摆弄，她还真的就能走路了。

至于韦虚医生"瞑然而坐"在干些什么？这里面的名堂就深了！可能现代中医很少有人知道其中的奥秘。我当然知道！天机不可泄，先卖个关子留着，反正不是封建迷信，它属于脑科学的部分……

咱们中医在古代就能用到现代人才认为是非常了得的方法，不简单吧。咱们中医并不孬啊！

4. 真遇上了活神仙

为了帮助大家进一步认识上面的这个病案，下面介绍一个我自己处理的有趣案例：

很多年前，在诊室的过道上，我碰到一位从理疗科出来的患者，他认识我，因为偶然相遇便不放弃向我咨询的机会。

我看他双手扶着个竹竿非常吃力地拖着一条腿向我走来，我即上前与他打招呼，问他生了什么病？他向我诉说他的一只脚扭伤了，时间已有九个多月，虽多方求治，但却愈来愈不行了，每走一步路都很困难！

我告诉他，既然相遇那就有缘，不妨让我给你看看！

他回答道："那再好不过了。"

我让他进到诊室，顺便找了个地方让他坐下，给他作了必要的专业检查。凭我的专业知识和经验，认定他现在根本没有什么损伤的症状。所有症状完全是他心理自我设限的结果，也就是他自己的"心象"造成的，他的行为策略紊乱了。如果把他的行为策略修正调整好，他的病痛就可以痊愈。不处理好这个问题，无论用外科手段或是理疗手段，还是吃多少药都是无用的。

这么深刻的道理，像他这样的庶人怎么能够理解呢？所以我得用用策略，我的这个想法还不能告诉他，但我自己知道应该怎样对他进行治疗了。

我让他放下竹竿，双手扶着桌子站着，告诉他，我还必须进一步仔细检查，请他一定配合，因为"伤"的时间太久了嘛，这可不能马马虎虎的！

我这样人性化的做作，使他对我产生了强烈的好奇和信任。因为九个月来，从没有一个医生像我这样认真仔细地对待过他的病痛！

我叫他提起左腿……放下……提起右腿……放下……如此反复了若干次后，然后有意地从他身前挤了过去……出于对我的高度信任和尊重，他本能地向后退了几步以便让我通过……

不过，他已远离桌子呆呆地在那里站着，期盼地望着我接下来还要为他做出的检查。

这时，我再次告诉他："还要进行下面的检查，请你完全照我的要求进行配合。就像刚才那样，我让你怎么做，你就怎么做。"

"好的！好的！好的！"他连续回答了好几个肯定用语。

我开始下达指令："提起左腿……提高一点……请把左脚放下，放在右脚的前面……提起右腿……提高一点……把右脚放下……放在左脚的前面……"

如此反复了几次，在不知不觉中，他走到了桌缘，没有扶持任何东西。

这时，他好像觉悟到了什么……欢喜地对我叫道："我能走路了，一点也不知道痛！你看，我从那里不知不觉地走到了桌边……真遇上活神仙了……老师你给我施了啥子法术呢？"

"当然有法哟！"我告诉他。"不过，你还要做一件事，不做好这件事，你就好不了，"我给他点神秘感，不然，他会失去信心！"你不能再花钱四处去医脚了，否则，我救不了你！你回到家，还没进门口的时候（他家是个农家小院），一定把你手上的棍子向身后抛掉，不管棍子被抛在哪里，不准回头去看，把棍子忘掉，这样才能完完全全康复！"

"一定！一定！"他点着头，坚决地回应着。

你可以回家了！我拍了拍他的肩膀。

他谢了一声，提起那根竹竿，高兴地慢慢走出了医院。

他真的生病了？

九个月前，他确实扭伤了脚，而且换了两三家医院，也找过民间正骨医生，实实在在地治疗了九个月的病，没少花钱。没病，谁舍得花那么多钱四处求医。

他根本就没病。君不见，他偶然碰上我，一分钱没花，就连号也没挂，就十来分钟，自己提着竹竿回去了！

5. 可悲的憨厚

确实，很多时候医生只要巧妙地改变和修正患者的生病策略，即可对病症的转变产生立竿见影的效果。可惜的是，咱们现代的中医把那一半都弄丢了，脑子里就一根弦，动辄就去想我能用什么方、什么药去治这病症。现代中医先生们把古代中医先生们不用药治病的那些方法，都当天方夜谭，不可思议，封建迷信，甚至当中医中的糟粕对待了。他们没真正弄懂"妙手回春""手到病除"的真正意义。我这老朽是一个杂家，手上的功夫真还有一些，也还真正体验过手到病除的滋味。开始有些莫名其妙，越到后来越有所悟！这不，有一天，一个50多岁的农家妇女叽叽着站到了我诊桌边，后面跟着她的男人：

　　"老师！我抬不起肩膀了。他们都说我是肩周炎！"

　　"不对哟！他们说不算数的！一定要我说是你才是呢！"

　　我站起身，对着男人说："还是去挂个号好吗？"对着女人说："让我看看吧！"

　　男人紧张巴巴地咧着嘴望着我，没离开的意思。

　　几个动作，我检查了女人肩部被动运动和痛点，用手牵着女人那个"病手"四个手指，将整个手臂提到高过她的头顶。

　　"我叫你甩，你就用点力往下甩手啊！"

　　我手一松，"甩！"她臂膀自然地掉了下来！还没甩的意识。

　　"怎么不甩呀！要用点力气往下甩呀！"又把她臂膀提了上去。

　　手一松，"甩！"这下她有点甩的动作，臂膀大半还是自然掉下来的。

　　"你有点笨呢，甩呀！"我又把手伸向那被我抓过两次的手指。不过我没握拿，只是在她眼前往上举，她下意识地跟着我也举起了整个手臂，举过了头，非常认真。

　　"甩！"这下她真的甩了下来。

　　"你很用心，学得很快嘛。"我夸奖起来。

"很好，再来一次！"

我手伸过去只是在她前面做向上牵的示意，她每次都下意识地自己把肩臂抬得高高的，照我的指令，认真地甩了下来！

"我肩膀抬得起来了！怪！我肩臂抬得起来了！"好像如梦初醒一般，对着她的男人憨厚地笑着，并不停地翻动着那个肩膀，回过头，好像还有所求。

我知道，她怕我使了"法术"，一出门，可能肩又抬不起来了。因此按照中国人的习惯，要向我讨一个"封正"，即说一句吉祥话、祝福的话。

"回去吧，可以干活了，不会再犯了！"

"谢"字都没有一个，他俩就叨叨地离开了诊室。我都还没来得及请他们坐下呢！

挂号单……白看病了……

这就是中医！

她真的生病了？

肩痛，很久都不能抬起来了，别人说她是肩周炎，很久都不能干活，难道不是病？

她根本没病，这不，还没来得及坐下，我就三下五下地，她不就翻转着肩膀，高高兴兴回家去了。

大家也许不太熟悉"催眠术"。催眠术里有个理论——"观念运动"。"观念产生运动，运动生成观念"。我这三下五下其实就用了这个原理，同时解决了患者的认知（观念）和行为，给她重新安装了个抬肩程序的"策略"。

6. 老外也是肉身

"心象可以致病，也可以治病。"这其实是一种自我暗示，通俗地讲即是我们中国人常说的"心想事成"。

拿破仑·希尔被认为是著名的世界级成功学家。下面是一个拿破仑·希尔述说的案例：

> 史卓菲大夫曾经描述过一个妇人患有肿瘤的情形。他们把她放在手术台上，施以麻醉。老天，她的肿瘤立即消失了！再也用不着进行手术了。但当她清醒后，那个肿瘤又回来了。
>
> 医生们这时才发现，她一直和一位真正患有肿瘤的亲戚住在一起，她的想象力很丰富。因此想象她自己也患了肿瘤。
>
> 她被再度放在手术台上，施以麻醉，但医生并没在她腹部开刀，而仅在腹部中央绑上绷带。
>
> 当她苏醒后，医生告诉她，已经对她做了一次成功的手术，连伤疤都不会留下，但她必须继续绑几天绷带。她相信医生们的话，当绷带最后拿下来时，那个肿瘤真的未出现了。
>
> 事实上，医生并未给她动过任何手术，仅是麻醉后在她肚子上绑上了几天绷带而已。不过，就是"这样的手术"使她从潜意识中除去了她患有肿瘤的想法（心象）。同时由于她实际上并未真正生过肿瘤，当然，她就可以恢复正常了。

这就是大家经常说的暗示疗法。

7. 皇帝并非金体

其实，这样的事，中国有，外国也有，现代有，古代也有，咱们中医早就会暗示疗法。

唐朝有个名医孙思邈，被后世称为"药王"，可谓"神医"。

时值皇上生病，皇宫御医皆无能为力。只得请孙思邈进宫为皇上诊治。孙思邈诊断后，断定皇上是心病。因为，皇上总是吃不下东西，怀疑自己肚子里长了什么东西。

孙思邈诊脉、看舌、摸肚子，折腾了好大一阵子，做足了派，才很慎重而肯定地告诉皇上："你的病不在肚子里，而是在屁股上，御医们都从脾胃方面治疗，不得其要，所以不会见效。"

"请皇上自己仔细摸一下你的屁股，那里肯定有个小小的硬疙瘩。只有等那硬疙瘩红肿化脓时，把那个疙瘩的脓水拔出来，病根便除，你的胃口就要大开，吃什么东西都会很香，龙体也会很快安康。"

皇上自己用手在屁股上仔细地寻摸，似乎真的在某个地方摸到了一个很不起眼的小疙瘩。

孙思邈又对皇上说："这就对了，就是那个疙瘩，你天天摸几次，直到那个疙瘩白了尖，化了脓，再叫御医把脓排掉，病马上就好了。一定是这样的！"

皇上按此方法去做，果真那个疙瘩开始红肿、发炎，慢慢地化脓了。待皇上亲眼看见御医把脓拔出来后，立即觉得饥肠辘辘，胃口大开，吃了很多东西。他确信自己的病真正好了。

8. 掷地有声

英国前些年出了《别让医生杀了你》，其中讲了一个案例：

一个健康体检者在医院放射科例行胸透。当他站在透视台上，医生打开机子时突然不经意地说了一句话："啊！又是一个洞！"

其实，这个医生只是在开机时，偶然发现自己工作服上又破了个洞，在那里自言自语说了一句而已。

言者无心，听者有意。那个体检者误认为是说他肺上穿了孔！但回过头一看，医生出的报告却是"心肺未见异常"！这下好了，那个体检者反而认为医生出于好心，隐瞒了实情！从此，那个体检者真的生起病来了。而且没多久，再次胸透，发现肺上真有了个洞。

可见，"心想事成"真的乱用不得。这人就是怪怪的，任何认为与己相关的言语、行为、场景都会成为一种暗示，都有可能迅速建立起"心象"。只要建立起了心象，他还非要拼死拼活去落实，最终实现。良性的暗示与恶性的暗示都是如此，掷地有声。

9. 人造烫伤

西方心理学家做过的"人工记印实验"那就不是讲故事了。

实验者将一块邮票大小的薄铝片，贴在受试者的额头或者是手臂皮肤上。将被试者诱导进入催眠状态后，暗示那块薄铝片贴着的皮肤开始发热了，而且越来越热……应该有点发烫了……是的，有点烫了……这时，被试者的手开始有些畏缩的动作，他真正感到薄铝片很烫、很烫，最后愣是出现了烫灼皮肤的体验。

一会儿，实验者将那张铝片取开。这时，就会观察到被试贴过铝片的皮肤发红，甚至出现被烫伤的水泡，这种烫伤反应与真实的烫伤性质完全一样。

10. 恬澹虚无

大概是 2009 年，中央电视台科学频道报道了一个抗癌明星的真实故事：

经检查，发现北京某位地质学家患了前列腺癌！这个老人，按例接受了手术。

术后，围绕是否化疗的问题，家庭内部展开了激烈的讨论。最后老两口一致决定：不接受任何化疗！

这个决定，一般人是怎么也无法理解的！然而，毕竟学者就是学者。言必信，信必行，行必果……人们最担心的，可能就是这个"果"了！

两个老人真的行动起来了。首先，老人移交了手头的工作，然后，举家搬迁到北京效外山区的一个农家小院，过起了世外桃源式的生活。

老人是地质专家，他在离住地十多里的山上找到了一股花岗岩地层的泉水。每天早上，老人沐浴着初升的阳光，品味着大自然无私赐予的清新空气，步行打回泉水食用。平常，就吃些自种的蔬菜、当地的鲜果、杂粮、山珍和野菜。每天也用点时间给村子里的孩子辅导一下功课，和他们玩耍，在孩子们的欢笑中找回童趣。

　　就这样，老人心态变了，心象变了，情趣变了，价值观也变了。恬淡地生活了两年，精神风貌也变了，身体也跟着变了，气色红润了，身体壮实了。更重要的是，回北京复查，癌细胞没有了！

按现代医学的说法，前列腺癌本来就是种良性癌，它可以伴随生命很多年才可能恶化，但一两年时间没经过任何医疗干预，连癌细胞都找不到的事，实属罕见。

《黄帝内经·上古天真论》有这样一段话：

　　"夫上古圣人之教下也，皆谓之虚邪贼风，避之有时，恬澹虚无，真气从之，精神内守，病安从来。是以志闲而少欲，心安而不惧，形劳而不倦，气从以顺，各从其欲，皆得所愿。故美其食，任其服，乐其俗，高下不相慕，其民故曰朴。是以嗜欲不能劳其目，淫邪不能惑其心，愚智贤不肖，不惧于物，故合于道。所以能年皆度百岁而动作不衰者，以其德全不危也。"

这难道这不正是对这位老人家病后生活的写照！

老人的心态、心象都返璞归真，从根到底都与道相合，完全融入大自然的法则和规律之中，其德全不危也就不是什么怪事了。这正是中医养生的高见啊！

11. 心想事成

　　人的心象可以致病，亦可以治病，这都生成于人心灵中那股巨大的潜力。它会根据个人心灵中潜在的动机，通过无限的想象，制造出各种心象，躯体则负责把它实施为产品。

"心病还须心药治！"这是中国老百姓普遍流传的话。

现代医学已普遍接受了这样的观点：人类疾病，不仅仅是生理因素造成的，在大多数情况下，心理因素和社会因素直接参与了疾病的发生及疾病的过程。这与中医情绪致病的观点是一致的。

现代文明病，60%~70%都是心身疾病，即精神、心理、行为异常导致生理改变或紊乱。

据统计，现在世界有35%的人患口有不同程度的精神心理疾病，而所有的人都可能在一段时期出现过不同程度的心理症状。

所以，现在的问题是，人类健康正面临现代"文明"所致的精神心理紊乱挑战，精神心理问题直接左右着人类自身的成就和身体健康。

正确的思想方法再加上积极进取精神，可以使一个人获得伟大成就。反之，消极、破坏性的心态则将毁灭所有成功的希望，继续下去，必将最后破坏生命的健康。

现代医学对人健康的定义包括了两方面的含义：一是生理的，即身体健康；二是心理的，即思想方法、价值观念、行为情绪、情感心态、思想信仰、性格意志等诸多方面的正常与健康。概括起来总称为"身心健康"。其实这对于中医来说，并不是什么新观点。

随着医学科学的发达和进步，很多恶性外源性疾病都有可能被人类控制，而精神心理性疾病则伴随社会文明的进步肆虐泛滥。

中国人都知道这样一个规律——"仁者寿，智者寿"。即是说一个思想方法正确，又有博爱胸怀，而同时又有进取精神和建设性思维习惯的人，除了他有可能获得事业的成功外还可能拥有一个健康长寿的生命品质。这样的例子，如果你去注意就会发现，其实在我们的生活中处处可见。

以上列举的案例，一般人看来似乎不可思议。而事实上，当人类的意识生病时，就会造成身体生病，这已是一个不争的事实。在这种时候，它需要一个更强壮的意识来治疗它，给它指示，特别是使它对自己产生信心与信仰。

"心想事成"其实就是一把双刃剑。或好或坏，或成或败，完全取决于你的想法。瑞士一个著名的炼金术专家说过一句话："不管你所信的是真的还是假的，你会获得同样的效果。例如，我信奉圣彼得，不管他是一尊雕塑还是他本人，结果都一样。信仰产生奇迹。"

心想事成！他（她）真的生病了？或许，他（她）根本就没病！或许他（她）真的会一直病下去，直到见上帝！

人生苦短。生、死、沉、浮，仅悬一念之间！

错误的思想方法会对人类产生极为可怕的影响。现在正是我们去发掘人类意识所能从事善事的时候了。因为人类意识不仅能够治疗心理失常，也能治疗肉体疾病。所以，积极、进取、建设性的思想不但能使一个人身心健康，同时也能导致成功。

我们每个人都有责任去阅读有关人类意识能力的一些最佳书籍，并学习人类意识如何能够发挥惊人的功能，使人们保持健康和快乐。现代医学能做这样的事，中医过去做得也很精到，现在就更义不容辞了。

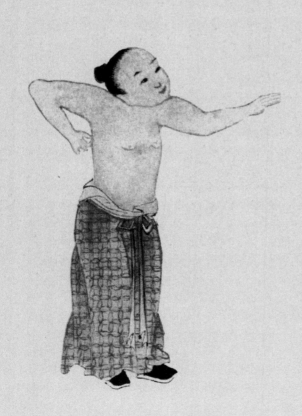

第五章　是谁毁了她

意识中对于预设恐惧毫无理智的盲信与人性中原始动机的冲突，潜意识会自动作出合乎动机的防卫性最佳选择并付诸行动，它会使你偏执、倔强、疯狂或抑郁。

人性中最难于应对的是基本信仰缺失所生成的自我设限。这种设限总是出于人们对于不确定因素的内心恐惧。本性中原本就有安全需求的种子，种子会在安全需求的环境中生根发芽。安全需求的种子需要信仰引领才能良性、健康生长，最终发育成个人的人格特征。人的信仰缺失，最大恶果就是让人丧失自信而对环境处于时时防范境地。这些人总是习惯于预设恐惧并毫无理智地盲信。意识中对于预设恐惧毫无理智地盲信与人性中原始动机的冲突，潜意识会自动作出合乎动机的防卫性选择并付诸行动，它会使你偏执、倔强、疯狂或抑郁。这也是多种人际间观念冲突、沟通困难的发源地。

1. 神算

下面是一个民间流传的笑话：

"小半仙"是远近闻名的"神算"。"犟捌子"因从不信邪，是当地很有名的犟人。一天，"犟捌子"来到"小半仙"的"八字摊"要求一算。并提出条件：算得准，应验后给白银十两；如果不应验，砸烂摊子，走人。

"小半仙"说："可以，我不给你算财，也不为你算命。你刚到我这里来时，我早为你算了一卦，你家的'尿罐'三天内必破！三天后送文银十两谢我，再作后算。"

"犟捌子"心想："真邪了，我还没开口，他倒先知了，有名堂！"

"一言为定！我就不信……"犟捌子回了，"小半仙"也摇头晃脑离去。

"犟捌子"回到家里，把那臭"尿罐"专门从卧室提了出来，全身查了个遍。除了臭气熏天，身体却完好无损。他看着"尿罐"心想："我这三天不出门，不做事，就守着你，看你怎么个破法！"

"犟捌子"把那臭"尿罐"摆放到正堂屋供祖先的牌位下面，谁也够不着，卧室里则放了一个粪桶凑合着用。一切安顿就绪，"犟捌子"在堂屋安了把凉椅，泡了杯香茶，守着"尿罐"，消消停停地休闲起来。

第一天，老婆以为男人累了！第二天老婆认为男人病了！正是农忙时光，老婆顾及不了那么多，自己一个人坡上坡下、屋里屋外忙得一塌糊涂。夜里解小便，觉得怪怪的，"尿罐"怎么换粪桶了，权当集肥，没介意。

可第三天，不得了啦！大清早，老婆发现"尿罐"摆在"香火"上，男人看来是发神经了，天天不干活，守着个破"尿罐"！气得她七窍生烟，天顶冒火。冲了上去，抱下"尿罐"，顺势一甩……男人紧追慢赶，哪来得及！"尿罐"早就飞奔而去，重重地落到院子的地面上，粉身碎骨！留下的仅是一阵"暗香"。

"神了！这回真认栽了！""犟捌子"被"小半仙"算了个正准，没到三天，"尿罐"真破了。十两白银也飞了！

当一个人专心实意集中精神注意到某件事情快要发生时，与此相关的所有程序便鬼使神差地启动，它还愣是要向你所料不及的方向发展。最后各种因素凑齐了，你不想成它也要为你达成。这大概是一种潜在的混沌法则，西方人称"宇宙吸引定律"，你躲都躲不了的。

2. 易之乱——贼

下面是一个朋友家族内发生的故事：

X 女士，37 岁，不算最美的人儿，但小鸟依人，善解人意，甜怡细腻，着实具有点天生的魅力。她没固定工作，多在第三产业圈打工，每在一个企业，都深得赏识。

丈夫是司机，经营自己的客车或给别人开车，收入可观。在丈夫眼中，妻子是一个标准的、难得的贤妻良母。他无比珍惜这份情感。她深爱着她丈夫，以特有的母性慈爱，默默地付出和奉献。结婚十来年，小孩九岁，夫妻恩爱，一家小日子过得还算不错。

不幸的事终于发生了，江湖术士的一席乱言，从此打破了他们平静的生活。

去年年初，她例行回到乡下外婆家参加一年一度的寿辰。闲来无事，几个女人跑到镇上赶集。乡下的集镇，最能吸引人的莫过于算八字了。

几个女人相互怂恿，鬼使神差地来到了八字摊区。几个八字先生你呼我应，几个女人你推我撞，羞羞涩涩，不知不觉便在一个八字先生的摊位蹲了下来。

这些女人哪经得起谙熟"英耀篇"老江湖的打、千、敲、隆、审、卖的心理"轰炸"，一个个被算得服服帖帖——命不好，八字带，劳碌命，发不了财，也饿不死人，认了！

可 X 女士就不同了，夫妻八字犯刑冲，两者必有"一死或离"！

这可不得了啦！本来喜笑颜开的她，一下子全变了个人儿，神魂飘出了祖窍！一连串的念想挡都挡不住，像潮水般地涌上了心头。

她首先想到的是这个八字先生水平差，乱说！她不愿意相信这会是真的！不会！决不会！不过一个习惯的声音似乎在冥冥中警告她：宁可信其有，不可信其无！万一是真的又怎么办！？

她矛盾了，迷惑了，信还是不信？她乱了方寸。连续又找了两个八字，从新立了两次"四柱"，结果三个八字先生所断结果基本一致……

事不过三，完了！完了！"我不能让他死……"她的第一反应是她的丈夫。她太爱她丈夫了，还有她的儿子。

"我必须离开他，他才会不死！"心灵深处阵阵涌现出这个迷蒙的意识冲动，像是在告诉她必须立即作出这样的选择！

一些日子过去了，X女士每天忧心忡忡，神不守舍，食不味甘，眼看身体一圈一圈地瘦了下来。丈夫整天跑在外面，只认为她身体不舒服，并没在意。有谁知道，X女士正经历着一场生死抉择的考验……

终于，有一天，她凛然宣布：离婚！

她的这个突然决定，是他两个家庭所有的亲人从来都没有想象过的事。更是让她丈夫丈二和尚摸不着头脑。所有人都哗然了，好像后院起了火，动员了所有说服大军进行围阻，但都于事无补。

她出走了！她决心已定，丢下亲人出走了！她所以离开，是"不要他深爱的人死去！"

她无能力阻止她发自灵魂深处那莫名的冲动——"必须这样，只能这样，别无选择！"她自己的感受，谁人也理解不了，感悟不了，她孤独，无助、偏执、疯狂和倔强……

一年多了，什么亲人也不愿见，只要是劝说的电话都不愿接！儿子盼他的妈妈快快归来，丈夫盼她回心转意。但是，她仍要执着坚持履行她那悲壮的誓言："我必须离开他，他才会不死！"

"苦海无边，回头是岸！"就此一念，圈点的却是人生幸福或苦难！回头就有幸福，其实就这么简单！

觉悟啊，觉悟！如果多一点知识，多一点理性的思考，一个活生生的人，怎能让江湖术士把自己的健康、生活和幸福玩弄于股掌之间！

古人说：易之乱——贼！"易经"本是讲大道的好书，如果只用去给人胡乱算命，那就是贼戕人性啊！

是愚，是笨，是痴，是癫，是无知，还是贪念！是谁毁了她！八字先生的"真言"！

3. 点穴

在中国民间流传一种传说——"点穴"。即是说，如果某人被"武功高手"点了"穴位"，此人就会生病甚或死亡。

我的这位患者，是一个年轻力壮、忠厚勤劳的典型农民。一天，他去集市卖菜，恰好遇上一伙收保护费的市霸小混混。小本生意，谁也不愿出这个钱。这个农民嘟哝、嘟哝，就是不给！为首的那个混混窜上前去，一把擒住农民的一只肩膀，只这么一提，便把他活生生地扯到了路心。余下的混混一哄而上，把一担鲜菜毁了一地。在混混们眼里，这是做个样板，杀鸡给猴看——违令者，斩立决！

农民自知寡不敌众，自认倒霉，挑起空菜篮，垂头丧气向市场出口走去。心想就当没种过这挑菜罢了！

事情本来就到此结束了，没想，有几个好心人跟了上来说："兄弟！你今天碰上硬火了！"

农民一听，好奇起来，站在那里不走了。心想，再听听！怎么个硬火！刚才那人气力蛮大的，现在，肩膀还辣痛、辣痛的呢！

"那人怎的了得，他学过'擒拿点穴术呢'！你看他刚才那一招，只这么一'拿'你就不动了！"一个多嘴的人绘声绘色、唾沫四溅地描绘着那情境、那心得！旁边的人，就像听故事似的频频点头，连声道："是！是！是！"

"他们说，被点了穴的人，三天不死，三月死；三月不死，三年必死哟！"人堆里不知是谁又凑合了一句。

"你是不是被他点了穴哟？"不知是谁又冒了一句。人堆里还掺和着"是呀""莫不是""就是哟""糟了""他碰上了""难说哟"的言语。

农民有些犯糊涂了，脑袋里全是武侠小说里那些点穴镜头的画面。他是什么时候回到家里的，都记不得了！

他开始对武侠剧情有独钟起来，天天在电视上搜来看，并时常弄些药材在家里煎呀煮的，活也不干了，话也少了，人渐渐地消瘦了！心理总是迷糊地盼着什么！

啊！三天过去了……三个月过去了……看来，是被点了慢穴，要三年了……我不能等死哟……要找高人解穴，才有救哟……好死不如赖活！我还想多活几年呢！到哪里找高人呀！？他心里就只装得了这点事啦！

"贫无达士将金赠，病有闲人说药方。"还是听他们说，他终于找到了我。

他拖着沉重的身躯来到了我的科室。人极度虚弱，六月的天气，头上严实地包着白布帕子，身上穿着个棉背心。一进门就说"我被点了穴"。

见此情况，我立即抢过话头子说："你一进门我就知道你被点了慢穴！"高人嘛，这就是本事！

接着，他便滔滔不绝地陈述了如上的经过。当然，肯定没我加工后那样精彩，但也足以让人明白是怎么回事了。

"为什么不早点来找我？"

"不过慢穴要三年，现在找到我也不晚，算你有缘。"

他殷切地期盼着我。

"今天日子好，我把穴给你解了。"我说得非常肯定，一点也不含糊。

"你懂'观师默像'吗？"

"听说过……"

"你现在开始，要一直在心里记住我的样子，要像照片一样装在你心里。明白了吗？"

"明白了……"

"好好看着我，看清楚了……闭上眼睛，想一想我的样子，一直想到我现在的样子，不要跑神，就想我的样子，不然，我就帮不上你的……

现在，一面想着我的样子，同时慢慢地呼吸……呼——吸——呼——吸……"

"过一会，当我叫你走！你一定要站起来向门口走出去，我不叫你回来，你一定不要回头啊！"

"呼——吸——呼——吸……想想我和你在一起——我们一同回到了菜市场……我就在你身边，你很安全！我们来到了那满地都是烂菜的地方——你那挑篮子还在那里——把菜都整齐地放回篮子——站起身来——招呼别人来买你的新鲜蔬菜——来了几个人——那个汉子抓住了你的肩膀——说时迟，那时快，我一把把那

103

汉子掀翻在地——我在这里解了死穴（用手在他肩上点了一下，将背心一拍！大叫一声——走！）"

我用手把他推了一下，示意他向前走去。当他走出十来米后，我叫助手把他叫了回来！

当他坐定，我肯定地告诉他，那人功力不大，我轻而易举地就把死穴点开了！回去后不能吃任何药物，只弄些好的补补身子，同时开始干活，到时，我们去你家吃煮玉米！

他高兴地谢道："一定！一定！"

半个月后，他赤着胳膊提了一篮子嫩玉米和一只大公鸡过来，身上着实长了几大斤肉。

4. 走火入魔

他高中文化，自学过中医，在当地还是个小有名气的科技专业户。他是一个很善于接受新生事物的农村青年。

他深深吸了一口长气，意识引领，向下沉入丹田，温养片刻。再一睁眼！哇！世界变了！天高了，地宽了，人小了！自己走起路来轻飘飘了……一股仙风道骨的体验活灵活现，悠然自得，从此，他无敌于天下了……

回到家里，他开始静不下心来做每一件事。一坐下来，就有仙人在他耳边窃窃密语，说些什么，全然不清。急得他不时用拳头把头植得梆梆直响！急得他四处乱窜！无休止地奔跑。

孵化的几百只小鸡不管了，地里的试验作物死掉了，家里人都说他疯了，人报废了。

冥冥之中，又有一个确切的声音在告诉他："快找中医！不然全完了！"

家人按他的要求，陪他来到了医院，又经院里人介绍，找到了我。

刚坐下来，他便急急速速地诉说着经过和感受，那语速就像连珠炮一样呼呼地向外喷扫，不容得你有说话的机会。好在他还是坐下来了。

抓住喘息的时机，我猛地一声，发出了一句带有震慑性质的插话。及时地打断他的记忆和倾诉。

"你走火入魔了！"他懂点阴阳五行，我也不用转弯抹角，直入要害。

"怎么得了！怎么得了！"他不停地用两只拳头击打着头部，梆梆直响！

"念阿弥陀佛！"我直接回了一句，再次打断他现实的联想。

"现在就念！"不容他犯疑又紧接追了一句，算是指令他必须执行。

"我不是让你信迷信，念阿弥陀佛是佛学提炼出来的科学。魔高一尺，道高一丈。全世界千千万万人都在念，因为他法力无边。"我这个边缘性质的解释，足以让这个聪明人顺了心性。

"信则灵，诚则灵。你要诚诚信信地念！"

他没任何言语和表情，像是我的一席言语打破了他心灵中那个魔力的程序，一时组织不起反击。

"闭上眼睛，双手合十，观想如来的佛像。佛说，我心即佛。现在，你就是佛！你就是如来！"一个接着一个的指令，不让他有联想的机会。

他照我的指令做了，尽管双眼睑在不停地跳动。

"你学过中医，知道双手合十是什么意思，那是'劳宫穴'对接，让真气通行无阻，精顺气和，百病无生。"我开始换了一种说法，让他有亲和的体验。

"你知道念'阿弥陀佛'还有什么功能吗！那是用人发出的声音导引气机进入小周天的自然循环。"这是气功用语，让他确信我的专业和权威。

"每一发音都有一个'共鸣区'，这是真气聚集的部位。"我继续进行着相关医学解释。他毕竟是高中生，自学过中医，又热爱知识。

"现在开始慢慢地发出声音，念'阿'——体验共鸣区一定在'上丹田'，念'弥'——体验共鸣区一定在'膻中'，念'陀'——体验共鸣区一定在'中丹田'，念'佛'——体验共鸣区一定在'下丹田'。"

他试着按我的要求慢慢地练了起来。

"慢慢地，速度一定要一致。"

"很好！很好！就这样！就这样！静！静！多好！静！静！"我不断地肯定他的作为。

半个多小时过去了！他静静地在那里坐了足足半个小时，他就是佛，他就是如来！

现在，你可以慢慢地深呼吸，呼—吸—呼—吸……慢慢睁开眼睛！双手搓搓，浴浴面，梳梳头！好了！好了！

他做完所有的课程，睁开眼睛，高兴地叫了一声："好舒服啊！"

就半个小时，他像变了一个人，在房间里来回走着，做了几个伸展动作，算是活动了筋骨。然后回过来问我："师父，我还做什么？"

"你回去每天晚上9点必须面向东方，像刚才这样，练半小时'阿弥陀佛功'！然后每天干你的科研活。"

他照我的叮嘱做到了，后来也就成了我的粉丝和门客。

5. 滚……

"滚……"小两口在一阵争吵后，男人向女人发出了最后一句怒斥。

真巧！就是这句话、这个字，刹车般地终止了刚才还如火如荼的战争。女子突然没了反击能力，自动退出战场。屋子里一片寂静，就像什么事都没发生过一样。

小两口都来自农村，自己创业，在城里开了一家洗衣店，有个女儿都上小学二年级了。生活不算富足，但也还算过得踏实。

夫妻拌嘴，本是常有的事。可这次有些不同了，男人发现女人从此没有了往常的激情，除了按部就班地做自己每天的事外，情绪反应上表现出极度消沉，不善言语，很多时候，常独处呓语。

从那开始，她每天晚上都失眠，甚至彻夜不眠！并且逐渐胡言乱语起来。

她开始四处求医问药，看起病来。她总说自己"贫血""身体不好""要补补身子"。有人说她疯了，男人带她去过精神病院。她仍说自己主要是身子虚了，要补血！精神病药吃了，睡眠要好一些，但身子总还是很虚弱的……于是吃了不少补血的药。

东转西转，总算转到我这里来了。我与她拉起了家常，因为算起来她是我们家族里的一个晚辈，尽管我们以前并不认识。

用了相当的沟通技巧，我终于找到了她的"心结"：

按照农村习俗，男方长辈一直坚持要他们再生一个男孩。男人在这个问题上态度暧昧，而内心里却碍于经济承受的能力。女子内心无意再生，故迟迟不作任何表态，逐渐酿成了激烈的内心冲突。她把这种冲突深深地藏在心里！

　　女子的姐姐死于精神分裂症。她收藏了她姐姐生前常穿在身上的一个"棉背心"作为纪念。她不想见到这个背心，见到背心就会联想到姐姐痛苦的生活；她必须收藏，因为这是姐姐留给她唯一的"念想"。男人几次都要把那背心清理出去，她不让，留着就留着吧！

　　这不，为些小事，小两口又吵开了！当然，其中也有再生不生小孩的问题掺和在内！男人透露出老人们的意图越来越强烈，有些招架不住这个压力！但同时，经济压力也难于支撑，并为此而恼火！女子则心存不再生的宏愿，同时隐隐约约感到了坚持己见其结果的恐惧！这种恐惧是什么，她也说不清楚！

　　"滚……"男人这一声呵斥，在她心灵深处立即得到了破译——"离开！"

　　"离开"和她违背长辈意愿联系起来便得出："如果不生（育）就得'离开'"和由"离开"这个词义衍生、扩大，包括终极'死亡'的恐惧，铺天盖地袭来。这是一种非理智人的心灵运作程序，程序一旦起动，停也停不下来！

　　她感到无助和惶恐，本想男人能站在她的一边，这下，男人也容不下自己了！她彻底崩溃了，无心恋战，开始寻找出路了！她精神恍惚起来！"滚"的声音一直跟随着她！在她心灵中凭借想象无限地扩大和漫延。

　　她失眠了，经常做白日梦，一个人在那里自言自语，说些什么自己也不知道！让她自己最明白和清楚的，只是那意识中告诉她的"贫血""身体虚弱"。其实这也是她心灵中那点十分脆弱的防卫机制为她作出的选择——"只有贫血、身体虚弱，才能被允许不再生育，才能不离开。"就连这点战术，也是心灵在她那浅薄的知识层中苦苦寻求才得来的。是否有用！没有再好的选择，只能如此了！

有一天下雨了，天有点凉！男方一位亲戚无意在衣柜里翻出了那个背心穿到身上！她眼一晃，便叫姐姐！姐姐！疯子姐姐所有细微的形象一下扎入脑海！

"他们想害死我！"第一反应告诉她。潜意识把"滚""背心""害死我"连成一气，顺理成章！

男人赶紧收走了背心，所有的解释都没用，她脑子里都是姐姐的形象。她像姐姐那样胡说起来，但自己却什么都不知道！也许，心灵的如此选择，比"贫血""身体虚弱"对于"不要离开"更为可靠。她出现了精神分裂症表现。

男人又送她去了精神病院，吃了一段时间药，总算好转起来，基本还能与人进行沟通。

在她那一大堆言语里，好不容易搜索到了几个"关键词"。按照"心、神对话程序"的规律，通过还原重组、编辑，才有了上面的故事。

让她说下去，她还可以说个不停！她需要倾诉和宣泄……

"你一定很爱你的女儿，是吗？"我开始拨转话锋。

她脸上浮现出慈母般的微笑，双眼迅速向左上方斜扫，算是回答。在我的眼里，这会儿，她的心境已回到女儿身边，陪伴着她心爱的女儿。

"你仔细想想，女儿一天天长大……快乐地成长……她大学毕业了……安家立业了……女儿陪伴着你，在超市里……为你买很多很多东西……你感到好幸福！辛苦一辈子，不就为了这一天吗？"

她双眼移向右上方，嘴角一阵阵咧嗫。我知道，此刻她正按照我的提示在认真地憧憬着未来！

"你把女儿长大后的样子在心里看仔细，记在心里，只要看到长大了的女儿，你一定幸福和满足，其他的什么都不重要。"

"不要再生了，只要你自己坚决，谁也不能强迫你的。有你女儿，比什么都重要。"

她只笑着，没话。但我知道她完全理会了我的意思，并从内心里认同。

我用"只生一个好"几个字，组成了一道"符"，画在一张硬纸片上，交到她手里。

"把这'符'带在身上，经常看看、摸摸，你和你女儿就一定很健康。"她接过去看了看，细心地把"符"放进贴身的包里。

"还有一件事你回去必须做！"

"买点纸、烛，烧给你姐姐，同时把背心也烧了还给你姐姐！"

她点了点头，明白了我的意思。

"这就行了，回去想吃就吃，想睡就睡，没问题了。"

我送她出去，告诉她一定按我说的做，并常到我这里坐坐。

后来我经常见到她，她说，现在她很好，生意做得很红火。

6. 自杀

"喂！你好！"

"卢老师吗？×××自杀了！"

"什么时候的事？"

"就在早上！人在殡仪馆，你过去看看！"

上午10点，正上班，我接到了这个报丧的电话，心里一阵悲凉，处理完病人，便急匆匆赶了过去。他，早安详地躺在了那里……一切都结束了！他再也不为"病苦"所折磨了。选择死亡，对于他自己，或许就是一种终结的"快乐"！

他50多岁，有文化，有思想，有能力，思路敏捷，文笔酣畅，搞创作很有一套。我们是几十年的老朋友了。

古人说：诗之乱——愚。

在我的印象中，他大概就属于书读得多了，反而固执愚钝的那种人。

什么事，他习惯独自做主，说干就干，没有商量，除非与他无关。同时，他也是个仗义执言、侠肝义胆之士。他就是这样一种偏执性独立人格的人。

半个月前，老两口专门来科室向我咨询"前列腺肥大"的问题。这么多年来，他明知我精于医道，如此礼贤下士，记忆中还是第一回。

不过，他坐也没坐，站得远远的，耐着性子听我对"前列腺肥大"侃了足足半个小时，我看他眼睛总是向右上方斜扫，什么话都没说，便挥手道别去了，我知道，他并没有听进去我的任何一句话。没想到，这次见面却是永别！

以前，我只知道他血压有些临界偏高，没听说过他前列腺有什么严重的问题！何况在他这个年龄，前列腺肥大本来就是个很自然的现象。

他老伴告诉我："就是发现前列腺有问题，他才四处就医，都是找些专家在看，重庆都去过几次了。他愣说医生没说真话，因为吃了那么多药都不见好转。天天都在网上查资料，他说肯定是'前列腺癌'。来找你，都是我愣要他来的。不然，他整天都关在屋子里，不出门！"

"昨天我们商量，今天又去重庆检查，早饭后，我们一同出门去车站。关好了房门，才发现家里没米了，因为晚上回来还要煮饭的。"她复述着事情的经过。

"我叫他回房休息一会，我去把米买回来，再去车站。他没说话，一开门自己就进去了！"

"没半个小时，我买米回来，门老打不开，怎么喊也没人答应。我感到有点不对劲。马上打电话叫回了儿子，想法弄开了门，所有的房间都没找到人。最后推开厕所，才发现他用一根领带吊在沉水弯上，人放下来，早没气了……"

我没话说，在他的人格里，或许，寻求死亡就是终极的快乐……

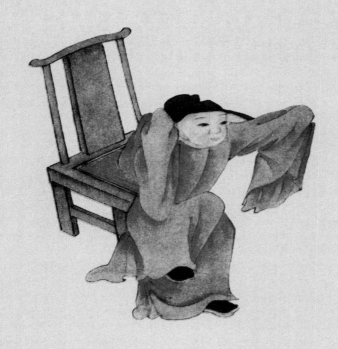

第六章　并非另类的疗法

余尝谓亘古以来，善治病者，莫如戴人，不仅以汗、吐、下三法见长也。

——《续名医类案·惊悸》

潜意识的规律是什么呢？潜意识的规律就是信仰，换句话说，你相信的就是你潜意识中的东西，这是一个永恒的真理。

——墨菲

无论何人对这座山说，你挪开此地，投在海里！他若心里不疑惑，只信他所说的必成，就必给他成了。

——《圣经》

传统的中医和中国民间，确实留下了非常丰富的心理治疗方法。而且这些方法非常接地气，顺乎民意，乐于被大众所接受，且顺理成章，不留人为臆造的痕迹。因为它符合当时的社会文化背景和人们的信仰，总是表现于无形之中，情理之内，很人性化。施治于人，不会引起抵触。

　　此话怎讲？君不见，中医悬壶济世，从不打"精神心理科"的招牌。不像现代医院分科仔细，看心理疾病，必须找"精神心理科"。何况更多时候，往往有心理疾病的人，他根本就不承认自己有心理问题。即使你拉着、推着、绑着到精神心理科去，他也着实不会很好配合。看到那块牌子，有可能病情还会增加一半，效果可想而知。真正理性自觉看心理医生的人实在太少。

　　可问题又出来了。在中国封建社会，文化氛围、人们的信仰与现代文明有天大的差别。现代人用现代的观念去看待那些时候的方法，往往会把那些东西说成是封建糟粕，无可取之处，甚至说成是愚昧、无知、另类，早把这些丰富的医学财富当脏水泼掉了！人们从没想到，婴儿却也被一同泼掉了！

　　人们哪里知道："亘古以来，善治病者，莫如戴人，不仅以汗、吐、下三法见长也。"在现代人眼里，中医不过就是开方药，让人喝苦水，至于"戴人"之道早被遗忘。

1. 童真

　　下面是一名轻微外伤后出现"运用无能症"的小患者：

　　他是一个小男孩，5岁左右，在幼儿园的一次集体活动中，不小心从离地面一尺高的浪板上跌了下来。右脚的外踝部当时可能是扭伤了，在其他医院按扭伤进行了处理，但时间过去了大半个月。这个小孩一直在家长呵护下生活，不肯下地一步，只要一接触地面，便呼痛不已。这段时间，家长抱着小孩四处求医，看了很多有名气的外伤医生，但小孩就是没有一点好转的迹象。

　　经人推荐，小孩家长将其抱到了我的诊室，请我为其治疗。我例行了规范的损伤检查，确定小孩根本没有什么损伤，当然按损伤治疗肯定不会有疗效。

　　家长问我怎么办，我告诉家长，回去做两件事：第一，告诉小孩周围一切关心他的人，从此不准提受伤的事，就像从来都没有发生过一样。第二，今天晚上睡觉时，在他刚入睡后，让母亲在小孩耳边带着万分的亲情，轻轻地、反复地说几句话。

　　小孩的母亲急切地问道："我说什么样的话呢？"我告诉她，小孩在受伤前的生活规律是什么，就说什么。小孩母亲说，他每天早晨都是自己起床、穿衣、洗脸、刷牙、吃早点，然后就上学了。

　　"就说这些！但你要把内容编排好，只能重复，不得更改内容，最好把要说的话写在纸上，照着稿纸说。说话的态度要真切，要带有纯真的亲情，说话之前要反复呼叫几次小孩的昵称。比如，你可以这样说：'乖乖……妈妈告诉你，明天早上自己起床、穿衣、洗脸、刷牙、吃早点，背书包上学去……啊……'"

　　"好，我就这样说！"小孩的妈妈回答道。

　　"再强调一下，家长一定要有信心，诚心诚意地操作。说话时，声音要轻柔，不能把小孩惊醒，但又要觉得小孩真正听进去了。"

　　"请你们要相信，这是科学，不是迷信。你们的孩子早就没有什么伤了，而是他潜意识里老是记着那次受伤的感受。只要终止唤起

116

他记忆的环境条件，重新建立起他正常的生活秩序，孩子就可以同以前一样地生活学习了。"

孩子的家长表示愿意试试，带着孩子回去了。

过了几天，孩子的家长专门来到诊室，高兴地告诉我，他们的孩子就在第二天早上自己跑到学校去了，所谓的脚痛就像没发生过一样。

这是一种睡眠下的催眠疗法。当然，这样说比较现代，大家容易接受。其实这个方法在中国古代早就有了，只是称呼不同，我们把它叫做"招魂"。一提到这个称呼，人们自然把它当迷信而不屑深入了解，早当脏水泼掉了。

在中医名著《续名医类案》一书"惊悸"一篇中有段话："余尝谓亘古以来，善治病者，莫如戴人，不仅以汗、吐、下三法见长也。"说的是，从古迄今真正的中医治病，不单是只知道用药物，而更重要的是首先医治人的心灵。

在现代人的眼里，中医从来不会心理治疗。错！历代中医心理治疗实在太精彩了，而且从来不像现代心理治疗那样冗长复杂，往往一两个过程就能取得效果。笔者先引用自己经手的案例不过是作个引子。要谈历代中医心理治疗的趣事，三天三夜也说不完的。

2. 发梦天

三岁小男孩梦游了！

男孩的父亲三十来岁。他告诉我，三天来，男孩每天晚上睡到一定时候都要爬起来在床上四处乱找乱翻，然后又睡下，像是发梦天了！

"这是梦游的表现啊，就是民间说的发梦天。他受过惊吓吗？"我问道。

"几天前……好像就三天前晚上，他从床上翻到我电脑桌上，不小心，一下子就摔了下来，我一把抓住他膀子，猛地一提，把他提到了床上，好在没摔着。他哭喊了一阵便睡着了。这几天晚上就发现不大对劲，老是发梦天！"

"他受了惊吓，'跑魂了'，把魂招回来就没事了。"我笑道。

青年男子不解地望着我，以为我在说笑话。

"你们听说过'潜意识'吗？"

青年男子还望着我，我知道他没这方面知识。

"'招魂'，听说过吗？"沟通起来太困难，只得民俗化了。

"我懂，我会！"

陪男孩来的还有外公、外婆，回答我的是那个看起来非常富态的外婆，下面是她讲述的故事：

外婆是武汉市武昌区徐家棚街城善里人，她七八岁时就开始带妹妹，妹妹叫采兰，三岁。

从前带小孩，通常将小孩放在一个背篓里，让大点的孩子背在背上一起到外面玩。一次，她背着妹妹四处转悠，突然，妹妹从背篓里一蹭，嗖的一下，从她右肩翻过，重重地摔到了地上，她吓呆了，转身抱起妹妹，过了好大一会，妹妹才哭出了声来。

从此，妹妹失去了往常的活力，整天阴沉沉，呆呆的，不要吃，不要喝。很快妹妹瘦了，头发一天天往下掉，没多久，头发全掉光了。

父母吓坏了，找了个仙婆，仙婆说是魂飞出去了，要"招魂"。

她的魂从姐姐身上跑出去向西南方向去了！一定要姐姐才能招回来。

于是这个8岁的姐姐每天晚上当妹妹睡着了后就跑到外面。从很远的地方开始呼叫："采兰……回来睡觉了……采兰……回来睡觉了……"喊呀，喊呀，一边喊，一边往回走，一直喊到妹妹睡觉的房间。

就这样，喊了七个晚上。妹妹一天天好起来，开始笑，开始戏耍，也要吃要喝，头发慢慢长了起来。一家人都松了一口气，妹妹得救了。

"那就是潜意识？"她讲完故事后说。

"对，那就是潜意识。它就像录音磁带，刻录了我们生活中大量的程序，它会自动支配我们的生活，要吃、要睡、要喝、要玩！"

"你妹妹那一摔，非常突然，潜意识一下子死机了，好多重要的程序都掉磁消去了或者乱套了，所以放出来的声音都是怪怪的。"

"招魂就是重新给它刻录一套程序，恢复它正常支配功能。所以，你妹妹就好起来了。"

"我懂了。那我这个外孙也要招魂哟！"

"当然要招，但不用那神经兮兮的方法。"

"怎么招？"

"你会呀！每天晚上，他睡着了，就在他耳边轻轻地叫嘛，叫他回来，乖乖地睡觉呀！潜意识每天24小时都开机的。"

3. 意象植入

"童真"与"发梦天"这两个案例用到了"招魂术"，即现在说的"睡眠催眠术"。下面两个病例则用到了"强力催眠术"。不过，"睡眠催眠术"

和"强力催眠术"都是新词，是西方心理学中科学催眠术的词。如果现在我还用旧词，有谁信呢！

外国人说中国人只知道总结经验，而不会解释。咱们中医早就会做的那些事，到头来，连自己都不相信自己。反而外国人用一个新词，我们一看，还认为是新玩意，是人家的新发明。

很多年前，我治疗一个因骨折治疗不当引起废用性脱钙的6岁左右小男孩。他就是一个前臂不全骨折的农村人，就在当地找了医生接骨上个夹板，将手臂挂在胸前，然后叫他不要动。懂的人一看，这类骨折本身不是什么问题，乱长都长得好，关键词是"不要动"。

大人听了医生的话，一刻也不准小孩动，害怕动了骨头长不好，还要接二次。小孩天生爱动，开始不习惯，后来也习惯了，他那条胳膊还真不愿意动了，这一下来就是3个月，那条胳膊就挂在胸前，一动不动。大人觉得不对劲，认为骨没接好，又找了好些土医生接骨，每次接骨都整得小孩惨叫不止。以后这小孩那条胳膊不但挂在胸前不再动了，而且，任何人想接触一下胳膊，手还没碰着胳膊，小孩就会惨叫，逃避！

半年过去了，大人想还是到城里医院看看吧，于是就找到了我。我一看，小孩那条胳膊都变成紫色，毛也老长老长，这是典型废用性脱钙的症状。本想检查一下关节功能和神经功能，但小孩根本不让碰。

做了很多思想工作，并向他保证，医生一定站得远远的，绝不碰他一下，只要求他动动手指，抬抬手掌，只要医生能看到就行。当小孩确认医生真正离他远远站着后，他动了动手指和抬了抬手掌，这算是检查了他的神经功能。

接着，我对小孩说，让他家大人陪在身边，躺在检查床上睡一会儿。我还向在场的其他医生护士说，任何人都不准去碰他。而且向他保证，我只是远远地站着陪着他，也绝不会碰他。那个年代交通不发达，小孩从乡下进城，确实也有点疲倦，他还真的乖乖平躺到了床上，但眼睛却不时地向四周扫描，害怕有医生去摆弄他。

等到他确认安全时，我开始在远处站着，对他讲话。先是一些安抚和承诺，然后告诉他，一会儿，在没有任何人接触他的情况下，他的胳膊会自己动起来，只要自己动起来，胳膊就不会有一点痛的感觉。只要胳膊现在动起来不痛，以后就不需要再接骨了，胳膊就完全好了，想怎么动就怎么动，完全可以像原来一样了。我们来试试好吗？你只想到我站在这里就行，不想别的，我一定不会碰你的。小孩快速地眨动着双眼，没有抗拒的表现，还是乖乖地躺着。这是愿意接受的意思。

全场静了下来，没有一点声音，小孩只知道大人陪着他，而我远远地站在那里，他只感到我的存在，或许心里在想，我要为他做些什么呢？

我只是集中注意力看着他那条胳膊，想象他胳膊怎样抬起来，怎样屈肘、伸掌、翻肩、展臂，一会的工夫，小孩那条手臂便按照我大脑中建立起的意象，一个接着一个地做出各种动作来，一点也没感到疼痛和恐惧。我就这样让他活动了十几分钟。然后告诉他手臂现在完全好了，可以自由活动了，以后大人再找人来接骨，都不要接受。

"好了，现在你睡得差不多了，我数三、二、一，当我数到一时，你就自己起来，然后就可以同大人回家了。"我开始数数，当数到一时他本能地一翻身，那原本不动的手臂也参与进来，双手在床上一推坐了起来，跳到地上，好像忘了他那只手不能动，而且抓过他父亲手里的矿泉水，双手抱着一口气喝了个够。

4. 念力

"意象"即是"心象"。坚信、执着于"心象"称为"意念力",简称"念力"。所谓"心想事成"其实就是念力的作用,这是一种人人都具有的潜在能力。

想好事,这种力量会向生成好事方面努力;想不好的事,比如总是害怕有什么病在发生,这种力量就会向发生疾病方面去努力。念力不但可以作用于自己,也可以传送给别人,但有条件,不是随便就可以传送出去的。这个条件包括两方面:第一是自己要有功夫,要会操作和运用自己的念力。第二,对方要完全专注于你,完全信赖你,而且精神世界要处于一种空白状态,所以一般只有在催眠状态下才能实现。将自己的意念传送给别人的过程称为"植入"。所以,真正的中医,是要有点功夫的,而且这些功夫是要通过训练才能获得的。

这也并非玄学。如果大家有兴趣,我的所有论点都可以在现代"科学催眠术"中找到根据。

以上的条件在小孩身上最能体现,所以,大家看到我上面的例子多是小孩。成人也行,只是要花些功夫。因为成人头脑里装的东西太多,要把这些东西挪空,很要费一些力气。不过,如果是亲人之间,双方如果完全信任,情感基调一致,也容易实现。有一次我就做了个这方面的尝试。

我爱人手背上长了一个腱鞘囊肿,按照医学上的治疗办法,要不就手术,要不就注射"强的松"之类的抗炎药。我则都不用,我告诉她,我们用"意念力"来治疗它吧!她接受了,没有任何质疑。

我对她说，让我们静下心来，闭上眼睛，我俩同时来设想一个愿望：让这个囊肿慢慢地自己消散吧！不要分心，就专注于这个念头，想到那个囊肿逐渐地变小了……慢慢地没有了……10分钟过去了……15分钟过去了……30分钟了！我告诉她，可以了！当她睁开眼睛看着自己的手背，惊奇地发现，那个囊肿确实没有了！

当然，后来常有复发，但她深知它可以自己消掉，从不把它当回事！而在后来的许多年里一直到现在，那个囊肿好像不得宠似的再也不出现了。

5. 专注力

专注于一件好奇的事，让这件事与自己病痛消除联系起来，是中国老百姓发明的自然运用念力有效的方法。

"蹾水碗"的游戏现在很少有人玩了。中央电视台科学频道曾作过物理学解释，任何人都可以做到，只不过是一种游戏，认为不可能与治病联系起来。

然而，中国人的祖先，就用这种游戏治病。

凡是存在都有他自身的道理，这恰好反映出中国人的聪明。

很小的时候，我体验过一次，记忆犹新。

一天夜里，我肚子疼了起来（现在想起来，就是个肠痉挛），很厉害！妈妈说，一定是犯了哪位先人（死去的亲人）。快蹾个水碗问问神灵，于是她就虔诚地做了起来！

一个土碗，三根筷子。碗里装了大半碗水，三根筷子用手簇成一团，方头朝下，圆头向上，方头的一端竖直地蹾在碗底，用手小心地扶着；另一只手不停地将碗里的水抓起来从那簇筷子的上端浇下去，嘴里不断询问：是不是某某先人缺钱花呀？是！就站着不动，我马上烧钱给你啊！一边问，一边小心翼翼地放开扶筷子的手，看是否站住不倒了。

问呀，浇呀，小心翼翼地放开筷子呀，我专注地看着，气都不敢出大了，好奇怪啊，这几根筷子真能站住呀……

妈妈还在虔诚专心地操作，嘴里还在不停地一个个问先人。果然，成功了。筷子真站住了。

妈妈转身，急忙烧纸钱去了，我好奇地碰了筷子一下，全倒了。其实，筷子还没站住的时候，我肚子早不痛了。

现在想来，这跟什么先人一点关系都没有。因为在普通人眼里，筷子能站着不倒，是不可思议的。那种好奇心自然让专注力集中在了筷子不倒这件事情上，而这件事是与不让肚子痛联系起来的，如此促成了不让肚子痛念力的达成。

我们不可能要求所有的底层民众都懂得物理学原理，正像我们不可能说服现代"科学主义人士"承认人类社会各种文化并存有其存在的道理一样。

崇拜神灵的血液，几千年来就这样流淌在中国人的血管里。借此程序，只不过可使老人对解除亲人痛苦的期盼专注而强烈而已。同时，当患者因为好奇而把注意力专注在一件事物上，并激发出浓厚兴趣时，他心理上将非常放松，生理上也随之进行着相应的自动整合调整。

在人类潜意识中，亲人间专注而强烈的期盼是可通感的。这是人类潜意识的重要特征之一。只要结果满意，形式与过程并不重要。

6. 闹鬼

人都有两方面陋习：一是人人都要拼命地证明自己最重要；二是总拼命找借口为自己开脱，把责任归给其他方面或其他的人。当自己出了问题的时候，总会找个借口让自己下台，让自己安心。

在生病这个问题上亦如此。所以，在古代文化中，闹鬼便成了常有的事。既闹鬼，医生便要会驱鬼。中医从来与时俱进，驱鬼也就成了中医治病的大法之一。因为，总要给病者搭个楼梯，让他们从疾病中走出来，恢复健康。现代人闹鬼的方法变了，现代人开始闹癌了！只要觉得自己有疾病纠缠，就会认为是癌缠身，其实这与闹鬼性质是一样的。

有这样几个民间故事：

（1）有位名叫金剑峰的人，有个儿子得了一种妖症，在家里动不动就直臂倒立而行。哪怕走一寸远的路，他都如此。

有一次，家里来了个道士，来的目的没说，可能就是化点缘之类。

可当剑峰把道士送出门后，这道士却返了回来，而且还说他看见一个女子在堂屋里一晃便窜进堂屋屏风中去了！

说着说着，道士根本不用通报剑峰，上前就将屏风打个粉碎，还一把火将那屏风烧掉了。剑峰还没搞明白，那道士却说，这下就好了，让你儿子得妖症的鬼魅再不会作祟了。没想到，这一烧，那儿子的怪病还真不再犯了。

（2）有个名叫蔡石户的人在家里生病三年，老是听见鬼叫（其实是幻听，那时的人不懂幻听），走到哪里，叫到哪里。开始他真还有些害怕，后来时间长了，也就习惯了，这一习惯，病还慢慢好了，这病一好，鬼叫也听不到了。

（3）临海章安镇蔡木匠见鬼。有一天傍晚，蔡木匠喝了些酒，提着斧子走上了东山的一座坟山。此时天色大黑，伸手不见五指。蔡木匠酒性大作，昏昏然不知身在何处，自以为回到了家中。黑灯瞎火，摸着一口棺木，又以为上了家中之床，倒下便睡。至半夜酒醒，睁眼一看，四周一抹黑，只得硬着头皮坐等天亮，其恐惧心理可想而知。

蔡木匠半醒半睡，坐着，坐着，突然听见有人在高喊，喊的什么也不知道。只听棺木内有回应之声："你叫我有什么事啊？"那喊的说："某家有女子患了亏损之症，我知道是他家后园子里葛大哥与其通奸淫乱所至。他家要请法师捉鬼，我想与你去一趟，你看如何？"这时，棺中回应："现在我这里有客人，走不了！"蔡木匠这下算是听明白了，身上出了一身冷汗，坐在棺木上大气也不敢出，也不敢离开，害怕那鬼乘黑夜阴气重，从棺木中跑出来。只有压着棺木等到太阳出来，阳气上升，鬼才不会出来。

蔡木匠好不容易等到了天亮，清楚记得夜里发生的事，拔腿就跑，都不敢回头看上一眼，一口气便跑到了某家，喘着大气迫不及待便向主人诉说，你家娘子的病，我可以治好她。主人听了大喜，对木匠说，如果你真治好娘子的病，我一定重谢你。

于是蔡木匠问主人家是不是后园子里种有葛，主人家说，后园子葛多的是！蔡木匠立即来到后园，遍地翻掘，一会儿工夫挖出一块最大的葛根，挖开还有像血一样的红色液汁流出。

蔡木匠干脆将那葛煮来吃了，那女子的病居然好了。

这三个故事各位莫当故事看，而当治病的方法看，要看故事里面的玄机。故事情节是人编的，活灵活现，让人相信确有其事。而方法都是一样的，就是给病者生病找一个借口，给足生病者的面子，不一定非要说人家是什么精神病、相思病、神经病。让病者安心地从病中走出来。

7. 丹溪打鬼

朱丹溪可是中医界了得的人物，他是元代中医大家，中医"滋阴派"的创始人，更是一个心理治疗的专家。《奇症汇·心神》篇中记载了朱丹溪打鬼治病的医案：

> "一少年，每夜有梦，朱连诊两日，观其动止，头不仰举，但俯视不正，必阴邪相留，叩之不言其状。询其仆，乃言至庙见侍女，以手抚摩久之，不三日而寝疾。朱令法师入庙，毁其像，小腹中泥土皆湿，其疾遂瘳。"

这段话说的是一少年，夜夜做梦，白天萎靡不振。看他外在的表象，表现为整天低头不语，两眼总往下看，从不正眼看人，完全一派阴气困扰的景象。问他哪里不舒服，他什么都不说。朱丹溪观察了两天，不得其解。不得已，只得从侧面查询病史。他从少年仆人口中得知，病前，少年在一个庙子里见到一个年少美貌的泥菩萨侍女。少年见之，抚摩良久，舍不得离开，回家三天后就开始这样子了。

这下，朱丹溪总算明白是怎么回事了。接着他让少年家长找了一个法师过来，叫法师到庙子里作法后将泥菩萨打个稀巴烂。就这样，少年的病还真好了。至于"小腹中泥土皆湿"这句话，显然是为了人性化渲染，让那少年彻底断了心念，故意人为，看官切莫当真。

各位看看，我们的大国医就不会去说人家是相思病。一个少年，如果去说人家得了相思病，传出去，以后人家可能媳妇都讨不到了，哪还有什么面子哟！但总得搭个梯子让人家下来呀。那些年代，把问题归罪在鬼的身上是最好的方法。就像现代的人把问题归罪在自己身上长了肿瘤是一样的。只要把鬼打死了就像现代把"肿瘤"切除了，一切问题也就解决了。那块心病就没有了。

8. 丹溪虐鬼

还是大国医朱丹溪的故事。《续名医类案·邪祟》篇记录了一例朱大师虐待鬼魅的病案：

> "朱丹溪治一妇人如痫，或作或辍，恍惚不省人事。一日略苏醒，诊视，忽闻床上有香气，继又无所知识。朱曰：'气因血虚，亦从而虚，邪因虚入，理或有之。'遂以秦承祖灸鬼法灸治，病者哀告曰：'我自去，我自去，我自去。'即愈。"

这段文字讲的是，朱丹溪治一个像癫痫病一样，时发时止，整天恍惚不省人事的妇人。有一天这妇人稍稍苏醒，丹溪正准备诊视，忽然床上冒出一股香气，这妇人闻到了，立即又昏恍了过去。朱丹溪分析，此妇人的病可以用因血虚而致气虚，病邪随虚而入这个理论来解释，但却用秦承祖灸鬼法灸治。

朱大师为什么这样做？人家大国医就是有高水平的才智，他肯定心里明白，就是不对病家直呼其病名，最多只说是虚了！虚，只有灸治才能治好。只要治好了就行了，得的什么病并不重要。这妇人以后还要做人，得保住人家的脸面。

那么，这秦承祖灸鬼法是什么呢？这个方法专门治孤鬼神邪作祟的病症以及癫狂之类的病症，而且还专治什么方法都治不好的这一类疾病。

这秦承祖灸鬼法怎样操作呢？将两个拇指并在一起，用一根细软的丝绳把两个拇指紧紧捆在一起，就像现在抓坏人把拇指捆住一样，那滋味可想而知！这还不说，还要用燃烧着的灸条，反复在每个指头的四个部位轮流灸三次。这四个部位加上两个手指共八个部位，每个部位灸三次，共灸 24 次，少一次都不行，少灸了，病就不会好。这四个部位在哪里呢？就是每个指甲的四角，半在甲上，半在肉上。各位想想，这又捆又烤的至少要折磨足足大半个小时，那滋味就是意志再坚强的人恐怕也要当叛徒了，何况是一个气血皆虚的女人呢。她只有哀告求饶自去！自去了。人家给她架个梯子，她不下来才真有鬼呢！再不下楼，等着她的还有二次、三次。她受得了吗？

人就是那样，换一个想法，便换一个活法。很多病其实就是一种活法，往往就一念之差。有时候，医生就是以自己的才智在帮助别人改换活法。

9. 杖责之易

古代中医治精神分裂症类的病症经常用到暴虐之法，这比起西方用电休克疗法也差不了哪里去。

《续名医类案·癫狂》篇记录了几则病案：

第一个案例：

"龚子材治一女子，年二十岁，未婚，患每见男子咬住不放，后昏倒，阴户流出冷精，顷间即醒。其厥阴肝脉弦出寸口，乃阴盛思男子不可得也。令其父母用棍痛责，使之思痛而失欲也。后服抑青丸而愈。"

说的是龚子材医生治疗了一个二十岁未婚女子的癫狂症（相当于现在的青春期精神分裂症）。这个女子的表现是，凡见到男子便咬住不放，直到昏倒为止。昏倒后阴道内还要流出些分泌物，然后一会儿才醒过来。

龚医生诊其脉，见左手脉弦长，便判断为阴虚而心、肝两经阳热亢盛，并且是因相思男子又得不到才引发的癫狂症。

于是，他叫女子父母用棍棒责罚，将女子打个够，让她永远记住杖责的滋味。让她只要一想到挨打的滋味，她就不乱想了。然后再给她吃些抑青丸，这女子的病便好了。

这抑青丸按朱丹溪的方子就黄连一味药，打粉用姜汁拌炒，再用米粥黏合制丸。用以清泄心、肝二经的郁火。这一打一清，女子的病还真不再犯了。

中医治病就这么简单。棍棒不花钱，抑青丸按现在的价格算不过就十几块钱。如果住进精神病院，要医成这个样子还不知要花几万块钱呢！

如果没有电休克这个疗法，我还真不敢讲这个病例。因为电休克比挨打还要少点人性呢。不过，这人病得错了，该挨还得挨。只要出发点是好的，用心是善的就行了。

《神针心法》里有一病例：

第二个案例：

"韩贻丰治永和一少年，患风狂，百治不效。其父兄缚送求治，为针百会二十针。升堂公坐，呼少年前来，命去其缚，予杖者再，杖毕而醒，问以前事，茫然不知也。”

这个病例的治法还要残酷一些。说的是当时有位地方长官又精通针法的韩贻丰先生，治永和的一个少年患癫狂的事。

这个少年的病在当地治了好长时间，用了好多方法都不见效。少年的哥哥和父亲只得将少年捆绑了送到韩贻丰先生这里来，要求救治。

这韩先生用的方法也太霸道了，他先在少年脑勺顶上百会穴处刺入二十颗金针，然后像衙门里审案一样，威武地击案升起堂来。

当韩先生正坐当堂，惊堂木一拍，即传呼将少年押解上堂。少年上得堂来，不问青红皂白，即令手下解开绳索，就地杖责！

这就怪了，一阵乱棍后，这少年如梦初醒，好像变了个人儿似的，规规矩矩站在那里。问他之前的事，他什么也不知道，当然也不知道他曾癫狂过了。

10. 心中有鬼

还是这位韩贻丰先生的故事：

一妇女因丈夫病重垂危，整天担惊受怕。后来丈夫病好了，而她却疯了。

这妇女白天黑夜不睡觉，不想吃不想喝。整天不穿衣服，裸着身子，四处乱跑。上房上窑，凡上得去的高处，无所不到。家里人拿她一点办法都没有。

韩贻丰在当地当官，又通针术，早有盛名。有一次韩先生正巧碰上这妇人袒露着身子在乱跳、乱跑。这还了得，如此作为，太伤风雅，影响一方文明建设。这韩贻丰为官一方，看来不得不管了。于是便一行人马向妇女走过去。

这妇女见韩先生过来，忽然不由自主地四处寻找衣裳遮挡身子，而且表情和急乱的呼吸一下子都收敛平静了下来，好像在等待着什么一样。邻居一个妇女见了，心想，这太奇怪了。

不过这还不算奇怪，只见一会儿工夫，韩先生走到女子跟前，叫她跪下。这女子愣是规规矩矩地跪了下来，而且还毫无反抗地让韩先生为其扎针。

只见韩先生在那妇女百会穴和鬼眼穴各扎上二十一针。当这些针一扎完，那女子便不断叩头言谢，还不断告饶，求饶性命，而且保证马上离开这个妇人，不再害人了。

这些话哪像这妇女说的话，分明是另外一个身份的家伙说的话。不然现代怎么会叫精神分裂症呢！大凡精神分裂症的人身上都是装了两个精神。一个精神是现实的自己，另一个精神在那些年代只能称"鬼"了。这个时候正是妇女身上那个"鬼"在告饶呢。

更奇怪的是，当这妇女把这些话说完后便清醒了过来，她身上另外身份的那个家伙还真信守承诺，离她而去。因为你看，那妇女清醒后好像什么事都没发生过一样，以前那些事好像与她完全没关系，而且从此她也不发疯了。

从这个病案中，我们可以看到古代中医的智慧。首先，大家应看到信仰和敬畏心是多么的重要。这韩先生是当地高官又通针术，在老百姓心目中，他就是钟馗，是专门驱鬼的权威。即使是精神病患者，癫狂得不得了的人，也要惧他七分。因为这些病患心中都有鬼，几千年来，封建社会鬼文化所树立起的对鬼神敬畏之心，早扎根在每个人的潜意识里。

他们疯狂的行为都是鬼魅附身的结果。有权威来为他们驱鬼，何乐不为，至少能为他们回到现实找到一个出口嘛！人的潜意识，它就是这样理解和处理事情的。

古代中医整鬼的方法多得是。现在想起来，其实哪里有鬼，按现代心理学的说法就是打断了生病的策略，给人换了一个活法。

11. 鬼穴

只要潜意识中植入了对鬼神的敬畏，似乎教化臣民也就容易得多，所以封建帝王极力渲染鬼神。"丰都鬼城"因之久负盛名。这在心理上也有一个好处，它能为人们找到一个心理排解的出口，至少很多病痛的责任有一个替死鬼去承担。鬼魔附体不会轻易退出历史舞台的，必须下点狠狠的手段，让鬼魔也懂得敬畏，不再捣乱。

我再讲个古代中医整鬼的方法，大家一看就明白了：

有个叫徐秋夫的医生，专门发明了一套整鬼的针术。并说："凡有病着鬼邪，须针鬼穴，鬼去病除，其应如神。"

这鬼穴有十三个：一针鬼官即人中穴；二针鬼信即少商穴；三针鬼节即隐白穴；四针鬼心即大陵穴；五针鬼路即行间穴；六针鬼枕即风府穴；七针鬼关即颊车穴；八针鬼门即承浆穴；九针鬼臂即间使穴；十针鬼额即发际；十一针鬼会即正统穴；十二针鬼额即阳陵穴；十三针鬼身即舌缝中间。

这些穴位几乎布满了双手双足的末端，且都是神经最敏感的部位。十指连心，针扎下去那个痛劲就不用说了！而且头上，面部就连舌头下面都扎上了，不但痛得不行，叫也叫不出来，还浑身动弹不得。这鬼自然受不了，只能求饶告退了。

不过，这疯癫之人还就服这包药，我想电休克也不过如此。但比起电休克似乎还人性化一点呢。针鬼穴，人家病者是心甘情愿、心知肚明的嘛。电休克那可是强制性的，由不得病者分说，反正整懵了就是。这也怪不得医学家们，谁让现代的人没了敬畏心呢！你不敬畏鬼神，也应敬畏大自然嘛！

12. 溺诈

大鬼大整，小鬼小整，鬼都在心里。如何整治，各有各的方法，全凭临床医生的灵活与变通。善针者整治以针灸；威严者，整治以酷刑。这都是我们看到的古代中医的一些整鬼方法。鬼在心里其实是以另一种身份潜藏在潜意识里，心里有鬼的人，他自己也不知道。这鬼，占据了他们心灵的地位，主宰着他们的一切思想和行为。反动派，你不打，他就不倒，他不会自动退出历史舞台。只要你一整，他就会告饶。不过，这些方法在心理治疗上被称为打断生病策略。时代不同了，打断生病策略的方法当然与时俱进，但本质都一样。

最近我治疗了一名9岁小女孩儿的腿病，很是有趣。一个多月前，这小女孩由于在学校运动过度，回到家里睡了一夜，清晨起来左腿便痛了起来，痛得她不能下地，也不能上学。

这一家子就三口人，虽身处农村，但小女孩天生娇柔，很是被大人溺爱，从小依赖性特别强。这种人是很容易把症状放大的那种人，也就是通常老百姓说的那种有点痒就是痛的人。当然，这是我后来在治疗过程中观察发现的。

　　家长看见女儿如此表现，认为是得了什么不得了的病。昨天还好好的，一夜睡了起来，腿就痛成这样，赶紧背起她往县医院跑。到了医院，又是查血，又是拍片，没发现有什么实质性问题。医生只能根据症状诊断为髋关节滑膜炎，于是住院治疗了一个多星期。

　　出院后，这女孩虽平时不叫不闹，但就不下地。只要下地，便叫痛不已。没办法，家长只得天天背她上学，放了学又背她回家。坚持了几天，家长看没长进，还是那样，于是又带她到重庆的大医院看病。但大医院的医生还是说她可能就是滑膜炎。又住了半个月院，还开了一大堆药回来，都花了上万块钱了这点钱对于农村的人来说，算是拼命舍得花的了。家长本以为这下该慢慢好了，但小女孩还是瘸着腿走路，一碰就直叫痛。

　　家长向我介绍了前面那些情况后，我看了看女孩的体质表现，心想最多当初就是一个因运动过度而发生的髋关节滑膜炎。这种病就是休息七八天，自己都会好，怎么会花这么多钱都治不好呢？

　　于是我让家长把小女孩弄到床上，准备给她作些检查。就在这个过程中，我发现了一些细微的表现。当家长把小孩从背上放下时，她直直地站在地上，还很自然地蹲下去捡掉到地上的饮料盒，并很轻松地站了起来。当家长要背她上床时，她也很自然地爬到背上，两条腿还很松软地骑跨在家长背上。家长将她放在床上后，整个身子还舒展地摆在床上，没哪里有痛的反应，连一点保护性姿势都没有。

　　但是，当我的手一接触到病腿时，我感觉到她腿上所有肌肉立即痉挛了起来，摸到哪里，哪里都是硬邦邦的！摸哪里哪里就痛，痛得她哇哇直叫！

　　这下我心中有数了，她心中有鬼，溺诈！这得整鬼了，不然小女孩病好不了。于是，我根本不管小女孩怎么反应，直接就运用起手法来了。拿、捏、弹、拨一个接着一个，这些手法都是刺激量很大的手法，就是好手好脚，让我如此摆弄，都是要痛的呢！就用这些手法，哪里摸到硬就整哪里，直到松软。我这是痛点按摩的方法，有依据的，还不是乱整的呢。

小女孩在床上哇哇直叫，又蹬又抓。我变换着手法，根本不理睬她的任何反应。我知道，女孩是在本能地反抗，直到这女孩叫够了，挣扎得满身大汗，我还不放手。渐渐地，我感觉到女孩的腿完全放松了，没有一点抵抗的反应了，叫声也少了。我停止了手法，一把把她拉起来，抱起她就放到地上。她本能地双脚一站，挂着满脸泪痕，呆呆地站在地上。家长赶紧给她穿上了鞋。没想到，她回过神来拉着她妈妈就往外跑，好像是害怕我再摆弄她一样。

我对她父亲说，回家后再不要问她腿的事了。她该做什么，就坚持让她自己去做，不要太溺爱了，那样会害了她的。

后来女孩家长介绍了很多他们家乡的人来找我看病。我知道，女孩早没事了。

13. 负薪之忧

老和尚和小和尚准备过河，见一少女站在河边踌躇，不知如何能蹚过这湍急的河道。老和尚一眼看穿了少女的心事，毫不犹豫地走到少女身边蹲了下来，让少女爬到背上，起身便把少女背过了河。然后放下少女，头也没回继续赶路。

老和尚和小和尚又走了10多里路。小和尚突然问老和尚："师父，你不是说，出家人不能近女色吗！你为何还要背上那女子呢？"老和尚一边走一边回答说："我将那女子背过河早放下了，你为何背了 10 多里地还不放下呢！"

这是一个禅的故事，隐喻了精彩的人生哲理。现代心理学研究认为，大凡精神、心理有病的人，他们在心理上都陷入一种自我意识设限的恶性循环之中，陷入了一种心理病症的策略之中。如同老和尚代表的是一种光明正大的人生策略，而小和尚却代表的是一种负性的病态人生策略。

在本节前面谈到的那个"扶着竹竿"治了九个月脚伤的老者，和那个珍藏亡者"棉背心"的女子，以及古代中医治疗的那些癫狂症、相思症的例子，不都是小和尚那样的状况吗！生活中有多少这样的人，我无法统计。说不定正读到此节内容的你，可能正陷在某个恶性循环之中呢！不过没关系，想想老和尚和小和尚，在他们之中作出一种选择，或许你就会走出来的。苦海无边，回头是岸嘛！

哲学家说，人的思想决定人的一生。这话说得太宏观了，往往人们会在大帽子下开小差，我行我素。我们不妨说具体点，那就是换个想法便会换个活法！再具体到心理治疗的方法和技巧上来说，就是打断旧的策略重新设置新的策略。其实我说的这些观点，中医很早就用"负薪之忧"这个成语来比喻了。

马王堆汉墓出土的帛书《五十二病方》就记载了一个抛薪治"疣疮"的方法：

　　　让患"疣疮"的人抱着一把柴火，请另一个人作目击证人，然后开始仪式。证人向患者提问："你这是做什么啊？"患者回答："我得了'疣疮'病了。""你为何还不把柴火抛下！把疣疮带走。""我这就抛下，你为我作证！"说完必须当着证人抛下柴火便头也不回往回走。

这里，柴火代表"疣疮"或其他疾病；抛掉柴火表示抛去了病苦；有人作证，表示患者真诚、信仰，没有虚假；头也不回往回走表示患者坚决，执信。不难看出，整个过程就在于打断旧有生病的策略，重置新的疾病康复策略。让抛去"疣疮"，疾病痊愈的想法植入潜意识。只要患者真信不疑，潜意识将自动努力工作，清除病患。

14. 唾痈咒病

打断生病策略的方法，在中医临床中太丰富了。我们看到的既有如同电休克样残暴的方法，也有温柔的方法。中医利用情绪的改变来治疗疾病算是温柔的方法了。

《黄帝内经·灵枢·官能篇》有一句话："疾毒言语轻人者，可使唾痈咒病。"这句话的意思是说，如果患了痈疮，因痈毒导致了精神错乱，可以用一种吐口水的方法，诅咒这个痈病。这是一种制造憎恨情绪，并以唾的方式咒唾发泄病痛的方法。

憎恨、怀疑、嫉妒、愤怒等情绪可以导致人体生物化学改变，产生一些有毒物质，已为现代科学实验所证实。但这些物质是否足以控制导致痈病的细菌不得而知。但至少可以用这种方式植入一种疾病痊愈的意愿，这种意愿可以激发身体免疫功能。

所以唾痈咒病并非立足于对致病细菌的扼制，而是通过情绪激发，在潜意识中建立起一种藐视疾病，必胜的信念，让潜意识根据"憎恨、唾出痈病原则"去自主调整人体自身的愈病能力，从而使痈毒得到遏制。

所以，如果单看《黄帝内经》中这句话，谁也不会相信吐口水、诅咒就会把痈疮给控制住。但如果从现代心理学的角度去理解，这句话就大有来头了。

15. 喜怒更迭

中医利用情绪的改变来打断和修正生病策略可是很有讲究的。在《黄帝内经》时代就已经建立起了一套完整的理论体系。

《奇症汇·心神篇》中记载了朱丹溪一个病案：

> "一女许嫁后，夫经商二年不归，因不食困卧如痴，无他病，多向里卧。朱诊之，肝脉弦出寸口，曰：'此思想气结也'。药难独治，得喜可解。不然令其怒，脾至思过，思则脾气结而不食，怒属肝木，木能克土，怒则气升发而冲开脾气矣。令激之大怒而哭，至三时许，令慰解之，与药一服，即索酒食。朱曰：'思气虽解，必得喜则庶不再结。'乃诈以夫有书，旦夕且归，后三月，夫果归而愈。"

说的是，朱丹溪治一新媳妇，因婚后不久，丈夫便外出经商，两年不归。这一天一天下来，新媳妇开始不吃不喝，气馁神倦，整天面向床后痴睡不起，生起病来。

朱大师进门一看，就只看到以上那些表现，再找不出任何其他的病症来。但一摸脉，见她左手的脉跳弦长。于是他得出诊断结论——思想气结，这是心病啊！

心病还需"心药"治，单吃药是不行的。于是他想了两个方法，一是让她欢喜，二是要让她发怒生气。这一喜一怒，人之常情，怎还用于治病呢！

不用担心，朱大师自然要说明其中的道理。因为从中医五行理论上讲，思虑属脾，属土的性质，思虑过度会损伤脾胃功能，所以就不想吃东西。怒在五行属肝，属木的性质，木能克土，即能抑制脾的郁结，脾气的郁结一解开，就想吃东西。肝气主升，只有发怒才会使肝气骤升，肝气骤升，自然冲开脾气的郁结。只要脾气的郁结破解了，脾胃功能就会振奋，就会吃东西了。

于是他让家人一个唱红脸，一个唱白脸。让白脸故意惹新媳妇生气发怒，没想到，这一生气，让新媳妇整整哭了三个多小时。朱大师眼看哭得差不多了，便让红脸宽慰她，让她消气。新媳妇不哭了，然后给她服了一次药。这方药是什么，没说！我想不外乎就是逍遥散之类，但这并不重要。关键是这女人一会儿就开始要东西吃了。中医讲究"得胃气者生，失胃气者亡"，只要吃东西，这病就会好起来的。这第一步也算大功告成了。

接着，朱大师告诉她家人，现在虽然可以吃东西了，但还可以再次郁结。因此这下一步，必须要让她高兴、欢喜，如此郁气才不再郁结。因喜属心，在五行为火，火能生土，壮益脾胃。于是让家人对这新媳妇使个诈，善意地欺骗她，说她丈夫有书信来，如果路上顺利，近期就可能回家。

那时候的女人目不识丁，看不看书信都不重要。听说丈夫就要现身，当是给她下达了一个新的任务，她肯定要在丈夫回家前努力改变改变才行。女为悦己者容，她起码要加点膘，养点血，培育一下风貌啊。所以三个月时间就像还是昨天一样，不知不觉地就过去了，她可能还觉得准备不够呢。如此心情，只要丈夫一回家，她这病肯定会好。果然，没多久她丈夫回来了，她的病也就全好了。

16. 佯诈

《奇症汇·心神篇》记载：

"庄先生治喜乐之极而病者。庄切其脉为之失声，佯曰：'吾取药去。'数日更不来。病者愁泣，辞其亲友曰：'吾不久矣。'庄知其将愈，慰之，诘其故。庄引《素问》曰：'惧胜喜，可谓得元关者。'"

说的是有一位姓庄的医生治疗一位因欢喜过度、高兴得生了病的人。这庄医生确实高明，看了病人的脉象便心中有数了，而且立即着手治疗起来。

他如何施治的呢？先是摸着脉惊叫一声，不得了！然后佯装出很紧迫的样子，急匆匆地告诉病家，我得赶快回去取药过来，边说边走，头也不回，撇下病者便急急忙忙离开病家而去。

见此情境，病家和这个病人肯定十五个水桶打水——七上八下。心里肯定是忐忑不安，不知所措。肯定是得了怪病，要不得了癌症！总之，一定是不得了的病！病人一家子只有睁大眼睛，在那里等呀，盼呀！

没想到这一等都好几天了，还不见庄医生的人影。可想而知，这病人是如何揪心和发愁，愁得心都碎了，眼泪都不知流淌了多少。

一天又一天过了，姓庄的医生还是不见个人影。病人揪心发愁得有些害怕起来，而且还情不自禁地产生了种种联想。心想，这庄医生肯定是看到我这病没治了，有意回避，根本就不会来救治我了，我怕不久于人世了啊！这不，病人还真把亲友们叫到跟前，横泪愁惨地下起遗嘱来了！

庄医生听说病人在下遗嘱，他知道差不多了，病人快恢复健康了。赶紧跑到病人家里，给病人一些安慰，并说明他这样做的道理，其实他这样做都是在为病人治病。

为了让病家相信，庄医生还找出了他这样治病的理论依据。庄医生说，他这样做是根据《黄帝内经·素问》中说的，用让人产生恐惧的心理来治疗因高兴过度而生的疾病，这才是掌握了治病的根本和诀窍，才是最高明的医生呢。

显然，庄医生这一说，给病人全部输入的都是正能量，给足了病人自信心，病不好才怪了！

咱们中医在心理治疗中打断生病策略是多么灵活和有技巧，这绝不是吹牛！

17. 损益

陈尚古《簪云楼杂说》中记载了这样一个病案：

"先达李其姓，归德府，鹿邑人也，世为农家。癸卯获隽于乡，伊芳父以喜，故失声大笑。及春举进士，其笑弥甚。历十年擢谏垣，遂成痼疾。初犹间发，后宵旦不能休。大谏甚忧之，从容语太医院某，因得所授，命家人给乃父云：'大谏已殁。'乃父恸绝几殒，如是者十日，病渐瘳……盖医者意也，过喜则伤，济以悲而仍和，技进乎进矣。"

说的是李某，河南商丘鹿邑人，世代农民出身，癸卯年科举考试得中，家父得知欢喜若狂，放声大笑不已。第二年春李某又为进士，其父大笑更甚。后李某升任谏官，住谏官官署十年，一帆风顺，官运亨通，其父大笑遂成痼疾。

开始只是偶尔发作，逐渐衍变为白天黑夜都大笑不休。李将此状况细说给了太医院某医生听。太医院这位医生授李某一法，叫家人告诉李父，其子大谏的官衔罢免了，没了！其父听后差点哭得半死，如此伤心了十几天后，笑病就全好了，再也不大笑了。

所以说医者意也，以悲胜喜，这是医生处理病症的灵活，医术进步的反映。

18. 诈责

邵氏《闻见录》记载了一个病案：

> "州监军病悲思，郝因告其子曰：'法当得悸而愈。'时通守李宋卿御史严甚，监军内所惮也。允与子，请于宋卿，一造问责其过失，监军惶怖汗出，疾乃已。"

说的是某州监军患了一种悲思病，大概相当于现在所说的抑郁类的神经症。这种病症一般都是情绪低落，工作积极性不高，也不与人交往沟通，这自然会影响工作的。

有一个姓郝的人告诉监军的儿子说，要治你父亲这病，非得吓他一下才能治愈。但如何才能吓到他呢？郝某出了一个馊主意。郝某想，当时监军的上级李宋卿御史管理严格，监军在内心里有点怕他。如果向御史说明情况，请他配合一下，那再好不过了。于是他便与监军的儿子一同去拜见御史，提出他们的请求。

这御史虽威严，但也很通情达理，他们一请求马上就有准了。于是这御史便找了一个借口，将监军传来责问其过失，还说得如何、如何严重！监军一听，当时就吓得出了一身冷汗。这一吓，监军的病还真好了。

19. 气死死鬼

《续名医类案》记载了张意田以发怒的方式打断因悲思生病策略的

案例：

> 一女子十分爱她母亲。女大当嫁，女子出嫁后不久，没想到，她母亲便因病去世了。女子因而长时间地悲思不解，渐渐也生起病来。
>
> 女子精神萎靡，少气懒言，倦怠嗜卧，胸中烦闷，整天一副病恹恹的状态。家里人找了好多医生，吃了好多药都不见转机。
>
> 张意田医生一看，对家人说，这是因悲思过度而得的心理病症，哪是药物能治的病呢！

历来中医当中，高明的医生就是贴近民情。这张医生就特别心细，他打听到，女子平素最相信巫婆"观花游冥"。

现代心理治疗中有一个高明的方法就是"跟随"。跟随患者目前的思想观念和行为策略、行为方式。先跟进去，然后引导，带领出来。

那么，这观花游冥又是怎么回事呢？用现代的观点解释就是催眠术。巫婆用一定仪式将几个童男童女催眠后，这些童男童女就可以代表天神说话了。然后巫婆就根据童男童女在催眠状态下说出的话，断吉凶，说祸福。

> 于是张医生就给女子的丈夫说，让他对他媳妇说一次谎。说什么呢？就说他花了钱去找了巫婆，烧钱化纸问了仙。仙说女子前世与她母亲有冤仇，今生虽为母女，但女子投胎膝下为女，就是为了加害母亲，克伐母亲的。生前女子假惺惺地卖好，就是为了整她，母亲就是被女子克死的。现在母在阴间，也要报此仇，生则为母，死则为敌。
>
> 丈夫还说，如果真是那个巫婆说的那样子的话，我是不是再

请其他巫婆到家里来问一次仙，证实一下。这女子果然答应再问一次仙。

　　这次巫婆到家里一问，还是和第一个巫婆说的一样。这女子听了马上发起火来了。当场非常气愤地表态说，一定要与亡母划清界限。因为她因思母而病，没想到这死鬼到了阴间还反而与我为敌，我还思念她做什么，自己好好活着，气死你这死鬼！就这样女子思想解放了，病也好了。

　　这是中医治病的技巧。不管人家信仰是什么，这心理病症，你就得跟随，然后巧妙地把病患带回到现实中来，让别人过上正常的生活。至于世界观，那还得慢慢来，那还有个学习和自我觉悟的过程嘛！

20. 酒是一包药

　　心理病症，除了打断生病策略之外，有时候也要进行心理宣泄和排解。

　　我讲到的打断生病策略、跟随、宣泄、排解之类，都是现代心理学中的词汇，在今古中医术语中没这些词。但各位注意到，我讲的都是活生生的中医医案病例。这明摆着不就是用的现代心理学中的办法吗！中医在几千年、几百年前都用的是现代心理学的方法。

　　咱们中医在心理治疗这一块，从来都不拘一格，只要是需要，随手便治了。从来也没有个资格审查，非要弄个只有心理医生资格才能搞心理治疗。何况大多数情况下，来找你看病的人并没认识到他自己是心理症、神经症，他只知道他生病了。

　　而高明的中医就不同了，他清楚得很，是什么病就用什么方法治，这本是顺理成章、分内之事。人家根本不会说你是神经病，灵活应变，弄点技巧，不知不觉就把病治好了。病好了，有时候病人自己都还没弄清是怎么回事，反正就这个样子后就没事了。

所以，对于中医来说，无论用什么方法治病，都是以需要出发，不分什么你我，重要的是医生个人的医学素养。

关于心理症用宣泄和排解的方法来治疗，《续名医类案·郁症篇》就举了一个例子来说明其重要性，而且所用方法极为通俗：

> "一人功名不遂，神思不乐，饮食渐少，日夜昏默，已半年矣，诸治不效。此药不能治，令灸巨阙百壮、关元二百壮，病减半。令服醇酒，一旦三度，一月全安。"（原注：失志不遂之病，非排遣性情不可，以灸法操其要，醉酒陶其情，此法妙极。）

这个病先用较强的刺激"灸巨阙百壮，关元二百壮"打断生病策略，然后让这人一天喝三次酒"醉酒陶其情"，一个月后，这个病就完全康复了。所谓康复，即是让他从"功名不遂"的阴影中走出来，回到现实之中，正常地生活和工作。

当然，让人家一日三餐都喝酒，是有些不文明，而且久了还要整出新的病来，但这也是种权宜之计。就像我们现在临床一样，急腹症不能随便用止痛药。但已经诊断清楚了，你还得先用点止痛镇静的药，把疼痛先控制一下呀，这样病人也好过一点嘛！

要长久地解决心理病症的问题，中医也是有办法的。我在前面杂谈中讲到了，那是要通过自我修炼、自我觉悟、改造世界观才能根本地解决，这不是所有人都做得到的。所以对于临床来讲，当务之急是要尽快地把病患从心理症结中解脱，回到现实生活中来。中医的这些观点与现代心理治疗的观点并没有什么区别。

21. 搞笑

中医心理治疗，过程、方法、道理都不重要，只有效果最重要。

张子和是金代大医学家，为金元四大家之一，是攻邪派的开山鼻祖，在中国医学史上也是个了不得的大国医。《续名医类案·郁症篇》记录了大国医张子和一例看似荒唐的案例：

> "张子和治项关令之妻，病饥不欲食，常好叫呼怒骂，欲杀左右，恶言不辍，众医半载无效。张视之曰：'此难以药治。'乃使二姐，各涂丹粉，作伶人状，其妇大笑。次日，又令作角抵，又大笑，其旁令两个能食之妇，常夸其食美，其妇亦索其食，而为一尝之。不数日，怒减食增，不药而瘥，后得一子。夫医贵有才，无才何得应变无穷？"

这段文字说的是，项关这个地方县官的妻子得了一种病。知道饿但不想吃，整天呼天唤地，发怒骂人，恶言伤人，动不动还要杀这个杀那个的，弄得整个衙门上上下下都不得安宁。半年来，县官找了无数医生，吃了不少的药，但一点也没有效果，最后不得不请张子和诊治。

张子和是大国医，那就是不同凡响！张子和一看便断定此病不是药能治好的。他灵机一动，办法就出来了。他让县官找两位妇人来，给她们化了装（各涂丹粉），装扮成聪明伶俐的孩童，在她面前表演童趣。这两位妇人很是有些才艺，即兴发挥，非常搞笑，当时就乐得病妇开怀大笑。这病妇半年都没笑过了，这一笑，怒气自然排泄了许多。

第二天，还让这两个妇人变换着花样表演，同时再找了两个非常能吃的女人陪病妇吃饭。这两个吃妇，牙好，胃口好，吃啥倍儿香！一边

147

看，一边笑，一边香喷喷大口大口地吃着东西，同时还当着她面夸这好吃，那好吃！抢着吃！

这种情境的暗示影响力可想而知，那病妇情不自禁，下意识地也跟着吃了起来，还假惺惺地说，让我也尝一下嘛！

就这样，过了几天，这病妇发怒稀少了，吃起东西来了。没吃什么药，这病就完全好了，后来还生了一个儿子。

所以，中医治病全凭医生个人的医学素养，区别就在于高明不高明。只有高明的医生临症才会应变无穷（夫医贵有才，无才何得应变无穷）。

22. 一个萝卜顺口气

中医临床要碰到很多怪人、怪事、怪病，碰到了不治还不行。所以医生高明不高明非常重要，无才何得应变无穷？

《石山医案》记录了张意田医生治一个官员爱面子而生的病：

> "一官素谨言，一日，会堂属官筵中，有萝卜颇大，客美之。主曰：'尚有大如人者。'客皆笑以为无。主则悔恨自咎曰：'人不见如此大者，而吾以是语之，宜以吾言为妄且笑也。'因而致病，药不应。其子读书达事，思其父素不轻言，因愧报成病，必须实所言，庶可解释。遂遣人至家取萝卜如人大者至官所，复会堂属，强父扶病而陪。陪至数巡，以车载萝卜至席前，客皆惊讶，其父大喜，厥旦疾愈。"

有一次，这官员主持一个官筵，筵席中有一道菜品用的萝卜很大，席中的人纷纷赞叹羡慕不已。官员本来就是一个非常拘谨、小心、死爱面子的人。没想到，他听客人们赞叹大萝卜，也附和上去凑热闹，以显示他的重要！失口说了一句，这算什么大哟！还有像人一样大的大萝卜呢！他这一说，本想在气势上占上风，没想到，众人一听，反而笑话他胡乱说，让他丢尽了面子。

这下坏了，因为这件事，这官员真还生起病来了，而且什么药都治不好！好在官员的儿子知书达理，他知道父亲的性格，肯定是虚说了大萝卜被人笑话，丢了面子而生的病。只有找到像人一样大的萝卜，证明他的正确，才能捞回面子，治好他的病。

于是，这儿子便回到乡下，真找了一个像人大的萝卜，运回到官所，并且再次办了一次官筵，还是请了原来那些人出席官筵。同时硬是把他父亲从病榻上扶出来带病坚持工作，陪客。酒过数巡，只见大车拉着一个人大的萝卜出现在席前。这下所有的客人都惊了，这位官员一看，眼睛一下子亮了。一个萝卜顺口气，面子捞回来了，高兴得不得了，精神头一下子就足了。还没等到天亮，他的病就全好了。

23. 惊者平之

再讲一个金元时期大国医张子和的医案：

有位名叫卫德新的女子，一次旅行途中住一旅馆楼上，半夜时分，强盗抢劫并放火烧房，这女人吓得惊恐万分，从床上跌了下来。从此过后，凡听到响声，就会惊厥昏倒。如此情况，弄得一家人走路总得要蹑手蹑脚，大气都不敢出，更不敢发出一点声响。

一年多来，家里找了不少医生。来的医生都说是心病，吃了不少医心病的药，像人参、珍珠、定志丸之类，却毫无效果，最后只得请张子和来诊治。

张大师一看，便作出了疾病发生机理的分析。他说，受惊吓总是外在的原因引起的，一般都是自己先不知道，突然受到了惊吓的刺激，从外入内属阳的性质；而恐惧是自己内心发生的，由内而外表现出来，属阴的性质。两者都是因为胆经虚损，胆的勇敢气质被削弱了造成的。

《黄帝内经·素问·至真要大论》说："惊者平之。"胆子小，勇敢气质不足，那就必须要病者胆子大起来。要她胆子大起来，就必须让她把她认为让她受惊的外来事件看成是平常无所谓的事件。即是说把她现在闻声惊骇的心态转变为平常心态，见怪不怪，其怪自败。

在张子和那个年代，能分析到这个分上已算不得了啦，算是很高明的独特见解了。从没想到，他的这种方法在几百年后，现代心理学提出了一个新名，叫"消耗生病的策略"。现代也有称"冲击疗法""脱敏疗法"的，反正本质上都一样。

这个方法即是跟随患者当前生病的机制，不断地有意当面制造让她害怕的声响。一次接着一次，让她一次接着一次害怕。让她一次接着一次体验不过如此，一次比一次觉得并非那么可怕！直到让她害怕的心理机制（策略）消耗殆尽，出现了平常的心态为止，这样病就会痊愈。这些病症哪是药能治好的呢！

于是张大师让两名侍女抓住患者两只手臂，按放在椅子的高靠背上，把她控制住，不让她发病时倒下。然后在她的面前摆放了一张矮矮的茶几，让她低着头看着茶几。张大师后来说，这是为了让她心神收敛。

在现代心理学里面，眼睛视线方向的改变已被证明是思维过程中所使用感官程序的外在表现。即是说，一个人在说事的时候，只要看到他眼睛向那个方向扫，就可以直接判断出这个人当前是在回忆、想象、感觉、倾听或是想到了他听到过的事情之类，眼睛活动的这种特征被称为行为的"解读线索"。所以，张大师有意让病妇眼往下看，即是把病妇的思维控制在只注意当前视线之内的事情，而不至于胡思乱想其他事情。可见，张大师确实是高啊！他在那个年代就会用现代才被认为是心理治疗中的最高技巧了。

好了，回过头来看张大师下面做些什么，在以上那些事搞定后，张大师手拿一块木方指着茶几对病妇说："你现在只能看着茶几，不能看其他地方，头也不准抬起来！你看看这里是什么！"话音刚落，手中的木方猛地一击茶几，只听"砰"的一声巨响，那病妇当即就要惊倒，两个侍女硬把她撑着，没让她倒下。

张大师接着说："夫人，你明明看见我只是用木块敲打了一下茶几，这有何可怕的嘛？"说着，又猛敲了一下，这一下，病妇还在想张大师说的话，没来得及反应，待她心神稍定，张大师一下接着一下又敲打了几次茶几，边敲边说，你亲眼看见我就只是敲打茶几，这有什么可怕呀！

张大师一次接着一次地敲，一面在砰砰声中说叨，渐渐地，病妇惊状减轻，最后无论张大师怎么敲，她除了只看着茶几，几乎没其他反应。这还不算，接着张大师又命人敲打门框，再敲打后窗。这病妇仍无任何惊骇的反应，最后不但不惊怕反而觉得好笑起来。

家里的人都犯糊涂了，问张大师，"先生，你这算是什么治病的方法呢？"张大师答道：《内经》云：'惊者平之。'平即平常之意，见怪不怪，让受惊之因如平常一样，习以为常，习惯了，自然也就不惊了。"

为了巩固疗效，当晚张大师又命人敲打门窗，闹腾了一夜。而这病妇却像平常一样，自己睡自己的觉，从此再不闹病了。

所以说，中医认为：亘古以来，善治病者，莫如戴人，不仅以汗、吐、下三法见长也。

看到这里，应该明白了，中医另一半是多么重要啊！

24. 恶雪则愈

如前所述，消耗生病策略确实是一种治疗心理病症非常实用的方法。这张子和愣是深得其要旨，就连治他儿子的病，也巧妙地用上了此法。

《续名医类案·哭笑篇》讲：

> "张子和次子，自出妻之后，日瘦，语如瓮中，此病在中也。常捻第三指失笑，此心火也。约半载，日饮冰雪，更服凉剂。张曰：'恶雪则愈矣。'其母惧其大寒，张骂曰：'吾用药如鼓之应桴，尚恶寒凉药，宜乎世俗之谤我也。'至五七日，厌水不饮，病日解矣。"

通才绝技，往往不信于家人，自古已然。再有才华的医生，往往自己的家人、亲人不一定认可，也不一定服从治疗，从古迄今都是如此。别人家里的月亮就比自己家月亮圆，外国的月亮比中国的圆，这是一种社会心理通病。

张大师这下也碰上了。他的小儿子，因为离婚，妻子没了。在往后的日子中，眼看着就一圈一圈地瘦了。而且说起话来就像在一个大瓦缸中说出的声音一样，还经常捻捏中指尖独自发笑。

你们听我讲了这么多故事，想必一看就知道这小子精神失常了。张大师自然也知道这是心火扰乱了神魂。

在半年之中，这小子天天就啃冰嚼雪，张大师看了还让他吃，让他天天吃。这还不算，张大师还雪上加霜，动不动就给他吃些寒凉的汤药，别的什么事都不做，也不管他，也不做什么心理疏导之类的事。

为什么要这样做，张大师心里明白，这叫消耗小子的生病策略。只要等到小子厌恶吃冰雪了，他生病的策略就耗尽了，病自然也好了。所以张大师说："恶雪则愈矣。"

张大师对儿子的病胸有成竹，可他老婆却不依他，质疑他用这么多大寒大凉的东西，会不会把儿子整坏！这可不得了啦，气得张先生大骂起来！张先生说他从来用药都有根有据，应如桴鼓。你这老太婆在我身边几十年了，你莫不是活昏了头，怎么还像一般女人一样贬低起自己的丈夫来了？

骂了后，张先生还坚持自己的意见，过了一周左右，果然，奇迹出现了。这小子看见冷水就不再喝了，厌恶得不得了，更不用说是冰雪，而且病一天天也好了起来。

25. 恶死乐生

在古代的中医中，利用消耗生病策略的方法，不仅张子和会用，凡高明的中医都会用。比如当时有个名叫卢不远的医生治一个名叫沈君鱼的人，也用到了这个方法：

沈君鱼，患了一个怪毛病，那就是整天怕死！凡是算命的、卜卦的、看风水的他都要去预测、断卜生死；凡是名医，他都要去叩门求治，讨要不死之法。为此，他整天忙得不可开交，好像他这个人的人生价值就是为了关心自己早死还是迟死，还是哪个时刻会死！

这些表现在现在看来就是一个疑病心理产生的焦虑症，是一种神经症。这个人在心理上陷入了"不想死→快死了→不想死→快死了→不想死……"的两点循环，这是一种生病的策略。这种策略让他整天就只知做这点事，做不了别的。

这一天，他找到了卢不远医生，卢医生照例给他开了药方，同时进行了心理疏导，说了一大箩开导劝解的话。沈君鱼听了这些话后好像觉得心理上放松了一些。但又觉得他与其他医生也好不了哪里去，开的药方也都吃过。当然，肯定解决不了问题。因为沈君鱼那两点循环策略还照样在运转呢。卢医生一走，沈君鱼可能对卢医生很快便失去了信心。

可这卢医生就巧了，第二天一大早，天还不亮，他不请自去了。并且做出非常关心、非常负责任、好像发现了什么神机的样子。他告诉沈君鱼说，我昨天晚上回去给你认认真真卜了一卦，从卦中得知你的寿缘还有十天了。所以我好不容易盼到天亮，脸都没洗就跑来了！

这卢医生用了这个巧妙的方法跟随了沈君鱼的生病策略，而且比沈君鱼还要具体，一步到位。不用再去怕死，揣摸哪个时候死，干脆来个只活十天必死。这样一来，沈君鱼的生病策略就没退路了，就像爆竹"呼"的一声，一下子便烟灭了！耗散尽了！哪还顾得了怕不怕呢？再怕都只能坐等死期到来了！沈君鱼当时的心情是什么样子，可想而知。谁人不恶死而乐生呢？

看那卢医生既巧且妙，他把医者悲怜之心表演得惟妙惟肖。他悲情地对沈君鱼说，事都成这样了，我还是留在你府中给你壮壮胆，陪你走完最后的路吧！说着，眼泪都掉出来了！我陪你的这些日子里，或许我们还可以想想有没有什么破解的方法呢！说着，眼泪还真掉下来了两颗……

卢医生这个行为先把沈君鱼置于死地，然后又给了他点希望。

卢医生让沈君鱼带着求生的希望过了几天，也就是陪了他几天，眼看死期快到。突然有一天卢医生眼睛一亮，惊喜地给沈君鱼说，我突然想起一个人来，这人肯定能救你！只要你能与他结上缘，你的寿限延长些时间肯定没问题！

这一喜讯，就像一根救命稻草，沈君鱼等得及呢。人在这种时候，你说什么他就听什么，你让他做什么，他就会做什么，一定不会有任何质疑和抵触情绪，你让他喝童便，他也会毫不犹豫痛快地喝下去！

卢医生卖完了关子才说，菁山有位叩问谷禅师，你去参拜他，让他传授一些参究禅学的方法，或许你便可以有救，不会死了。

这是卢医生在变法儿给沈君鱼设置新的策略呢。不破不立，旧世界消灭了，还得为人家建设一个新世界嘛！

回过头来可以想象，这沈君鱼肯定等不及了，立即打点行装，备足了出差费，紧赶慢赶向菁山去了。果然，沈君鱼在菁山叩问谷禅师的指导下足足参悟了一百天。这一百天过去了，沈君鱼整个人的世界观、价值观都脱胎换骨地改变了，"参百日，念头始定而全安矣"。从此也不怕死了。

26. 怒激之约

中医对于心理情志以五行立论，把情绪归属于五个脏腑，分属于木、火、土、金、水五种属性。大凡遇到情志性质的病症，便以五行生克立法，这称为情志相胜法。这个中医理论性问题专业性很强，此处我们不做深刻讨论。各位只需要明白，现代心理学中的心理治疗方法几乎都可以在中医的这些理论和方法中找到痕迹。比如，消耗生病策略，用情志相胜的办法便可以立竿见影。

《续名医类案·不眠篇》记载：

> "张子和治一富家妇人，伤思过虑，二年不寐，无药可疗。其夫求张治之，张曰：'两手脉俱缓，此脾受之，脾主思故也。'乃与其夫约，以怒激之，多取其财，饮酒数日，不处一法而去。其妇大怒汗出，是夜困眠。如此者八九日不寤，自是食进脉平。"

说的是一个很有钱的贵夫人，因情志方面思虑过度，导致失眠两年，什么药都治不好。如果各位当中有失眠经历的人，就不难理解两年睡不好觉的滋味了。

贵妇的丈夫请求张大师给想想办法为其治疗。张大师望、闻、问、切诊断过后，得出了诊断结论，此妇人是因思虑伤了脾胃。

接着张大师作了很具体、很理性的解释。脾在五行属土，在情志方面主思虑。过度思虑，脾气反会被其所伤。这过度的部分需要克伐、削弱、消耗才行。

世界上的事物总是一物降一物的。脾土过胜的东西只有用木气来克伐，这叫木克土。木在五脏中属肝，肝在情志上主怒，就是生气。也就是说，只要让她生气发火，就可以把思虑这种情绪消耗掉。只要过度思虑的这种情志过程中止，这种策略被耗尽，她病就好了。

张大师说了这一通医道，这家男主人有点明白又不太明白，甚至有点晕了。可男主人管他听懂没听懂，马上表态了，不像现代有些人，非要自己把医生的方法弄明白了才接受。男主人说："张大师，本人请师用师，你说的在理，我相信你，干脆你就说怎么治吧！"男主人是多么能够理解医生啊！

好，就等你的这个态度！那我就不用卖关子了，其实治法很简单，我只要求你无条件配合，绝对服从。男主人进一步表态，这还用说，一定配合，保证绝对服从。好！这就算我们的约定了！

现在我告诉你怎么做。目的是要让你夫人生气发火，而且要不动声色地让她自己生气发火。从内心里、骨子里发火，让她不发火不生气都还不行！

好！好！但我还是不知道要做些什么呢？我都快急疯了，你就明说好吗！男主人有些耐不住了。

不急！不急！其实这很简单，你天天陪我好酒、好肉、好茶、好烟地吃喝几天，根本不要向你老婆征求意见，也不要谈开方吃药的事。你只须向你老婆透露可能要给我好多好多的银子才行，甚至你可以当她面给我重重的酬金，哪怕包几块砖头、假钞给我都可以。等你把砖头、假钞给我了，我便不和她打招呼离开你家。就这样，我的任务就完成了。

行吗？男主人犯疑了。但有约在先，医病不倒，原病相还。就当家里来了贵客待承几天罢了。破财不大，认了。

于是张大师在他家玩了几天，抱着几块破砖头走了——"多取其财，饮酒数日，不处一法而去"。

这贵妇带着希望等了这好几天。每天只见他们吃吃喝喝，从不过问一下她的病苦，早就有点生气了。这会，老公一下子还拿了那么多银子给张医生，可张医生处方都没开一个，招呼也不打就跑了。当时就气得九窍冒烟，出了一身大汗。没想到，当晚这妇人就困倦得大睡了一觉，而且一连八九天只要一睡就不想醒，总要睡个够才起来。从此，"自是食进脉平"，完全恢复了正常。

27. 叠梦方瘥

在中医心理治疗中，情志相胜理论确实可以推衍创造出一些精彩消耗生病策略的方法来。同时，我们也发现了古代中医运用设置"心锚"的方式来消耗生病的策略。

应该解释一下，"心锚"是当代神经语言程序学里的一个概念。是西方人对一种特殊心理行为关系的命名。在中国人眼里，这种特殊心理行为关系叫做"触境生情"。即是说此情境触发彼情境产生，彼情境随之替代了此情境。这个此情境便是彼情境发生的"心锚"。

用"锚"的概念来比喻这种"情境"和行为的关系。即是说，将设定的某一"情境"给出，就当启动了固定轮船的锚，轮船便开始了航行。

"心锚"也有比喻为"情感擎"的，就相当于发动机的"引擎（马达）"，只要启动马达，便带动了发动机运转，汽车就会开始跑起来。

"心锚"可以是一个符号，也可以是一个场景、一组文字、一句话、一个眼神、一个动作以及其他凡能刺激感官产生意象和情绪的东西。"心锚"的运作程序是潜意识的，它会让自己做出了某种反应或行为，还不知道是怎么回事，但事情就这样发生了，让人有一种鬼使神差的感觉。

如今，"心锚"的技巧被广泛运用于人际沟通、公关、谈判、心理治疗、催眠术以及其他凡能涉及人心理行为的人际活动之中。

因为这是一种人类社会活动中、心理行为中通常发生的自然现象。不管你认识到还是没认识到，它都存在着。所以，古代中医从五行学说和情志相胜学说中，自然推衍和创造了许多运用设置"心锚"来处理心理病症的方法。尽管那些时代，"心锚"的概念还没提出，但实际上我们中医早就在这么做了。

《奇症汇·心神篇》中载有这样一个案例：

"潘温叟治贵江令王齐，夜梦与妇人讴歌饮酒，昼不能食，如是三岁。温叟治之，疾益平，则妇人色益沮，饮酒益怠，而讴歌不乐，久之遂无所见。温叟曰：'疾虽衰，然未愈也。如梦男子青巾白衣者方瘥。'后果梦此，能食。"

古代中医的医案太简单了，也太难读了。如果不用点功夫，你还真弄不明白是怎么回事。也难怪，中医另一半的那些事，慢慢地被人们淡忘了，人们回过头来反而认为西方的那些玩意新鲜。

这个病案说的是贵江这个地方的县官王齐，三年来，每天都要做同一个梦，天天晚上梦里和一个女人饮酒唱歌直到天亮，而白天什么东西都不想吃。好了，故事我就不去编了，这结果是什么，留给各位自己想。

有位名叫潘温叟的医生给他治疗，病情有了一些改善。虽然还是天天晚上如此梦妇饮酒唱歌，但激情少了许多。潘医生评价了治疗结果说，王齐这病并没有痊愈，如果要想痊愈必须要梦见一青巾白衣的男子后，才能完全康复。后果梦此，能食。

现在我们就来分析一下这个故事。这个案例整体上看"首"梦"妇人"，"尾"梦"青巾白衣男子"。梦男子后，病就好了。从中医五行理论讲（当时的中医们就是这样认识病症，开发治法的），王齐梦妇属肝火过旺，相火内扰，总之属火。火需要平、抑，消散火气。青色在五行属肝，肝为木性，木的生长需要水的滋养，水属肾，相火为肾中之阳，木得水气即可以抑制相火，消耗相火。所以，这梦中男子要设计为青巾，取其肝木的属性来抑制相火；而白色在五行属金性，金克木，直接平抑肝火，如此相互利用，达到耗散平抑肝火的目的，所以梦中男子的主体色要设计为白色。为什么要设计为男子而不再是女人，我就不用讲了，大家心里都明白。但我要强调的是用男子来抵消女人，用以消耗梦妇生病的策略可谓独具匠心了，以上的分析不过是还原潘医生的思路。

但是，如果我们用"心锚"的概念来分析，那就是另一种天地了。首先王齐梦"妇人"便是一个触发王齐疾病策略的心锚。三年后，潘医生在药物调治取得初步疗效后，预测王齐病会复发，于是便以梦治梦，设计了一个梦青巾白衣"男子"的心锚，并以暗示的方式安置在梦"妇人"策略之后。即把梦"妇人"设置为触发，梦"男子"的"心锚"。只要梦见妇人，马上就要梦见青巾白衣"男子"，如此两个心锚折叠触发而将既存的梦"妇人"触发策略完全耗尽，故"后果梦此，能食"，从而取得了疾病完全治愈的效果。

要完全理解我这段现代化的解释，可能也还要下点功夫。不过，这足可见中国古代先人的智慧。事物总是这样的，大凡存在都有其存在的道理。人类可以用不同的认知模式去解释存在。中医用阴阳五行去解释存在，心理学用"心锚"理论去解释存在，触及的实质都是一样的。

28. 此境彼情

把"心锚"和"愿境"结合在一起，再加上内心的虔诚和信仰便是"愿望疗法"。用愿望疗法可以解释古代中医的"祝由术"，以及宗教运用的符箓，经、咒，真言等调节人心态的诸多大法。

用心锚的概念来看待现代人诸多的励志仪式，比如运动团队上场比赛前，所有人围成一圈，每个人伸出一只手，一队的人手重叠在一起，然后一起大呼一声"加油！"。这是为了通过一种仪式（心锚）激发出一种达成愿境的潜能。只要你信了，潜意识便自动为你实现愿境的达成。

下面这个故事是我顺便做的一件事。设置心锚的方式很多，最简单最直接的方式就如同我这样做：

> 瑟瑟秋风，卷夹着细细的雨粒和残叶，阵阵袭扫着她那单薄的身躯，她打着一把雨伞站在空旷的大门之外已经半个多时辰了，全身一阵阵穿心彻骨的清冷，让她感觉真有点熬不住了！终于，

她丈夫从党校大门内跑了出来！她大老远跑来，只为给丈夫送去一把雨伞。

从此，每到这个季节，她便会全身清冷，白天不管穿多少衣服，晚上不管盖多厚的被子，她就是感受不到温暖。

这是我的一位同事向我述说的"病情"。我笑了一下对她说，你这问题太好解决了！我告诉你一个方法，只要你坚信并按要求去做，这个"病症"就会不药而愈！她欣然应允了。下面就是我教给她的方法：

我让她把自己的右手轻轻握住左手的五个手指，然后开始回忆前些年的这个季节风和日丽的一个日子（她过去总会有过这种经验的）。想象自己沐浴在暖洋洋的阳光之下，温暖的气息渐渐地浸透全身。

我告诉她，这是用想象力在内心里构织出一幅活生生的图画，一个活生生的情境。一定要逼真、鲜活，就像你自己看到镜子里的你一样。这是你健康愿望的参照，明确无误的标准。如果你想象到了这种情境、这种图像，就加重一点握手的力度，愈是想象得清楚，就愈是握紧一点。如果完全想象出了那种情境、那种图像，并且感觉现在的你全身真的暖和了起来，就要把手握得更紧。当确定自己完全处于那个情境，全身非常舒适暖和的时候，快速把手松开……

我给了一些时间让她慢慢去体验……她做到了，我见她快速地放开了双手！她说："还真的有效，这会儿我全身都暖和了！"

接下来我对她说，这还没完，你要回去反复练习几次，一直到任何时候，只要你一握紧你的右手，全身立即暖和起来为止。而且以后，任何时候你都不必要这么麻烦，只是握紧右手，让全身自然地暖和起来就行了。过了些日子，我问她，她的回答是肯定——成了！

不知读者是否注意到"握手"这个细节，这就是"心锚"。我的方法就是为她设置了一个"心锚"。这个"心锚"在任何时候都可以触发一组让她全身暖和起来的神经血管形态运作程序，从而发生相应的生理改变。让她在任何时候想要暖和起来只要一握手，全身就会随之暖和起来。

这个方法看似简单，但非常有效，它可以用到我们日常生活的很多方面。比如，有些孩子总是考试怯场，你就可以训练他使用这个方法。所谓训练，就是要他反复运用成为一种习惯。就像你看见别人恨你一眼，这种眼神马上会让你感到不舒服一样。这个眼神便是不舒服的"心锚"，它是从小都习惯了的。它所对应的就是不舒服的情绪反应，不用你去分辨，它会自然发生。

29．邪不胜正

在很多神经症的治疗上，需要输入一些正能量以抵消和替代负能量，从而达成治疗效果。因此，利用愿望动机设置"心锚"，其操作则相对复杂和专业。

不过要明白一个基本点。生命活动的本质其实如同中医的观点"邪气胜则实，精气夺则虚""邪之所凑，其气必虚""正气存内，邪不可干"。这几句话合起来就是一句话，生命的整体趋势是"邪不胜正"。中医所有治法着重点都是指向维护、助长、增强生命活动的正能量——正气。人体的潜在能力也总是自觉地归向、亲和于正能量，这是一种生命的自然法则。以下例举一个病案，供各位参考，以助理解其中的技巧和奥妙：

　　　　笔者曾治疗一例特殊厌食症患者，她是一位女性，30多岁。消瘦，贫血貌。如果她不报年龄，单从外表看她就像60来岁的人。

从她描述得知，似乎从她懂事开始，就有一种非常严重的厌食现象，一直持续到现在。几乎是看见食物都感到厌恶，没有一点食欲，只是因为要活命，不得不勉强吃一点点。更有甚者，只要看到或是接触到黏腻的食品，她便立即产生恶心、呕吐的症状。多年来四方求治，就是没一点效果。

通过回溯调查发现，这位女士从小（半岁后）一直由她的外公、外婆抚养。两位老人家境贫寒，又没文化，根本不懂什么营养。只能买点白糖，然后将糯米打成粉弄成白糖米糊糊喂她。有时候白糖没了，就是白米糊也要凑合几天。好不容易才把她拉扯长大，但身体一直很差，还落下了这种病症。她说："我这一辈子都不知道什么叫'好吃'！"

我让她面对我坐着，引导她回忆童年时期，在三岁左右吃米糊糊的一次情境。她回应我说："那怎么行呢！想都想不起来了！"我说没关系，你可以想象你看见黏腻的食品吃到口里的那种感觉，不妨慢慢地试试！

她眼睛向上再向左然后向右移动，我知道她开始了回忆和想象。我把我的左手举起放在了她的右膝上，继续引导她想象：

"你在心里想象看见了你最不喜欢的黏糊糊的食品，要想得很真实，看得很清楚！当你确定你确实看清楚时，把你的大拇指动一下，用这个方法通知我，好吗？"

"好！"她继续她的想象……停了一会，我看她紧锁眉头，上腹部抽了一下，有点发呕的样子，与此同时她动了一下大拇指。此时我的左手在她右膝上用力按了一下，为视觉感官设了一个心锚：

"现在你可以想象这个黏糊糊的东西吃进嘴里的味道、在嘴里咀嚼的感觉和吞咽的声音，当你完全感觉到了，也动一下拇指……"话刚说完，看见她十分紧张，表现出恶心欲呕的反应，她动了动拇指，忍不住干呕了几次。此时我的左手紧紧压住她的右膝，为嗅觉、触觉和听觉、感官设了心锚。在此，已经完成了一个负面完整的四感官设心锚程序。

下面我开始设立正面反应的四感官心锚，我让她回忆：

"现在想想，你这一生有没有你特别想要吃的东西，而且只要吃这些东西，你才会感觉舒服？"

"我只有吃粉条煮豆腐加白菜，才感觉好些，很多时候我都是这样过日子的！"她很快地回答了我。

"好呀！现在你就来想象吃粉条煮豆腐加白菜，好吗？"

"我试试！"我看她眼球开始移动，进入了想象。我把我的右手放在她的左膝上，并且引导她正在进行的想象：

"你最好先看清楚那碗粉条煮豆腐加白菜汤，看看豆腐条、粉条、白菜，还有热腾腾、冒着热气的汤。如果看清楚了，还是动下拇指，好吗？"

一会儿，她动了一下拇指，我的右手在她的左膝上按了一下，为视觉设了心锚。

"你闻闻这碗汤的香味，还有葱花的香味。真闻到了，也动一下拇指！"

她动了一下拇指，我右手立即在她的左膝上按了一下，为嗅觉设了心锚。

"现在你想象把它们一口一口吃下去，听听咀嚼的声音，吃进胃里的声音！"

她动了一下拇指，我的右手又按了一下她的左膝，为听觉设了心锚。

"感觉这些东西在嘴里咀嚼的感觉，暖和的感觉，通过食管的感觉，全身冒着热气的感觉，全身舒服的感觉……"

一会儿她又动了一下拇指，我立即在她左膝上按了一下，为触觉设了心锚。

到此，已经完成了一个正面完整的四感官心锚程序。

"很好！现在我们来做一个练习，当我的双手同时按住你左膝和右膝的时候，你就想象吃所有的东西都像吃粉条煮豆腐加白菜那样又香、又热、又爽、又舒服的感觉。现在我们开始！如果你做到了，也动一下拇指，好吗？"

我的双手同时按住她的双膝，然后借由询问来强化正面感官的内容和讯号强度，以正面的感受来取代负面的感受，从而创造出一种第三状态：

"看到了这些吃起来很舒服的东西了吗？闻到香味了吗？听到咀嚼、吞咽的声音了吗？感觉到在嘴里的爽快了吗？"她一一都有了反应，没有任何恶呕的表现。

就这样，我将完全不同的四感官经验（不管是外在的或是内在的）通过设心锚整合在一起，创造成一种新的四感官经验。由于内在生成经验与外在生成的或"实际"的经验是使用相同的神经通路，所以用这种方式来创造一种新的四感官可能跟某人"真正的"拥有此经验是一样的有力和有效。

根据以上原理，接下来我让她自己把双手压在双膝上，想象吃任何东西都像吃粉条煮豆腐加白菜的那种滋味。让她反复练习，直到只要把两手往膝上一放，就想到吃东西很香为止。而且告诉她，以后在任何时候，在吃东西前都先把双手放在膝上压一下，或是在吃东西时有点不舒服的感觉，也压压双膝，这样什么东西吃起来都会很香的。

经过了一段时间的练习和运用，她顽固的厌食症状逐步地得到了改善，身体也开始好转。

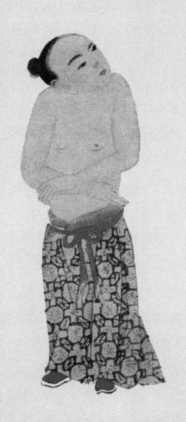

第七章　愿望疗法

　　精神病医生、心理学家、整形、按摩等，都是在利用潜意识的力量。实际上只是一种积极的态度，一种内在的认识，一种思维方法，让潜意识释放的力量。

——墨菲

中医精神心理调治技术多姿多彩，是因为它深植于华夏文化的基础，它往往将巫术、宗教、社情、民俗与医学知识结合，体现了合于自然、系统平衡、激发潜能、贴近人心、与时俱进、顺势灵活的特点，这也是与西方心理学的最大区别。

现代心理治疗中被认为最具进步意义和最为简捷的方法，都可以在中医阴阳五行理论为基础的情志相胜疗法中找到踪迹。以信念为基础的愿望疗法则融入中医的暗示治疗、自我催眠疗法、导引吐纳之中而更具特色，中医"祝由"就是这方面的代表。

信念是一种态度，是一种诚实不疑的内心认识，是一种思想的方法。信念是愿望达成的核心。无论宗教仪式也好，暗示以及催眠暗示也好，中医的祝由或导引吐纳也好，禅修、瑜伽以及诸多心理治疗的方法也好，信念都是核心。

积极、正面、慈善的信念代表了生命价值的正能量，表征的是生命潜在的再生性自然法则，是符合于道德的生命资源。它能扶正祛邪。因此，一切治法之中"扶正祛邪"便是中医治法的核心。失去信念，再好的疗法，都会失去必然的疗效。

潜意识工作的原则只是信仰。它会把每个人内在的认识——不管正、负，好、坏，积极、消极，真、善、美与假、恶、丑——不加区别地按照"既是……又是"逻辑都当作你的信念，并毫不保留地落实，产出你想要的结果。

所以，不要把信念看得那么高尚，更不要把信念看得与你无关。其实我们每个人都有信念，因为信念在决定你的想法。简言之，人的想法，就是信念。人们总是按照自己的想法活着，每天可以有各种想法。一种想法就是一种活法，改变想法就会改变活法。信念在人的精神世界无处不在，我们主张的是正面积极的信念。

1. 信念

墨菲博士说："潜意识的规律是什么呢？潜意识的规律就是信念，换句话说，你相信的就是你潜意识中的东西，这是一个永恒的真理。"

"癌症被认为是不治之症"你信吗？只要你不反对，不怀疑，内心接受，而且还找出很多例子证明这是"真理"。于是，"人患癌症必死"就是你的信仰。

"一切都可以改变，癌症并不可怕！"你信吗？只要你不反对、不怀疑，内心接受，而且还找出很多例子证明这是"真理"。于是，"癌细胞必死"就成了你的信仰。

中医的观点是"惊从外入，恐由内生"。怕鬼的人那鬼早就装在他心里了，自己心里有鬼，自己让自己害怕而已。不信，你去问问外国人，他们的鬼肯定跟中国的鬼长得不一样。但如果这"鬼"不是自己内生的，而是从外面来的，挥之还不去，"惊从外入"，那就危险了。

西方有一种跳蚤马戏团，人们可以看见很多跳蚤在一个玻璃器皿中做游戏，但这些跳蚤没有一个跳出去跑掉。要知道，如果人也有像跳蚤那样的弹跳能力，不用火箭，人就可以一步跳上月球的。可为什么这些跳蚤都跳不过一个玻璃缸呢？原来这完全是通过训练产生出信仰的结果。

原来主人在开始训练它们时，跳蚤就被放在一个有一定高度的玻璃罩下。开始这些跳蚤试图跳出去，但总因撞在玻璃罩上而挡了回来。这样跳了若干次后，它们就不再尝试跳出去了。因为它们建立起了"只能如此"的"信仰"。以后，即使拿走玻璃罩它们也不会跳出去，这些跳蚤成了自我限制的牺牲品。

其实，人也能变成这样的。过去的经历或经验比任何其他因素都更有可能成为我们的信仰限制我们的远见。我们常常以过去的成败来看待将来的机会。如果你以过去的经历和经验来认定自己"只能如此"，则"一朝被蛇咬，十年怕草绳"，你就将局限自己的远见，关闭你自己的潜能。换言之，人在很大程度上受制于"心理定势"——即心理障碍或预置。这种心理定势自然地构成了人的主观经验结构。凡在处理事情的时候，它就会自然而然地决定人的想法，由这样的想法再来决定人的做法。这种"心理定势"就是信仰的力量。

"魔高一尺，道高一丈"。产生负能量的心理定势与产生正能量的心理定势，都是信仰。无论你信的是真是假，是仁是暴，是恶是善，你的潜意识都会为你达成愿望。

因此，我们应该去发展积极向上的心理定势，就是建立一种积极、正面、科学的信仰，只有这种信仰带给我们的才是符合天德（自然法则）的正能量。

《圣经》说："无论何人对这座山说，你挪开此地，投在海里！他若心里不疑惑，只信他所说的必成，就必给他成了。"

所以，信仰不科学是非常危险的。信仰不但可以改变个人，同时也可以改造一个团队、一个民族、一个国家。信仰可以使你成为一个很有成就的人，也可以让你成为一个庸碌之辈；信仰可以使一个民族强盛无比，也可让一个国家衰败没落。信仰可以使一个健壮的人成为病者，也可以让一个病者迅速恢复健康。

不同的宗教或巫术都可能会创造惊人的治疗效果，让你感到肯定存在着一个共同的原理。最明确的结论就是人们潜意识的作用，其治愈过程就是正面积极的愿望和信仰。

精神心理治疗中需要的信心纯粹是主观信仰，只要客观意识不主动反对主观信仰，主观信仰就能起作用。

中医认为，"精、信"为"人神之质"。有"精"则"灵"，有"信"则"达"。非此，人神就失去了活动的基础。只要你有一个正常的脑，就去选择你应该信的去信吧！"出门莫说破口话，平常莫发忌讳语！"

"信"是一种思维方法，一种心态，一种内在的确定。"信"从某种意义上说，是受理性和感官排斥的；只有将这小小的、理性的、有分析能力的、有意识的头脑排除在外，信仰才能完全启动潜意识的内在动力。所以，中国人常说："信则灵！诚则灵！"这就是让信仰达成愿望唯一的条件和原则。

2. 暗示

对于中医来说，"暗示"是一个新词，哪怕从古迄今，中医们天天都在做暗示这件事，而实际上他们没把这事搞清楚，没有做出合理的解释。结果中医很多治疗行为都被当作牛鬼蛇神、封建迷信给打倒了。中医自己弄丢了另一半，与这事还有很大关系。

原本中医在两千年前就把人的意识活动弄清楚了的，即是说，中医早认识到人的意识活动有两大层次——心、神或称识神、元神，用现代心理学的词称呼就是"意识"和"潜意识"。

中医也认识到识神与元神做事的区别。同时非常清楚，要让元神正常工作，必须要先淡化识神的活动，不然识神就会干扰元神的正常工作。所以《黄帝内经》第一篇就明确提出了让元神正常工作的基本条件"恬澹虚无"。所谓恬澹虚无就是让主观意识中的念想、欲望、企图、评判等等思维活动淡化、归零。只要识神的活动停止了，淡漠了，元神就会积极主动地开展维护生命活动的工作。

那么，元神是怎么样工作的呢？中医最早认识到元神一方面按照人天合一的自然法则，自主地开展工作，不用任何人为地指示与安排布置，另一方面则是接受识神的指示和要求去工作。但是，元神对识神的指示和要求有一个重要的逻辑程序"既是……又是"。如此的逻辑会把好的要求和不好的要求都当作是为你好的愿望来实施、来实现，这就是我们平常说的"心想事成"。

比如，如果一个人天天在意识上总是装着一个"怕癌"的想法，"怕癌"这个想法老是挂在心上，这就当是意识给潜意识下达了任务。然而这个任务的实际意义并不是按"怕癌"这两个字的字面意义来理解和实施的，潜意识不会因为你"怕癌"，而执行和实现让你"不怕癌"的目标。潜意识没有辨别字面意义的能力，潜意识也不会去揣摩你字面意义背后隐藏的目的。潜意识只直接接受"怕癌"的心象和情绪。"既是……又是"逻辑会把你怕癌的心象和情绪按照"既怕癌……又是癌"的逻辑进行工作。它会按照你"怕癌"的心象和情绪为你实现"癌"的愿望。

因此，我们通常说的暗示实际就是这种过程。"怕癌"的想法成了"癌变发生"的暗示。这是一种恶性的自我暗示。

因此，不管什么暗示都是针对潜意识的，只有潜意识才能接受暗示。所有外在的情境、符号、言语等凡能让人感觉得到的感官刺激，只要意识上不抵触、不批判，都可以为潜意识所接受，转化成暗示。潜意识接受了暗示就会自动转化为一种内心的认识，这即是信仰。只要潜意识接受了暗示，它就会自动为你实施达成它认为是你所想要的目的。当这些目标实现时，它会让人觉得不可想象。古代中医在这个环节上出了问题。他们没能认识到元神（潜意识）工作的这另外一面。因此，他们不知道这是怎么回事！往往受到巫文化影响，他们把这种现象出现的正面结果归结为"神佑"，把恶劣的负面结果归结为"邪祟"。

3. 暗示的念动效应

在人们生活中，暗示无处不在，我们每天都要接受大量的暗示。如果没有意识上的理智，每一种暗示都有可能牵动我们的情绪，让我们在情绪的冲动下奔波忙碌。是意识的理智让我们作出选择和决定，哪些事可为哪些不可为。

什么是暗示？我们不妨来复制一个常做的实验，请你现在就按下面的要求操作。不要问为什么，是什么，也不要有任何的怀疑和不信任。坚信按下面的要求去做就会有出奇而令你惊讶的结果。请按下面的指令一步一步进行：

> 看着你自己双手掌面……在双手的掌根与腕关节连接的地方有一条非常明显的横纹……请你双手手掌合掌，让双手的掌根横纹对合……再将双手的十个指尖一一对合……这时你将看见你的双手是一样的长短……请再次确认你的双手绝对是一样的长短……请将双手分开，双手手心向上（对着天空方向）；先看看我下面的指令并确认这个指令的意义，然后双眼微微闭上默念下面这个指令……

指令："当我（你）双眼闭上后，我（你）的左手正被一种无形的力量助长，慢慢地长长！长长！长得比右手长了许多……长了许多……"请反复地默念几次。

大约一分钟后自动把双眼睁开……

请再次将双掌的掌根横纹相对慢慢地双手合掌。看看你的双手手指！你一定会惊奇地发现：你的左手手指比右手手指长了许多。好了，现在就试试吧！（注：做这个试验也可以两人进行，即一人慢慢念那段指令，在有省略号的地方停一下再往下念。）

这个实验，我们要求参与者意识活动归零，不作任何质疑、批判与抵触，完全、坚信地按我说的要求去做。我的要求和指令就成为暗示。潜意识对这些要求和指令会无条件接受和执行。这就是暗示。

只要潜意识接受了暗示，人就会出现一种必然的反应，我们把这种必然的反应叫做"念动效应"，即"观念产生运动，运动产生观念"，这是心理学研究的重大贡献。运动的概念是广义的，它包括了所有的生理变化和外在行为改变。它说明一切思想上的观念都可以产生相应生理和机能的变化。而反过来，生理和机能的变化又可以产生思想上的观念和情绪。

值得重视的是，前面谈到的潜意识"既是……又是"逻辑与现在我们谈到的"念动效应"，可以解释诸多的心理行为现象，可以给予那些看似神秘的东西合符科学的解释而使它们不再神秘。

4. 熔锡作银

在中医的情志相胜疗法中，运用暗示的技巧是常见的事。《续名医类案·癫狂篇》记录：

"汪石山治一人，县差拿犯人，以铁索锁犯，行至中途投河而死，犯家告所差人，索骗威逼致死，所差脱罪，未免费财，忧愤成病，如醉如痴，谬言妄语，无复知识。诊之曰：'此以费财而忧，必得喜乃愈，药岂能治哉？'令其熔锡作银数锭，置其侧，病者见之果喜，握视不置，后病遂愈。此以喜胜忧也。"

说的是汪石山医生治一个犯了疯病的衙门差人。这个差人抓到一个犯罪嫌疑人，以铁索锁了押解回府。行至途中，一不注意，这犯罪嫌疑人跳河逃跑，溺水而亡，死掉了。

这下好了，犯罪嫌疑人的家人不依，上告差人索骗威逼致死。差人要打官司了，打官司都是破财的事，要花很多钱。差人都是内行，衙门大大开，有理无钱莫进来！这里面的潜规则，他懂得很。因此他又忧、又恼、又怒、又恨，只几下就疯了。

汪医生诊断病情后，分析了病机，认为此病吃药是医不好的。他是因为担心花钱，而又无钱可花而得的病。根据情志相胜的原则，必须要让他欢喜，病才能好转。

如何能让他欢喜呢？要满足他的愿望，让他有很多银子。然而，哪去找这么多真银子呀！于是决定用锡来冒充真银，然后找了很多的锡来熔化了铸造成像真银锭一样的"银子"若干个。

银锭做好了，汪医生叫家人把这些白花花的银锭放在他身边。这疯子看见这么多的白花花银子，一下子就高兴了起来，拿了几锭看来看去，还舍不得放回去，疯病逐渐就不再犯了。

这个古代的病案，其实用的就是暗示。用假银子暗示真银子来满足病者的内心愿望。潜意识接受暗示的条件，除了要求意识淡化之外，另一个重要条件就是必须要与内心的愿望情境因素不谋而合。在这个时候，潜意识会主动不顾意识的抵触，直接地接受并立即行动起来。

5. 獭从被出

这是一个魔术性的暗示疗法，反映了古代中医运用暗示技术的灵变与智慧。即使是现代，巧妙地运用魔术来达到暗示效果，实现疗效，也无不让人惊叹！

《续名医类案·邪祟篇》载：

"宋人王纂，精针石。元嘉中县人张方女，日暮宿广陵庙门下，夜有物假作其婿来，女因被魅惑而病。纂为治之，下一针，有獭从女被内走出，病因而愈。"

说的是宋朝元嘉年代，中县有一位名叫张方的人，他的女儿有一天晚上住宿在广陵庙，到了半夜，觉得有个东西变成女婿入榻共眠。其实，当时可能是一种梦境或幻觉，但是从此此女便生病了。这种病从当时的社会舆论和文化导向来说，自然被解释为鬼魅作祟。这种导向自然是一种无形的暗示，此女内心也会是同样地认同。

现在从心理上分析，此女正值青春期，原本内在心理就有相思异性的潜在愿望。突然换了一个陌生的环境，自然增加了一点恐惧心理。在此种特定情境中，一种寻求保护的内在愿望与相思心理结合便产生了幻觉，这种幻觉又被当时社会伦理所扭曲，于是心理综合运作的结果便幻化为鬼魅，加之时代通病对鬼魅的信仰，便生成了疾病。

对于这种病，只有把鬼魅赶走了，患者的生病策略才会终止，疾病才能康复。于是家人找到当时精通针灸术的王纂医生为其治疗。

王纂医生看来是明白了这个病的原因。他只给患者扎了一针，于是马上从这女子被子里跑出一只水獭，下地一会不见了。此种情境，一家人都看得明明白白，这女子自然也亲眼所见了。奇怪的是，这水獭从被子里一跑出来，女子的病就好了。

这个病案的原文很短，并没有我翻译出来的这么多细节。但是，各位肯定会赞同我的讲法，一定会承认王纂医生扎针只是一个仪式，做做样子，转移一下家人和患者的注意力，真正起作用的还是那只从被子里跑出来的水獭。水獭绝对不会是鬼变出来的，而是王医生早准备好了的，只不过用一个幻术的方法，在扎针的时候把它放在了被子里，然后让它自己跑出来罢了。

女子病愈并不是扎针的作用，而是水獭跑走了的暗示作用。因为水獭代表的是鬼魅的化身，水獭跑了，象征着鬼魅被王医生扎针赶跑了。

6. 善禳恶，正胜邪

信仰往往决定了暗示应使用什么样的内容，和潜意识对暗示内容的接受程度。

一个人的心理行为表现，是一个综合的过程。像獭从被出那个案例中女子的疾病心理过程一样，原始的动机、现行的动机、社会流行信仰倾向、社会伦理道德观念等都要同时作用于对暗示内容接受的选择，决定暗示作用的力度。

因为以上诸多因素是作为一种经验的积累并储存于人的潜意识之中，作为潜意识防御机制中的合理参照。接受暗示的这个过程，是潜意识自动进行的，我们无法在意识中觉察到，我们能够发现和感知的只是结果。

《续名医类案·邪祟篇》记录了隐士顾欢用《孝经》治病的故事：

"顾欢隐于会稽，素有道，有病风邪者，以问欢，欢曰：'君家有书乎？'曰：'惟有《孝经》而已。'欢曰：'可取仲尼居，置病患枕边，恭敬之，当自瘥。'如言果愈。问其故，曰：'善禳恶，正胜邪，此病者所以瘥也。'"

顾欢不是医生，只是一个儒家隐士，是很有学问的人。因此，他不可能对疾病有更多的认识。但他只信仰一种观点，"善禳恶，正胜邪"，他习惯的东西就只有孔子的书。他把儒家的书当道具，用它来代表正和善。这个行为非常符合当时的文明背景和社会伦理规范。因为这些东西早就通过暗示（社会舆论导向、潜移默化）在人们潜意识中树立起了潜在的影响力。这种影响力便是文化渲染而在人们心理上所产生的"敬畏"心，它是一种潜在的信仰力。

所以，凡有人问病，他就叫别人把孔子的书找来放在病者的枕边，让病者恭恭敬敬地护着这书，想着这书，并告诉病者，只要这样做到了，病就会自己好起来。这显然是一种利用敬畏心理做直接的疾病自愈暗示。只要病者潜在的敬畏心理与疾病向愈的愿望结合起来，潜意识自然会促进生命活动向着疾病自愈的方向运作。这次病家家里只有《孝经》，他就让家人找出《孝经》放在枕边，慢慢的，这病人还真就康复了。

其实现在看起来，把《孝经》放在病人枕头边是一种形式。这种形式不过就是一种激活正能量的"心锚"，起作用的还是儒家思想通过长期社会文明暗示渲染，在人们内心里储存的潜在影响力——敬畏心。这种影响力是正与善，是正能量。这种正善的正能量与人体内部正气与病邪的抗争程序和运作机制是完全一样的。只要病者虔信奉行，体内的自愈能力就会自动运行，促进疾病痊愈。

所以形式并不重要，重要的是通过这种形式实现了让疾病自愈的暗示。

7. 暗示疗法

以上几个古代中医治病案例所用的方法，现代医学给了一个名分叫

"暗示疗法"。因此暗示疗法也不是什么新玩意,中医早就会用,只是没有认真去总结和作出合理的解释。

现代医学家们曾做过这样的试验:用面粉做成和某种治疗专门病症完全一样的药丸并采用同样的包装,然后分发给患有这种病症的100位患者服用(当然绝对不能事先告诉患者这是假药)。这100名患者服用面粉做成的药丸后,其中有65名患者在预期的时间内病症无一点好转,而有35名患者在预期时间内完全痊愈,医学上把这类治疗方法叫作"暗示疗法"。

这个试验成功的要害是吃药人的愿望和信仰。第一,他们希望自己的病痊愈;第二,他们相信这些药丸能治好他们的病。这是一种让疾病自愈的暗示,我们把它称为积极的、良性的暗示。也就是说,积极、良性暗示完全可以治疗人类相当多的顽症。

心理学家也做过恶意、消极暗示使人伤病的暗示,如前面我已讲过西方有名的烫伤试验。

本人也曾作过"意针"试验。即用银针扎针灸模型人上面的穴位,并告诉患者,扎这个穴位就等于扎他身上的同一个穴位,这样可以克服扎针的痛苦,而且还要出现比直接扎患者身上的穴位可靠的反应和疗效。结果,患者酸、麻、胀、串的扎针反应都出来了,疗效与直接扎在身上一样。

积极的暗示可以做好事,消极的暗示可以做坏事,还可以杀人。早些年我曾听一个医学专家讲到一个暗示杀人的故事:

俄罗斯(沙皇时代)有一个巨商。凡他看中的女子他都会不惜一切手段占有,然后在洞房夜将其杀害。他而以此为荣,以此为乐。

眼看一个个无辜女子死于他手而全社会却无可奈何。这个巨商成为当时社会一大害,人们都希望能除掉他。

有一次，他又看中了一个中年女子。那是在一次集会上，这个女子的气质和超凡的风度打动了他。照例，他很快就让这个女子同意嫁给他了。

　　洞房夜，他满嘴酒气，趾高气扬地来到这个新夫人身边，对那女子说道："哪怕你百姿千态，娇媚动人，但现在你是我的了！而且你将很快地从这个世界消失！哈！哈！哈！哈……"面对唾手可得的又一次野性的满足，巨商简直到了得意忘形的地步！

　　这时，那个女子温存地走到巨商面前诚恳地说道："今晚我将有什么样的归宿，早有所闻。不过能嫁给你，哪怕是一天一宿，我也知足，因为我现在是全俄罗斯最富有的贵夫人了！只要能让你欢心，我愿意献出我的一切。"巨商听罢，更加得意地说道："那是当然！那是当然！哈！哈！哈……"

　　女子从桌子上端了两杯红酒，把一杯送到巨商的手上，对巨商说道："我们夫妻一场，喝了这杯交杯酒，我就算把整个人交给你了……"巨商接过酒本能地一饮而尽，丢掉酒杯就向那女子扑了过去。

　　只见那女子退了开来，用严正的语气对巨商说道："你这个恶贯满盈的野兽，你知道你喝下的是什么东西吗！那是我早先为你准备好的毒酒！你马上就要心脏破裂、七窍出血而死……这阵子药性已经发作，你已经没力气走到我身边了，我就是站在你面前，你也不能奈我何……"

　　巨商听罢，如雷霆贯耳，脑子里嗡的一声，全身像瘫软了一样，挣扎着伸手向女子抓了几下，怎么也伸不出去！

　　这时那女子将双手伸向天空，大声道："死难的姊妹们，我为你们报仇来了！你们快看，这个野兽喝下了毒酒，毒性发作，全身瘫软，呼吸急促，心跳剧烈，快爆炸了！姊妹们！现在是报仇倒计时了。这个野兽最后还有十秒钟，就要心脏破裂、七窍出血而惨死了。

我们一起来数数，10、9、8、7、6、5、4、3、2、1……"只听嘣的一声，巨商七窍出血，倒地身亡！

原来，这个女子是一名很著名的心理学家，她是受命专门来惩治这个恶魔的。她正是巧妙地应用了心理暗示的方法，才把这个专横跋扈的恶魔处死，为民除了一大害。实际她给巨商的红酒根本就没有毒药，真正起作用的是她不失时机用的一系列具有杀伤力的语言暗示。

暗示总是在无抵触对抗的情况下，通过一个视觉的感观、一种场景、一句话、一个表情、一段音乐、一种气氛、一幅图画、一个符号、议论、行动、服饰、香气等对人的心理和行为产生影响，使其接受有暗示作用的观点、意见并自动启动"念动效应"，按暗示的内容去行动。暗示总是让人不知不觉地跟着别人的思路走，或善或恶，或喜或忧。

接受暗示是人类心理方面的正常特性，它"不从正门，而是从后门"进入人的潜意识，它不受人的主观意识的批判和抵制。暗示有一定的明显性和隐晦性，两者是统一的。一般来说，暗示的一方总是把意图藏起来，再通过暗示让对方知晓。因此，在应用暗示时，应注意暗示以无批判地接受为基础，不需付诸压力，而是让人不知不觉地自然接受。

8. 暗示与自我暗示

暗示是向他人传达刺激信息，引起他人注意和联想并决定行动；自我暗示则是自己向自己发出刺激信息影响自己的情绪、意志和行动。

有意向他人直截了当地发出刺激信息，使其迅速地不加考虑，不会引起抵触地接受，以达到预期目的的暗示就叫直接暗示。如广告"一步到胃"，药名"头痛粉"，这样的广告词，是一种直接暗示，人们一看就知道只要胃不好就买"一步到胃"吃，头痛脑热就买"头痛粉"吃。

向他人发出比较含蓄、不显露动机、不明指意义的刺激信息，让他人从信息的内容去理解、联想而接受其暗示，称为间接暗示，如"劲酒虽好，可不要贪杯"。

发出暗示后，受暗示者作出了与暗示性质相反的反应，就是反暗示。

反暗示分有意反暗示、无意反暗示两类。有意反暗示就是故意说反话以达到正面效果，如军事上常用的"声东击西""欲擒故纵"等方法，以及日常生活中的"激将法"，所利用的都是有意反暗示。

正面的暗示无意中起了相反的效果，称为无意反暗示。"此地无银三百两"的笑话就是这类暗示的典型例子。

利用名人、明星、名牌对他人的心理和行为产生影响称为权威暗示。这在商业活动中普遍存在，人们天天都会看到。

依靠思想、言语（祈祷、咒语、经文、真言或自己设计的祝愿词、行动目标句组等）或符号（信物、符箓或其他符号），自己向自己发出刺激，以影响自己的情绪、意志和行动的称为自我暗示。

自我暗示又分积极自我暗示和消极自我暗示。积极自我暗示是指自己的行为达到暗示预期目的的暗示。消极自我暗示是受暗示者对积极的暗示内容产生一种抵触或逆反的自我贬低、自我否定性暗示。自我暗示是"意识"与"潜意识"之间互相沟通的桥梁。通过自我暗示，可以使意识中最具力量的意念转化到潜意识里，成为潜意识的一部分。也就是说，我们可以通过有意识的自我暗示，将有益的积极思想和感觉洒到潜意识的土壤里，让我们在行动中减少因考虑不周和疏忽大意等招致的破坏性后果。我们每个人都应主动地、自觉地掌握和运用积极有益的暗示，抵御那些消极不利的暗示。

实际上，人类一切思想活动都是一种暗示和自我暗示的过程。所有的文化、教育、宗教、信仰、师表、模范都是正面的积极的暗示，所有本能的、缺乏公德意识的自由联想都是消极、危险的暗示。

无论哪种暗示，都将最终成为一种意识形态进入人的潜意识而最终决定个人的人格特质、能力、和行为特点。

所以，人类社会鱼龙混杂，真伪、美丑、善恶并存。一个没有文化、没有信仰、没有敬畏心理的社会是非常危险的。一个以自我为中心、缺乏教养、没有人生目标、没有生活准则、没有理智的人更是危险的。

教育和接受教育实际上就是营造一种积极正面的暗示气氛，用科学和理智去充实潜意识的正能量，让潜意识本能地为你的个人能力服务。

我们常常会听到这样一句话："功到自然成。"功就是下功夫学习；下功夫有意识地培养我们的良性人格，培养我们勇于成功的精神；下功夫培养我们成就事业的能力；下功夫自觉地接受一切良性的、正面的、积极向上的暗示并不断地自我暗示。只要你的知识、你的人格精神都以一种自觉、自律、进取、向上、宽容的风格在你的潜意识里定了根，潜意识就会鬼使神差地帮助你实现你的人生梦想和愿望，这就是"自然成"的境界了。到了这种境界，你就会真正"心想事成"了。

9. 催眠暗示

暗示是针对潜意识的，只有潜意识才能接受暗示，而意识总是站在批判的立场阻止和干扰潜意识接受暗示。因此，潜意识接受暗示必须具备两个最基本条件：一是让意识放弃批判，二是让潜意识乐于接受。要符合第一个条件，最好的方法是让暗示绕过意识的门槛；要满足第二个条件，就是要让暗示内容符合潜意识中潜在的愿望。满足这两个条件的最好方法就是催眠。即是说，在催眠状态下，潜意识最容易接受暗示。因此，心理学把在催眠状态下进行的暗示叫做催眠暗示。

要让人达到催眠的状态，需要运用一系列技术，这些技术被称为"催眠术"。

"催眠"这个名称是西方心理学家习惯性的称谓，因为有一个"眠"字，所以给人们造成了实际上的许多误解。人们通常会把催眠术理解为让人睡觉的技术。

实际上，只要让人处于注意力指向性专注的状态，或者是让意识处于恍惚、不知所措、疲惫懈怠、盲从的状态，或是处于类睡眠、似睡非睡的状态，或是极度的信仰、敬畏状态等，这些精神心理状态都是催眠状态。

因为在催眠状态下，人还是清醒的，意识还在活动，并没有像睡眠那样，意识处于全面的休息。被催眠的人还能够通过意识的感知能力感觉到周围的存在，能够听明白催眠师说的话，能够按催眠师暗示的内容做出反应和行为。所以，催眠并不是让人睡觉，而是让人无批判、无抵触地接受催眠师的暗示，并不折不扣按照催眠师给出的暗示内容做出相应的反应。

催眠与暗示是一对孪生兄弟。催眠只是为暗示创造出最佳的接受条件，催眠只有通过暗示才能达成对被催眠者实施控制的目的。

我们前面讲到的很多古代中医的医案，其内涵都包含了催眠暗示的性质。因为这些治疗方法都是让潜意识直接受了暗示，而达到了治疗效果。因此，这些方法不经意间，都带有催眠术的性质。

10. 催眠术

现在我们应该明白，催眠术并不是什么神秘的东西，神秘是人们自己弄出来的。我们每个人都有催眠别人的本事，因为催眠术其实是很简单的事。只要你能让别人乖乖地听你的话，并不折不扣按照你说的话去做，而且还做出了你所想要的效果，这就相当实施了催眠术。

其中的关键是别人如何才能乖乖地听你的话，不折不扣按照你说的话去做。只要你把这两个问题解决了，不管你用了什么方法，这些方法都可以叫催眠术。

比如我在"遇上活神仙了"那个医案中讲到的韦虚治吕猗母足病的事，韦虚的做法是"去须数步，瞑然而坐，有顷，曰：'扶起夫人坐。'"就这么简单。虽然韦虚那个年代，他不可能意识到他用了催眠术，但我们用现代催眠术的一些观点来分析，其实韦虚不自觉地用到了催眠术。

我们看到，韦虚来到病者面前，不闻不问，只走来走去走了几步，然后便打起坐来，打了一会坐，突然就命令家人把病人扶起来站着！站着站着，干脆叫扶持的人放手，让病人自己走了起来。十几年不站不走的人，一下就能站能走了，治疗目标也就实现了。

韦虚的做法如果用催眠术来分析，他的第一步是制造一种神秘的气氛，制造一种感觉。但是，我们不能忽视，病人内心里本来就有一种站起来走路的愿望。这种神秘的感觉与本原的愿望连接起来，在病人心里自然会建立起一种强烈的期盼。这种强烈期盼在当时的文化背景下，又自然包含了一种对神灵的信仰与敬畏。有了这强烈的内心期盼和潜在的信仰与敬畏，病人意识中的批判能力自然被冲淡了。除了批判能力淡化，病人还会在好奇心理作用下将期盼放大和围绕信仰、敬畏产生很多各式各样的联想。

此时，韦虚抓住时机，在事前不做任何解释和说明的情况下，突然叫人扶起站立。这个行动突然将病人所有正在进行的思维、联想打乱，让她的意识来不及去思考和选择，她只能接受站起来的暗示。当扶持的人放开手后，站起来的暗示得到强化，病人潜意识自主地运作站起来的行为，所以她站住了。十年没自己站起来过的她，此刻瞬间在潜意识中获得了能够站起来的暗示。既然能够站起来，走路就不成问题了。

韦虚的这个方法用到了催眠术中的一个技术——"紊乱技术"。

所谓紊乱技术就是有意地将对方正在进行的逻辑思维搞乱，当对方思维逻辑处于紊乱的时刻，抓准时机，及时给出暗示。这样意识就失去了批判的能力，给出的暗示内容只要是符合对方的愿望或是潜意识乐意的东西，暗示自然就被接受而产生念动效应，产出行为结果。

催眠术除了"紊乱技术"外，我们前面谈到的"打断技术""消耗技术"，还有"过度负载技术"等都是非常有效的催眠技术。因为通过这些技术都可以让被催眠的人意识恍惚、不知所措，失去批判的能力，让暗示绕过意识这道门而直接进入潜意识。

当然，用技术让被催眠的人进入一种睡眠前期的意识松懈状态，就像我们平常打瞌睡时，思想一片空白，上下眼皮打架，似睡非睡的状态，这时候也容易接受暗示。所以传统经典的催眠术，大多数都是以诱导睡眠过程来实现催眠的，这也是催眠术被误解的原因之一。

11. 专注愿望亦催眠

催眠术除了上面介绍的让意识失去批判能力的技术外，另一个非常重要而通俗的技术便是"专注技术"。专注什么？好奇容易引起专注，给予愿望的希望容易引起专注。

专注是意识的主观活动，只要意识处于专注状态，意识对现实的其他存在不再感兴趣，而很容易将专注的事件与愿望形成一个两点循环的连接，这是一种思考路径的连接。这种连接自然地进入了"既是……又是"的潜意识逻辑，从而让意识失去批判能力。此时暗示很容易地就进入潜意识，只要暗示进入潜意识，必然会出现念动效应，这是不可抗拒的生理心理过程。

还记得前面的手指长长试验吗？现在你可以同时进行两种试验：先做一次不好奇、不专心、思想上保存质疑态度的试验，然后再做一次好奇、专注、愿望长长、完全相信能成的试验。过程和前面介绍的一样，两次都用同样的方法，只是把态度改变一下就行，然后对照一下结果。如果你做到位了，肯定结果不一样。

"情人眼里出西施""一见钟情""美女外交"都是专注愿望催眠的写照。在此种情境中，意志力受到巨大冲击，专注力被吸引，意识的批判力恍惚漂移，再加上几杯冷酒下肚，对方说什么都是真理了。

在日常生活中，有经验的公关人士、促销员、江湖骗子，往往会利用人们普通的愿望，来引导对方的精神专注力以达成实际的催眠效果，让对方毫无抵触地接受意见和观点。让对方毫不犹豫、心甘情愿地花钱。

普通的愿望可归纳出若干种，以下这些种类是人们最基础、最普通的愿望。只要围绕这些愿望，加以引导的强化，就很容易将人催眠。一旦你沟通的对象被你催眠，你说什么他就会相信什么，并且会按你说的去做。

12. 人类灵魂的双刃剑

催眠术从来都是一把人类灵魂的双刃剑——怀柔道德或纵念作恶。用它来做好事不得了，做坏事也了不得！催眠术不神奇，也不是新玩意，从古到今都存在。我们在一些武侠小说中经常会看到什么"障眼法""定身术""迷魂术""隐身术"之类的东西，其实本质上就是催眠术，只不过是用催眠做了坏事而已。

人类社会从来都有正邪之争，这是众多武侠小说不变的主题。那些江湖盟主及帮派成员都被描写成修炼有术、能力超凡之辈。

从科学的观点看，古代之修炼，就是自我催眠暗示的训练。在催眠状态下，无论是正面、积极的自我暗示或是反面、消极的自我暗示，都会使修炼者的身体功能、生理反应以及主观体验、行为动机（人生观、价值观）按照暗示拟定的内容发生变化。简言之，催眠暗示可以改变身体机能，同时也改变人格。催眠只是一个过程，暗示的内容取向决定结果。

正善之人往往采用这种方法对自我进行人格塑造，提高自我身体素质、思想境界、工作能力，以利己、利民、利国，所谓修身、齐家、治国、平天下；邪恶之徒往往利用这种手段犯罪作案，坑害愚弱无知。"迷魂术"实际上就是催眠犯罪。被催眠的人往往不自主地瞒着家人，倾其所有，将钱财、存款、饰物交给一个素不相识的人。这种情况在当今社会屡屡发生。受骗的人多半是家庭主妇和老人，但亦有知识界人士受害的事件发生。

德国《催眠状态中的犯罪》一书中记载了一个著名的利用催眠术犯罪同时又利用催眠术破案的案例——"海德堡事件"：

1934年夏天，德国警方交给法医麦尔医生一个案子。E先生指控："有人使我妻子不断产生各种疾病，并借此不断向我妻子索取大量钱财。"麦尔医生展开了调查。

一开始，他毫无线索。因为E夫人根本回忆不出使她陷入窘境的人究竟是谁。她只能回忆起"那人把手放在我额头上，我就迷迷糊糊地什么也不知道了。"麦尔医生对E夫人进行了精神的医学鉴定，证明E夫人没有任何身体及精神方面的疾病。麦尔医生判断：E夫人一定是被别人催眠后接受了强烈的"后催眠暗示"，她失去了对所发生事件过程的全部记忆。麦尔医生决定用催眠术来唤醒和恢复

E 夫人的记忆。

经过多次的催眠诱导，E 夫人终于回忆起了初次与罪犯接触的情况。

"那是在我还没有结婚之前。有一次，因胃部不适，去海德堡看病。在公交车上，那人就坐在我的对面。他主动与我打招呼，我们就聊起天来。在谈到我的病时，他对我说，我一看，就知道你有胃病。他自称 P 医生，而且是专治胃病的权威。"

"到了目的地，他陪同我下了车，请我喝咖啡。我有点为难，但他提起我的行李，热情地拉着我的手，亲切地望着我的眼睛，说道：'好了，我们走吧！'不知怎的，我就迷迷糊糊地跟着他走了。那时候，我似乎没有了自己的意识。从此，我总是在海德堡车站前与他见面。但是，我总想不出当时我在哪里看的病。"

听了 E 夫人的回忆叙述，麦尔医生断定，E 夫人接触的这个罪犯是一个精通催眠术的老手。而且认识到，E 夫人在婚前已接受了催眠暗示，而婚后还一直与 P 先生来往，完全听其指使，并失去过程记忆。要查清全部真相，必须找回 E 夫人的全部记忆。

一次，警方捕获了一名作案手法与 P 医生相仿的男性诈骗犯。麦尔医生便立即带 E 夫人前去指认。E 夫人一下就确认那个男人就是 P 医生。但不久，E 夫人又否定了她自己的指认，那个罪犯也否认与 E 夫人认识。案件的侦破一下子陷入了僵局。

麦尔医生认为，E 夫人决不会违反"人只要经验过一次，就绝不会完全遗忘"这个心理学法则，E 夫人之所以否定她自己的指认，是因为罪犯对她进行了反复催眠的结果。于是，麦尔医生对 E 夫人进行了更深入的催眠……最终，E 夫人的记忆完全恢复，把号称 P 医生的罪犯犯罪经过彻底地揭露了出来。

原来，P 在 E 夫人婚前便对她进行了催眠并奸污了她。以后，P

又利用催眠术驱使 E 夫人卖淫，坐收渔利。E 夫人婚后，P 又利用催眠术暗示 E 夫人患有多种疾病，并且必须在他那里治疗，以不断收取 E 夫人的治疗费。当 E 夫人一种病好了后，P 又暗示她患上另一种病，使 E 夫人不断生病，不断地付给 P 治疗费。终于，E 夫人的丈夫对此产生了怀疑，准备报警。P 知道后，便用催眠术，暗示 E 夫人的丈夫另有新欢，驱使 E 夫人憎恶其丈夫，并企图谋害她丈夫。当 P 的阴谋失败后，P 以催眠术暗示指使 E 夫人自杀，以毁灭罪证。每次事情做完后，P 都对 E 夫人施以"后催眠暗示"，指令她必须忘记所发生的一切，否则就危及 E 夫人的生命。

警方根据 E 夫人在深度催眠状态下的记忆，展开了调查，找到了很多 P 的犯罪证据和证人，P 终于认罪伏法。

由此可知，催眠术实在是人类灵魂的双刃利剑，用得适当与不适当，结果有根本的差别。

13. 后催眠暗示

暗示、催眠暗示、后催眠暗示，这几个词汇一个接着一个映入眼帘。这几个词非常专业，我们有必要把它们区分一下。

所谓暗示，是指潜意识直接接收到信息并产生念动效应的过程。这种暗示叫一般性暗示，如日常生活中看到广告之类，或是我们去揣摩别人话外之音的过程，被我们自己感兴趣的事所吸引之类。

催眠暗示，是指利用催眠术将别人首先催眠，然后在催眠状态下给出暗示信息，让潜意识在催眠状态下直接接受暗示的过程。

后催眠暗示则不同了，它会产生特殊的行为效果。后催眠暗示是指给催眠中的人一种特殊的暗示内容。注意了！后催眠暗示与催眠暗示性质是一样的，只是暗示内容上有区别。后催眠暗示内容是指被催眠的人从催眠中清醒之后才会出现的反应。这个"之后"就有讲究了。它可以是醒来过后立即出现，也可以是几分钟后、几个小时后、几天后、几月后、几年后，或是在某种情境出现时，随时出现，如使用"心锚"技术之类。

比如，当别人在被催眠中，你告诉他："一会我会唤醒你，当你醒来后，现在所发生的一切，你都不会记得的，就像没发生过什么事一样。"那么，这个人从催眠中清醒过来，他就会不知道之前对他催眠的整个过程了。

前面讲到那个 E 夫人，每次都被 P 施加了失去他们交往记忆的"后催眠暗示"。所以，E 夫人连 P 是谁都记不得了，但她就是要鬼使神差地与 P 交往、做事和没完没了去找 P 看病。

迷魂术，其实就是利用"心锚"技术实施后催眠暗示的效果。E 夫人与 P 的那些事也是这种技术的结果。

"后催眠暗示"所利用的是人类潜意识固有的一套工作机制，催眠术只是掌握了这种机制的规律，并不是多么神秘的东西。

14. 有效身心治疗法

用催眠术治疗疾病的方法，在人类医疗活动中是最早出现的，从事这种职业性活动的人都是代表神权的"巫师"。由于科学的进步与发展，以及神权的覆灭，这类活动逐渐从医疗活动中隐退和消失。

历史往往就是这样，职业巫师的消失并不等于这类治疗方法的失落。它总是以变换的方式不断出现在人类医疗实践之中。气功疗法以及科学催眠术就是在这种历史现状中产生和发展起来的。之所以这类方法顽固地存在于人类文明之中，那并不是在于它所以存在的形式，而是在于它的确实效果，否则它便不会有如此顽强的生命力。

现代医学的发展证明，人类疾病，特别是现代文明病，一大半都是心身疾病。只要解决了心理因素，这一大半人类疾病就可以减少发病率，同时也很容易治愈。这个观点跟中医的观点是一致的。因为中医从来就是把对精神、心理的调节、治疗放在首位。催眠术之所以有存在的理由，就是它在身心治疗方面的独特效果及魅力。

在第二次世界大战后，催眠便成为世界医学界热门的话题。这时，催眠疗法除了应用于精神类疾病外，还被广泛用于内科、外科手术、妇产科、皮肤科、牙科等各个领域。

所以，催眠疗法除了对癔症、神经衰弱、恐惧症、忧郁症、强迫症、焦虑症等精神神经症有效外，对一些行为或功能障碍如尿床、偏食、口吃、应考怯场症、性功能障碍等疾患都有确切的疗效。不单如此，其他类型的疾病，如果科学合理地配合应用催眠疗法，在保证常规治疗的前提下，对缓解某些症状、平衡患者心理适应能力、增强患者战胜疾病信念方面可以发挥很直接的作用。

一个很现实的问题是医学上从来没有包治百病的方法，催眠疗法也不可能包治百病。譬如对于某些生理性疾病，使用催眠疗法可能带来负面的作用，尤其是心脑血管疾病患者；脑器质性损伤同时伴有意识障碍的患者，使用催眠治疗可能使其症状加重；冠心病、动脉硬化患者，在使用催眠治疗中可以导致情绪波动而产生不良后果。精神分裂症患者一般也不能随便滥用催眠治疗，弄不好，只能加重患者病情，一发不可收拾。

我们只要以科学的实事求是的精神，正确地理解和准确掌握催眠术的原理、方法和技巧，合理、恰当、巧妙、有针对性地使用催眠疗法，就能体验到催眠疗法在医疗中的真正价值。

在催眠术的实施过程中，得出了两点对了解人类潜力十分重要的发现：（1）证明了人类心灵的无意识（潜意识）状态确实存在；（2）人们在催眠状态下往往显示出自己的多种才能，而这些才能在清醒时不一定会显露出来。在催眠状态中或经过"后催眠暗示"后，有的人表现出更大的信心、更强的体力、更健全的记忆力、更多的创造性想象能力，更重要的是，表现出他们在正常情况下从未显露过的才能，而这些才能通常都是带有创造性的。

人人都知道，人最难于战胜的就是我们自己，而我们自己最缺乏的不是别的，那就是"信心"。催眠术能首先给予我们的是信心，然后也给予我们超常的体魄、智慧、才干和能力。因为这些，都可以运用催眠术培养和激发出来。

所以，对于催眠术，只要你能科学地了解，诚心诚意地接纳，它会驯服地成为你忠诚的朋友、无私的助手。

15. 催眠治疗示例

在前面的段落，我们似乎谈催眠术的坏话太多了，而且好像与医疗没多大关系。我只不过是让你全方位地了解催眠术，了解中医。

类风湿病在医学上属于免疫性疾病。我的一名类风湿病患者，在治疗过程中，病情控制得很好。

一个夏天的晚上，她与家人非常兴致地一起到公园去观看烟火。突然间，下起了倾盆大雨，所有的人都不及防范。她淋得通身透湿，家人赶紧将她送回家中，当晚便出现全身关节从来未有过的疼痛，吃过两次解热镇痛药，也无济于事。

第二天正值星期天，一大早，她家人向我电话告知了情况。我通知立即将其送到我的诊室。我赶到诊室后，见患者十分痛苦地呻吟着，移动身躯都要两人扶持。

因患者一直在规范的用药之中，我决定用中医的导引术（催眠疗法）缓解全身关节疼痛的症状：

我让她家人扶持她平躺在治疗床上，用手掌轻轻压在她的额头上。

"放松下来，一会工夫，你就不会痛了。"我告诉她。

接着我便开始进行言语诱导：

"我的手压在你的额头上……凉凉地……重重地……是的……凉凉地……重重地……凉凉地……重重地……

"现在你全身都有重重的感觉，就像我的手压在额头上那样，重重地……重重地……动都懒得动一下。是的……重重地……懒懒地……重重地……懒懒地……重重地……懒懒地……啊……倦了，那就闭上眼睛吧……

"静静地……静静地……闭上眼睛……

"额头凉凉的……身子重重的……周围静静的……额头凉凉的……身子重重的……周围静静的……啊！多舒服啊……"

患者呼吸开始变深，我将手掌移到她的小腹表面，随着她的呼吸轻轻地提按，呼气时手慢慢地压下去，吸气时慢慢地提起来，以此刺激加深她腹式呼吸的深度。

当患者出现有规律的自主腹式呼吸后，我逐渐停止提按手法，并开始言语暗示：

"现在我的手心正在产生一股热气……热热的气流正透过你的衣裳……透过你的皮肤……透到你小腹的中心……

"你小腹正在积聚这股热气……小腹中心正行成一个热热的气团……那是一个小小的太阳……

"温暖的阳光在你的体内普照……照到你身体的每一个部分……照到了每一个关节……

"你沐浴在这温暖的阳光之中……所有留在体内的寒气、湿气都变成一阵阵蒸气……蒸发而去……

"你的双手、双足感觉到发热了……手、足重重的……热热的……重重的……热热的……

"阳光真好……你品味着阳光给你的恩赐，享受着阳光带给的温暖……全身都沉浸在温暖、幸福的感受之中，就好像回到了童年那段最活泼、最美好的时光……

"真好，真好……好了，就让这个小太阳留在那里，任何时候，只要想想这个小太阳，你的关节就不会再痛了。"

这时，患者非常平静，呼吸很有节律，而且脸上泛起了一层柔和的红晕。我开始了唤醒操作：

"好了！现在我开始数数。当我从 5 数到 1 时，你就睁开眼睛，慢慢地坐起身来。很好！5—4—3—2—1……"

她睁开眼睛坐了起来。我叫她双手搓热，擦擦面，梳梳头。然后她自己下了治疗床，在室内活动起来。我知道，她正在感受治疗的效果。

"好舒服！一点都不痛了。"她自言自语地说到，脸上充满了如释重负的表情。

类风湿病能否用催眠术治愈，目前还没有实验报告。但实际上，无论任何疾病的患者，只要进入了催眠状态，精神就会稳定下来，心理紧张、焦虑不安也会自然地缓解许多。这样，不但能够消除因病痛造成的身心疲惫，同时也能保持自律神经系统的有序及调和，解除因疾病造成的长期心理忧郁，实现心理平衡，有利于疾病的治疗和康复。

而且根据中医"寒者温之"的理论，在催眠内容上，进行温热意念的暗示诱导，在"念动效应"的作用下，让患者产生全身温暖的实际效果，从而增强了体内血液特别是末梢循环，达到了温经散寒、行气止痛的目的。

16．中医之催眠

在古代中医的很多医案中，其实都用到了催眠术。但大多数情况下，患者都是在不知不觉的情况下接受了催眠暗示而实现了治疗效果。

随便说一个问题，迄今为止，一般认为科学催眠术已经形成了三大流派。它们是"独裁派""实验派"和"自然派"。古代中医心理治疗，我们可以勉强把带有催眠色彩的部分归属于"自然派"的范围。因为它自然、灵活、不拘形式，总是跟随患者现有病症特征，巧妙而又不留痕迹地暗示引导病症自然向愈。

但中医的方法与科学催眠术有一个根本的区别。科学催眠术始终保持着来访者导向的原则。即是说，科学催眠术针对的人群，总是那些明白催眠是怎么回事，和自愿接受催眠治疗的人。就像现在的人，他指名就是去找西医看病，或是专门去找中医看病一样。他们的目标非常明确。专门找西医看病的人，你要给他扎针灸，他就会明确表态不接受。

而中医没有这个限制，中医坚持的是辨证施治的原则，非常重视因人、因时、因地制宜治疗的个性化特征。只要辨证清楚，方法自然就跟上了。患者并不会感觉到医生是在为他做了什么，就像是在给他检查，讲故事，拉家常，打比喻，安慰，或是干脆什么都不做，或是丢下一句话，制造一种情境，然后溜之大吉。

但是，中医也有来访者导向的部分，这些部分大多都是从"巫"那里分化出来的，专门用于调治疾病。比如说中医最古老的"祝由术"便是针对那些专门来接受祝由治疗的人。这些人，明白祝由是怎么回事，他就是信你这个。所以，唐朝的大国医，现在中国民间尊称为药王的孙思邈在他所著《千金方·禁经》中说"不得与不信人行禁"（"禁"是祝由中的一种方法）。科学催眠术也一样，不信你那套的人，你非要给他做催眠治疗，也是很难成功的。对这样的人，用中医那套比自然还要自然的心理疗法，那是再适合不过了。

中医祝由术主要用禁、咒、祝、符加之一定的仪式来治病。这与科学催眠术必须要一个诱导过程，在性质上是一样的。然而祝由具体是怎么操作的，我们只能从民间散存的一些东西中去发现一些踪迹，但这些东西应该说都不是古老中医祝由的原貌，从操作过程上看，都带有现代催眠术的性质。

17. 观花游冥

我们不妨从民间活动来了解祝由与催眠的关系。我们在这里重点是以科学的观念去解释它的过程，并不注重它的内容。

《黄帝内经·贼风篇》岐伯曰："先巫知百病之胜，先知其病所从生者，可祝而已也。"

"观花游冥"就是流行于民间的一种祝由术。巫先知其疾病与祸福是已亡的先人作祟，因此用这种方式进入阴冥之中去找出原因，然后了却亡灵的心愿，便可让病人康复或消灾灭祸。这就是巫婆应用此法的理论依据。对照《黄帝内经》中对祝由的描述，可认为"观花游冥"这种形式即是"祝由"。

下面，我们以现代科学催眠术的理论来对此进行实地的剖析：

仙娘（巫婆）作法，将一些"火焰"低（催眠易感性强）的人送去地府花园，观看在世人的花树，以断定在世人的运气、健康、病苦及寿缘。对于病者，还要找出是何"亡人"（死去的亲人）作祟。了解作祟亡人的要求，以便仙娘作法破解，使病得愈。

18. 扮演被催眠

前面我们讲了很多催眠术的事，因为这与中医心理治疗的关系太密切了。不讲清楚，不小心就会把中医的另一半丢个干干净净。但是讲多了，又会让人感觉催眠术深不可测，会起副作用，让人敬而远之。

其实催眠术太简单不过了。因为很多人不明白催眠的道理，而心理医生们又不可能对每个人去讲明这个道理，所以就必须弄出这个、那个方法来从技术上去把别人催眠，然后以便实施治疗。

事物总是这样，越是简单就越接近真理。心理医生这个方法、那个方法，其实就是让接受催眠的人产生一种主观的态度。这个态度也太简单不过了，那就是："我信任你，我这个人就交给你了，我会不折不扣听你的话，照你说的做。"

这就如同美国西点军校里有一个广为传诵的悠久传统，凡遇到军官问话，只能有四种回答"报告长官，是！""报告长官，不是！""报告长官，不知道！""报告长官，没有任何借口！"除此之外，不允许多说一个字。这就是一种被强化的主观态度。这种态度不允许对长官的任何指令有批判。因此，长官的任何指令都会直接由潜意识接受，立即运作并产出敬业、责任、服从、诚实的自然行为。可以说，西点军校教出来的军官，始终保持着催眠工作状态，潜在能力可以得到无阻碍的发挥。

所以，接受催眠就是一种主观态度。持有这种态度，叫你上刀山、下火海，你都不会抵触，这样，你就会体验到催眠的力量和催眠给你带来的传奇。因为只有这种主观态度，你的潜意识才能接受暗示，才能开发出你的潜在能力。

因此，当你明白了这个道理后，接受催眠就不需要这么麻烦，你直接对自己说："我信任你，我这个人就交给你了，我会不折不扣听你的话，照你说的做。"然后扮演被催眠者就行了，其余的全交给催眠师去安排，你只需要照催眠师的指令行事得了。

如果你还没想通这个道理，不妨我们就来作个试验。当你心里不愉快的时候，笑不起来的时候，请把所有事情放下，对着镜子装（扮演）笑，要真装！所有脸上表情肌都要动员起来，完成笑的运动，反复练习。对着镜子调整你的笑样，一直到跟你平时真笑的样子一模一样，然后反复几次。现在体验一下目前的心情，肯定愉快得多了。记住"观念产生运动，运动产生观念"，这就是潜意识工作永恒不变的机制。这就是催眠。

19. 贴在墙上的祝愿——符

通过对前面节段内容的了解，我们知道了中医之催眠——"祝由"中用到了"符箓"。其实，只要我们揭开它的神秘面纱，暴露出来的它，不过就是一种中国特色的催眠道具。

在古代巫医眼里，"符箓"是巫师们从上帝那里得到的赋予调遣鬼神权力的兵符及护身符。"符"，是表示上帝意志的信物，是指令下达的凭证。"箓"是记录天神的花名册。之所以要人为的这样渲染，目的就是为了制造一种人们对"神权"的敬畏，树立起一种信仰。我们知道，敬畏与信仰，是人们接受催眠的心理基础，具有自然的催眠作用。

而实际上"符"的生成，从对古书记载内容的分析中不难发现，所谓"符"，实际上是方士们臆造编纂出来的意象性图案。它只是一种触发意愿的符号，我们也可以把它理解为"心锚"。这种符号其中主要包含汉字变形、谐意和图示，它制造的是一种神秘的视觉意境，表征一些愿望。

"符"的出现大约在东汉。东汉末，五斗米教就以符化水或以符咒召劾鬼神为人治病。"符"常张贴在门上或鬼祟的象征物上。

用"符"治病，建立在巫医的"神鬼致病"说之上。通过视觉，它能深深触动几千年来在人们脑细胞中建立起的那个"神鬼作祟的神经链"。这是一种通俗的"心锚（见物如见人，见此即彼）"，使人感受安全、庇护、振作、信心等积极的心理体验。所以，对疾病向好的转归有积极的意义。摒弃其迷信和不科学的成分，它不失为一种简捷的愿望疗法。

《太平经》有这么一段说辞："其欲洽洞知吾书文意者，从上到下尽读之，且自昭然，心大解，无复疑也。一得其意，不能复去也。"这段话一语道破天机。

只要我们品味一下任何一道符体，便可以得到如下的印象：有字非字，有图非图；字中有义，拟图藏意。

即符的整个形格含有"明示"和"隐喻"两个层次的内涵。如"夫妻和睦符"，一看就可以直接领会出"小两口吵嘴（鬼）有害，不要吵嘴可保和睦平安，这是神的旨意不可违背"这个意义。

如果把这段言词同符体对应起来就可以打个等号：符即是意，意即是符，见此即彼，那就"自昭然，心大解"了。

"无复疑也"指"信仰"，一定要坚信"小两口吵嘴（鬼）有害，不要吵嘴可保和睦平安，这是神的旨意不可违背"。

这个理念以符的方式贴在墙上。让夫妻天天看，反复看，"从上到下尽读之"。即等于用以上理念不断重复的自我暗示。最终，让你的潜意识记录下"不要吵嘴，夫妻和睦"的心、神"运作程序"。这个程序一旦输入，就不会更改，"一得其意，不能复去也。"这是潜意识的特点，它会永久支配夫妻双方的行为，并且成为习惯。

吵嘴是一种习惯，和睦也是一种习惯。根据否定之否定原理，新习惯取代旧习惯，夫妻生活的质量肯定会得到提升。

通过现象看本质，符只是一种形式，我们注重的是过程和结果。过程只要符合科学原理，结果有利可靠，其方法就具有科学的价值。

一位母亲与女儿相依为命，后来女儿功成名就，到国外做起了事业。母亲难舍思念之情，忧郁成疾。我告诉她，把女儿的近照挂在墙上，每天向她祝福吧！她天天都在你身边！她这样做了，身体好了起来。不久，女儿打来了电话，说她在国外站住了脚，事业开始有了发展，过不了多久，就可以接她过去一起生活。母亲觉得自己年轻了十岁。"女儿的照片"可理解为现代的"符"。

任何一种象征性图案只要在意识中把它与愿望重复地连接，做到"即此即彼"并诚信不疑，它就是"符"。

20. 挂在嘴上的祝愿——咒语

传说宇宙初开时，女娲兄妹两人，在昆仑山，商定欲合为夫妻，为了测知上天的意志，便点燃两堆木柴，念动咒语："天若遣我二人为夫妻，两烟悉合；若不，使烟散。"这便是中国咒语的来源。咒，通祝，代有祝愿的意义。

传说归传说，说明远古时代，咒是先民祝告上天所用的言语。这个概念往后有所扩大，通常把在嘴里反复吟诵表述愿望的言语称"咒语"。虽然也有"明经暗咒"的说法，但那也只是一个发出声音与不发出声音的区别，其性质属性都一样。

有的咒，也称"诀"，往往异常冗长，而且编程细致。

诀的编程通常先要追溯祖先、天地神灵之功德。用现代概念讲，就是有成就、有德行，可供参照、模仿、复制的模范。如"古者神圣之言""惟太上有心之人""惟始大圣德之人"之类。

其后是对自己所要求愿望的阐述，表明自己的困惑，忏悔、谴责自己的过失或罪过（自我总结、自我批评），并赞美上天之大德赏罚分明、博爱、宽容。然后以天神的答词，明示具体愿望的满足和问题解决的方法。

最后是"信仰领引"和"强化引领"，如告诉念咒人："书辞小息，且念其后，得善复出，不令遗脱"；"辞复小止，使念其义，有不满意，乃复议之"；"书小息念，其后思惟文言，知当复所行，复道之"。要求人们一次不得其解或未得其效，就要反复理解、反复吟诵甚或背诵，直到铭刻在潜意识中。显然，这是一种愿望强化的自我暗示程序。

咒语是挂在嘴上的祝愿，是一种通过吟诵具有特定含义的文字语言对自我不断暗示的语言催眠暗示方法。信仰加上表达愿望的良性言语反复吟诵，无疑是给潜意识输入达成愿望的程序。潜意识会自动工作，成就你的心愿。

世界上所有的宗教如道教、佛教、犹太教、基督教、伊斯兰教等都能使祈祷起作用，但并不是因为他们那种特定的礼拜仪式、礼节、咒语、祭品等产生作用，而是因为这种信仰或精神上所接受的东西在起作用。

所以，失眠的人，我会告诉他，不用吃药，不用数数，也不用数天花板，更不要为此而心烦。睡下，合上眼睛，慢慢地深呼吸，不要停下来。然后一边深呼，一边静下心来用心祈祷吧："我万能的主。让我睡吧！睡吧！美美地睡吧！"

真要做到有效果，一要坚持，一个月小成，三个月大成！二要坚信、诚信！信则灵，诚则灵嘛！浅尝辄止，拔苗助长，什么方法都没用。潜意识要为你达成愿望，一是要相信，二是要重复，三是要强化，这都要时间和过程保障的。

21．祝由

从古迄今，中医在心理治疗上，以来访者为导向最有代表性的当推"祝由术"了。

"祝由术"原本就属于中医学的重要组成部分，它是中医心理治疗的主要手段。"醫"有一个异体字作"毉"，从"巫"，《广雅·释诂》云："医，巫也。"说明上古时代医巫原本是一回事。

上古时期的中医治病，主要手段就是祝由，而且效果相当好。《古今医统大全》中就谈到了像苗父这样当时的大国医，说他们是神医，谓："上古神医，以菅为席，以刍为狗。人有疾求医，但北面而咒，十言即愈。古祝由科，此其由也。"那时候的大国医说几句话就可以把病给治好。所以后来《黄帝内经·素问·移精变气论篇·第十三》中说："黄帝曰：'余闻古之治病，惟其移精变气，可祝由而已。'"

后来到了周朝，外科医生在开刀前，必先用"祝"，"医祝并用"在当时成为一种医学时尚。现在看来，那个时代，用"祝"确有安定精神和麻醉的作用，至少可以缓解患者对开刀的恐惧心理，减少开刀的痛苦。这实际就是"祝由麻醉术"。所以《圣济总录》说："周官疡医，掌众疡祝药劀杀之齐，必先之以祝，盖医之用祝尚矣。"

在周朝时代中医用的祝由麻醉法，一直到第二次世界大战时的欧洲战场还真派上了用长。只不过名称不同，叫催眠麻醉。显然，祝由麻醉比西方医学催眠麻醉至少早了 2000 多年。

二战的欧洲战场哪有那么多麻药，伤员下来都用催眠麻醉开刀。后来牙科医生拔牙，妇产科生小孩都用上了催眠麻醉。我们虽然不能说西方人是从中国周朝时代的中医那里学来的。但我们可以认为，人类对大自然法则的探索与把握、运用，其路径都是很一致的。

到了西周时代，出现了医、巫、祝的分业制度。因为祝那一部分除了治病之外，还要掌管请神送鬼、招财进宝、风水地利、断祸说福。所以医属天官掌管，巫和祝则由春官掌管，用祝治病只是巫的副业，而医这部分用祝则属医自己掌握。那时候没执业医师制，因此现象上看，医在治病，巫也在治病。

从隋朝开始，就把医祝事业的发展纳入规划，在太医署内专门设置了"禁咒博士"，主要负责教授学生驱邪祛病的手式、身法、步法、符箓、咒语。

唐朝重视的程度更加厉害，在医疗机构中专门开设了禁咒科，不但设置博士职称，在博士之下还设了禁咒师、禁咒工、禁咒生等共五个医师级别。禁咒生必须攻读禁咒中的存思、禹步、营目、掌诀、手印等必修课程，学制最长九年。

这些科目的修炼从现代催眠术的技术层面上来看，实际属于"强力催眠术"中的催眠师个人催眠能力训练。说具体点，就是训练催眠师对被催眠的人实施"意象植入"的基本功。这种能力能够将催眠师的意象，以思维传感的方式，直接植入被催眠者的潜意识之中。通俗地讲，催眠师有了这种功夫，在别人被催眠后，不用做别的，催眠师怎么想，被催眠的人就会怎么做。催眠师不用说一句话，就可能出现催眠反应。可见当时无论从机构到学位等级、技术要求等方面都有严格而明确的规范。

到了宋朝时期，国家将金镞、咒禁、伤折合为一科，祝由科改名为书禁科，归属疡科（外科）。这种划分，可能与祝由麻醉有关。

到了元明时期，元承唐宋之制，此科仍为"书禁"。太医院设立十三科，祝由科列为第十三科，明确了祝由科为正规的临床学科。

元朝的统治者为蒙古人。蒙古人经常骑马打仗，作战者极易受伤，故蒙古人的骨科及外科较为发达。所以，元代的医学也把金镞（外科）和正骨（骨科，即宋时的伤折科）合并为"正骨兼金疮科"，把剩下的书禁科与祝由合为一科。

考察中国医学史，我们发现，从马王堆出土之帛书，到隋唐时巢元方的《诸病源候论》、孙思邈的《千金要方》《千金翼方》、王焘的《外台秘要》，再到唐以后的大量方书，祝由书禁与其他各种医疗方法一直并存。

我们现在了解的祝由是禁、咒、祝、符治病的总称。事实上，在中医史上，"祝由"在先，禁、咒、符的运用在后。远古中医主要是用"祝"治疾。《黄帝内经·贼风篇》岐伯曰："先巫知百病之胜，先知其病所从生者，可祝而已也。"这段经文说明用祝治病，是因为医生已经知道了生病的原因和消除病症的方法，然后才用祝说病由的方法来达到施加催眠暗示的目的，"因其病情之所由，而宣意导气，以释疑而解惑"。从而让疾病自愈。这本身就带有现代心理治疗中的认知疗法和催眠暗示疗法的成分，而"宣意导气"一语正是对"念动效应"的最早揭示。

为什么上古的医生用祝由治病会那么有效呢？《黄帝内经·移精变气论》中岐伯说了："往古人居禽兽之间，动作以避寒，阴居以避暑，内无眷慕之累，外无伸宦之形，此恬淡之世，邪不能深入也。故毒药不能治其内，针石不能治其外，故可移精祝由而已。"因为那个时代的人思想单纯，欲望简单，意识中没有那么多的批判活动，潜意识最容易接受暗示，你怎么说，他就怎么做。这些都符合催眠治疗的条件，所以效果很好。

接着岐伯又说了："当今之世不然，忧患缘其内，苦形伤其外，又失四时之从，逆寒暑之宜。贼风数至，虚邪朝夕，内至五脏骨髓，外伤空窍肌肤，所以小病必甚，大病必死。故祝由不能已也。"岐伯的意思是说，现在的人

（岐伯说的现在人，是2500年前的那些人，可不是现代人）思想复杂，欲念过高，私心杂念太多，生活习惯又不好，内劳心，外劳形，环境因素又恶化，疾病谱也复杂了许多，往往小病弄成大病，大病多半都治不好，所以单纯用催眠暗示的方法就不行了（你还别说，这好像是在说你我这些现代人呢）。

由于历史上，中医内部产生的这种情结，导致仅祝由麻醉方面一直存在保留价值，所以祝由科逐渐都归属在外科的领域。这种格局一直存续到了元朝。但到了清代便演变为"存而不论"的中医内部认识论了，"古法今已不传，近所传符咒之术，间有小效，而病之大者，全不见功。盖岐伯之时已然，况后世哉？存而不论可也"。所以，在中国古代医学史中，此科一直延续到清初才被废除，但民间仍流行依旧。说来说去，还是中医自己把这一半的东西弄丢了。

禁、咒、符这些东西是继祝由之后发展起来的，正是因为有了禁、咒、符这些东西，所以在中医史上才有"书禁"与"祝由"之分，这些东西，中医与民间、宗教混成，现在已无法区分。应该说，由于中医内部存在"存而不论"的观点，现在我们看到的大多是民间发展起来的术式了。因此，所谓书禁与祝由，我们也只能用现代催眠术中的"强力催眠术"和"普通催眠术"来解释了。它们的区别在于，"强力催眠术"着重以"意象植入"的方式进行催眠暗示，而"普通催眠术"主要是通过言语诱导催眠暗示。禁、咒、符这些东西仅是道具和一些仪式而已。

22. 强力催眠术

在"并非另类疗法"的第四段，我谈到了一个"意象植入"的案例，那实际就是"强力催眠术"。因为强力催眠术有一个关键性技术——意象植入（或称心象植入）。

关于意象植入的问题，即使在现代催眠界中，仍是一个有争议的问题，不过只要训练有术，催眠能力到家，催眠师就可以做到单用自己的意念去控制被催眠人的意念和行为。

有一次偶然的机会，我认识了一位保健医生，他是一位年轻人，专门从事推拿按摩工作。他是我一位朋友的表弟，他是向一位姓朱的师父学的，师父只教他说，你只要把患者经络的气打满了，然后你想要他怎么动，他就会怎么动！

我接着问他，怎么打气？从哪里打气？怎么才知道他经络的气打满了？他毫不保留地作了表演！他说，比如我现在从这位患者的肩井穴发放外气（他用手指压了一下患者一边肩上的肩井穴，然后用右手掌对着穴位）一会儿，他说，现在我已经感觉到他的整个手臂都充满了"真气"，我要他这手臂动起来，他发外气那只手没接触患者的身体，只是做出向上提的动作，那患者的手臂不由自主地便抬了起来，当然，他还做了其他的几个动作，都是成功的。

但我想，这一定需要很大的功力，于是我问他练的什么功，没想到，他回答他从来不练什么功，老师就教他了这些！

回到医院，我一直琢磨这事很久很久，然不得其解！有一次，我收治了一名因注射导致坐骨神经损伤的儿童，我决定试试这个方法。我与他进行了必要的沟通，消除了他的紧张心理，让他睡在床上。我告诉他闭上眼睛，始终想到我在他身边就行了。我开始对他病腿发放"外气（那些年代流行的说法）"，去寻找那"把气打满的感觉"。过去了10来分钟，没一点动静。

干脆，我用手离开他身体，设想我的手与他的腿有一根无形的线连接着，只想着用手把他的腿拉起来，一次又一次，心理只盼着他的腿起来！起来！一会儿工夫，奇迹出现了！随着我手的拉提，那小孩的腿真的慢慢抬起来了，而且动作与我心中的盼望与手势完全一致，手停他就停，手动他就动，我成功了！有了第一次成功，以后每次都很成功。啊！原来是这么简单！哪有什么外气不外气哟！完全是我的想法变成了他的想法！我在怎么想，他也在怎么想，是他自己的想法支配了他的行动。我只不过是把我的想法传达到他脑子里去了而已！

开始的10来分钟为什么不成功呢？因为我的想法不对，总想一些气呀、经络呀之类的东西，潜意识哪能懂你这些玩意！而后来我想的就直接了，干脆想象他的腿要怎么动，想动起来的具体样子，具体过程。我突然明白了，《易经》有一句话："在天成象，在地成形。"对这句话我们一直都没搞懂，现在明白了，"天"就是大脑嘛，大脑潜意识接受的主要是"意象"就是要具体的画面、情境图像。理论、道理是意识弄出来的，潜意识不懂这些东西。"地"就是载体，是具体实施大脑构想的实体。这就是我们老祖先讲的天地对应之道、生成之道啊！老祖宗早讲明白了，是我们自己没弄懂啊。真是"真传一张纸，假传万卷书"啊！

那么我大脑中的"意象"为什么能进入别人大脑中去呢？这个问题放在后面再讲。不过，将自己大脑构思的"意象"转移到别人大脑之中这个行为在催眠术中称为"意象植入"。强力催眠术使用的就是"意象植入"的技术。

23. 中医导引术

除了祝由术，中医在心身调治上还有一个重要的内容——导引术。

祝由术利用人们对无形自然力量的敬畏心理和信仰，在精神心理引领下，针对精神心理进行调整，激发潜在正能量，以主导生命的再生能力，促进生命体向本原的生命轨迹发展。同时，启动生命体自然的修复能力，重构健康，疾病自愈。祝由术着重点在精神力量的层面。

而导引术则是建立在神、形、气三位一体生命整体观基础上，在精神心理引领下，人为调整和激发形质（包括人体所有组织结构）的运动，直接针对形体本身，以确保形体处于节能、减耗、环保、健康的最佳运行状态——导气令和，引体令柔（和谐柔韧，充满生气活力的体质状态）。导引术着重点在形质层面。

我的这种解释，涉及了神、气、形这三个模糊的概念。在中医学中，这三个概念是明确的。"神"指意识心理活动，自然包括"意识"和"潜意识"；"形"指人体的组织结构，可知可觉的实体存在形式；而"气"的概念比较复杂，在中医学里用"气"这个字来说事的地方太多太多。其实我们可以把它通俗化解释，"气"指物质运动中能量表达的状态及运动形式。

在人这个生命体上，神、形、气三位一体的关系，中医学的概念也非常明确。"神"主宰一切，"得神者昌，失神者亡"；"气"是生命的根本存在形式，生命的根本存在是运动，运动一停止，生命就结束。在人的三位一体中，"气"受制于"神"，"气"是可以通过"神"来调控的——以意领气。而且单就生命存在而不讲生命质量而言，有时候，"气"比"神"还重要，比如说"植物人"，"神"没有了而"气还在"。形是神、气的载体和表征。离开了三者的任何一种存在，人的生命就不完整，就不存在。

所以，导引术包含了两层内涵：第一是以意领气，导气令和。意思是说，用意识去控制气的运动形态和运动形式。想它怎么动就怎么动；想它快就快，想它慢就慢；想它聚就聚，想它散就散；想它到哪里，它就到哪里……导气令和的"和"字，就是指"气"的运动与人的思想意识高度统一、高度一致、高度和谐。

第二层内涵是指肢体有意识的活动，所谓"熊经鸟申"。使人的肢体、四肢百骸始终保持良好的柔韧度和灵活、适变、充满力量的势态——引体令柔。这样一是为了让气能随心所欲，通行无阻，二是让形体能充分表达展现气的功能和作用。

导引术单看形体的运动就相当于现代的健身运动，包括展筋拔节的柔韧训练。所以《抱朴子内篇·别旨》中说："或伸屈，或俯仰，或行卧，或倚立，或踯躅，或徐步，或吟或息，皆导引也。"所有肢体在意识引领下的活动包括呼吸形式，呼吸发音都属于导引。《一切道经音义》中又说："凡人自摩自捏，伸缩手足，除劳去烦，名为导引。"自我按摩消除疲劳的方法也归属于导引。

然而，导引术与现代健身运动是有区别的。健身运动分为有氧运动与无氧运动，它把意识、呼吸、形体活动割裂开来运用和对待了。导引术就不同了，它要求三位一体，意识、呼吸、形体运动在系统之内，统一协调运作，并强调以意识引领为主导，而且在更多时候，强调肢体运动要服务于"气机"的运行。比如说"五禽戏""太极拳"之类，我们根本不可能用有氧运动、无氧运动去衡量它。所以《云笈七签》卷三十六《云鉴导引法》中就说："导引之道，务于祥和，仰安徐，屈伸自有节。"即是说，行导引术时，心理意识要处于安定祥和的状态，身体俯仰，肢体屈伸要求不徐不疾，有节奏，有节度。显然，这与现代健身运动是有很大区别的。

现代健身运动的目的在于强调强化锻炼骨骼、肌肉、心脏、肺脏以及其他身体结构的功能，在于创造运动成绩，而导引术的目的在于养生益寿，祛病除疾。所以庄子在《刻意篇》中说："吹嘘呼吸，吐故纳新，熊经鸟申，为寿而已矣。此导引之士，养形之人，彭祖寿考者之所好也"。《玄鉴导引法》中说："一则以调营卫，二则以消谷水，三则排却风邪，四则以长进血炁……言人导引摇动，而人之精神益盛也。"

24. 作俑之始

如果说中医祝由术的发展及运用与巫文化有密不可分的关系，而中医导引术则独成体系，它是民族文化自然的产物。因为在中国文化中，无论是儒家、道家、医家都崇尚导引之术。不过，儒家、道家运用导引术的目的只在于修身养性，养生益智，而医家除了用于养生益寿之外重点在于治病。

在中医文献中，最早关于导引的记载在《黄帝内经·异法方宜篇》：

"黄帝曰：'医之治病也，一病而治各不同，皆愈，何也'岐伯对曰：'中央者，其地平以湿，天地所以生万物也众。其民食杂而不劳，故其病多痿厥寒热，其治宜导引按蹻。故导引按蹻者，亦从中央出也。故圣人杂合以治，各得其所宜。故治所以异而病皆愈者，得病之情，知治之大体也。'"

《黄帝内经·奇病论篇》：

"帝曰：'病胁下满气逆，二三岁不已，是为何病？'岐伯曰：'病名曰息积，此不妨于食，不可灸刺，积为导引服药，药不能独治也。'"

可见，当时的中医重点是用导引配合按摩方药去治疗痿厥和息积病症。痿厥是指四肢肌肉、筋病和关节的病变，息积症相当于现代医学中的胸腔积液和自发性气胸之类影响呼吸的病症。

所以东汉时期，医圣张仲景在他所著《金匮要略》中，就明确指出

"四肢才觉重滞，即导引、吐纳、针灸、膏摩，勿令九窍闭塞"。脍炙人口的五禽戏创编者、一代神医华佗在《中藏经》中也指出："导引可逐客邪于关节""宜导引而不导引，则使人邪侵关节，固结难通"。而五代梁朝名医陶弘景著《养性延命录》，下卷专论服气疗病、导引按摩、御女损益，不但谈治病，还概述益寿延年的方法。可见中医历史上的这些大师不只是会开方抓药，而且都是精通导引术的高手。导引术在中医学中，不但用于治病而且也用于养生。

张家山汉墓文物《引书》，马王堆汉墓文物《导引图》和竹简《养生方》的复出，直接反映了秦汉以前中医导引术的研究成果，辨症施术已成为导引术的核心内容。在隋朝以前的数千年间，导引术就作为中医"杂合以治"的主要方法之一了。

但在中医史中，导引术进入主流医学还要归功于隋朝太医令巢元方。太医令相当于现在的国家卫生部部长，巢元方在大业六年即公元610年，代表国家权威机构颁布了他编著的《诸病源候论》一书。全书共载"导引法"289条、213种具体方法。本书的最大特色是辨症施术和简明扼要。213法绝大多数是根据不同症候选用，五脏六腑诸病候均有不同方法，术式简明，学者易于效法和借鉴。自隋以后，唐、宋、元、明，几乎所有名医都将导引作为必修且颇有心得。中医导引术开创了中医康复医学之先河，要说中医特色，这就是相当特别的部分了。

25. 缘督以为经

正由于导引术流派林立，再加之历代各派的宗师们过度地渲染"神仙不老之术"，而且各位宗师为了树立自己的权威和超凡独到的异能，总要加上一些虚玄神秘的色彩。这就使本来简单的事情复杂化了。

其实，导引术的核心理论和技术开发纲领，庄子早就说清楚了的。庄子在他《养生主篇》中说："缘督以为经，可以保身，可以全生，可以养亲，可以尽年。""缘督以为经"这句话，用现代语解释可以理解为：导引术的设计始终应以脊柱运动为基础展开。这就是导引术的主线——经。离开了以脊柱运动为基础的术式，肢体运动只能算是形体体操、武术操，不能算是导引术。

现代物理学的概念是"能量就是振动"。从生物进化的角度解释，人类进化最原始的阶段即是最低等的软体腔肠动物，脊背运动是动物最基本的形态，而脊柱运动的基本形式是"螺旋蛹动"。人类肢体的一切运动形式都是脊柱运动的延伸，与脊柱运动是一种本末关系。人类虽仍保留着这种原始的运动形态，但由于人类四肢的进化及肢体功能的拓展，脊柱涌动的功能退化了。

另一方面，人类形体结构和周围神经的系统联系都源于脊柱，人体内脏也都根系于脊柱，脊柱是人体组织结构的中轴和支撑，是人体一切信息能量转输的枢纽，运动能的发源地，能量的源泉。

以上这样的现代解释在中医理论中只一句话："督脉统率一身之阳气"。"阳气"就是运动，就是功能活动，督脉就是脊柱存在形态的概称。生命在于运动。所以，以脊柱运动为中心的导引术可以保身，可以全生，可以养亲，可以尽年。

庄子虽然不懂现代医学理论，但他抓住了导引术的本质，首先提出了导引术的纲领和养生学意义，因此才有了诸如"五禽戏""八段锦"、"易筋洗髓经""太极拳"这些享誉世界的养生文化特产。

正是庄子的"缘督以为经"理论，才使得中国武术、导引术与其他形式健身运动相比，独具一格，也使得中医的康复医学独具特色。

26. 以意领气

导引术的另一个重要的特色就是"以意领气"。也就是说，导引术必须在意识引领之下进行，才能实现导引术的价值和意义。意识在导引术中起主导作用，所谓"意到气到，意行气行，意止气停"。离开了意识的引领便失去了导引术的实际意义。

在这里，"气"是一种生命运动状态的自我体验，是一种自我感觉。在生理学体验上，它是血液循环、组织生化、新陈代谢等综合反应对神经刺激的表现——或胀，或软，或酸，或麻，或重，或痛，或凉，或温，或窜，或行等。这些表现在疾病中是自然出现的，而在导引术中则是可控的。即可以通过意识引领，让它根据意识的要求出现，也可以根据意识的要求消失。

在中医养生和治疗实践中，正是利用了导引术对于生理机能的特殊效应，辨症施术，而人为地创造保健和治疗的效果。

意识引领成就的大小、有效无效，全凭意识专注性意象愿境的强弱和指向性明确程度，这实际是一种催眠下的体验。只有在催眠状态下，潜意识才能接受意识意象的暗示并把意识的愿望转化为成就。

明白了"缘督以为经、以意领气"这两个导引术纲领性的意义和价值，任何人都可以解释任何导引术的奥秘，揭开任何导引术的神秘面纱，并根据中医辨症施术原则，创造适用于任何人身体状况和疾病状况的导引术。

为了理解导引术的价值，我建议各位做一个小小的试验，为自己设计一个简单而基础的导引术。假如，某次你长途坐车，腰部胀痛不适，先静下心来，设想一个愿望。这个愿望具体是胀痛的感觉向身后方向散开，最后进入地下不见了。

现在请专注于这个愿望，腰部开始在脊柱的涌动带动下轻微地做蛇形运动。运动没固定模式，怎么觉得腰部舒适就怎么动。与此同时，想象腰部胀痛的感觉，随着每一次腰部运动，就像波浪一样，一浪接一浪地将胀痛的感觉逐渐向臀部、大腿、小腿后面往下冲洗消退，向地面散去。专注意念，一直做下去，到胀痛消失为止。试试吧，只要做到了位，肯定一次有效。如一次做不到位，可以反复练习几次，直到生效为止。

还有一个练习方法，用手掌心对准你胀痛的部位，向下移动手掌。意念想象胀痛随着手掌的移动而向下移动并逐渐消散。

越简单越接近真理！只要各位把我上面建议的方法学会，就可以派上大的用途了。如果你现在已经在练太极拳、五禽戏、八段锦，请把肢体运动和发力的重点放在脊柱的螺旋涌动这个基础运动上来。用心去体验每一个动作，每一次发力都从脊柱向肢端透达。渐渐地，你会感觉到你原来的练习是体操，而现在的练习是功夫。

如果你觉得你身体有某些不适和发生了某些病症，在规范治疗基础上和医生指导下，可设计针对性的导引术式，用病症向愈的愿望意象引领坚持导引练习，使身体尽快地康复和痊愈。在医疗条件不具备的情况下临时出现病苦，你也可以运用导引术让自己病症缓解，争取到有利的时间。

27. 吐纳

在一般的习惯上，往往把导引、吐纳、按跷分解开来讨论。实际上，这三者应该统统归纳在"导引"类中，但又各有侧重和区别。导引为纲，吐纳、按跷为目。因为它们必须要在意识引领之下运作才有意义，要在辨症施术的原则下运用才能发挥作用。离开了这两个前提，它们就只不过是呼吸、肢体活动之类的运动形式，就像劳动不等于体育锻炼一样。

《黄帝内经·上古天真论》开篇就描述了"真人"（最高层次的人）"提

挈天地，把握阴阳，呼吸精气，独立守神，肌肉若一"的生命品质。这段论述把呼吸、精神、形体三者与生态环境（大自然）的高度统一、和谐作为最高生命品质的标准，呼吸被摆到了首要的位置。《黄帝内经》开篇的这个提法，是否与《黄帝内经》后面的提法——"心者，君主之官，神明出焉""得神者昌，失神者亡"，把"精神"放在第一位的论点相悖呢？

其实不然，这只是两种提法的侧重点和立论的出发点不同而已。前一种提法强调的是生存质量，后一种提法强调的是生命的意义。理解起来也非常简单，人活一口气，呼吸关系生存。没了呼吸便没了生命，生命没有了，精神也没有了，精神再怎么重要都不重要了。所以《黄帝内经》一开始就强调人应该怎样活下来，怎样活得好，活得时间长。人活下来了，才有《黄帝内经》以后讲的生、老、病、死那些事，也才有了精神思想对生命质量、生命价值的那些事儿。可见，呼吸这件事，中医是多么重视。然而《黄帝内经》并没谈"吐纳"二字，"吐纳"是不是"呼吸"呢？

28. 呼吸与吐纳

庄子在《刻意》篇中说："吹嘘呼吸，吐故纳新，熊经鸟申，为寿而已矣；此导引之士，养形之人，彭祖寿考者之所好也。"庄子这段话把以导引为纲包括吹嘘呼吸、肢体运动的导引术说清楚了。导引术不但在医学上用于调治病症，在医学以外用于养生，于是"吐纳"二字才出现了。庄子还明确了"吐纳"包括吹、嘘、呼、吸四种呼吸形式，说穿了，吐纳最基本的还是呼吸。但吐纳与通常自然呼吸的方式不同，它是人为有意识创造的一些特殊方式的呼吸，就譬如吹、嘘、吐气、发音之类。

《黄帝内经》指出了"呼吸精气"，庄子指出了"吐故纳新"，这些语言是在强调呼吸的目的和意义，这是吐纳术的最基本要求。但同时，《黄帝内经》也创造了特殊呼吸方式以养生治病。《素问·刺法论篇》中记载："肾有久病者，可以寅时面向南，净神不乱思，闭气不息七遍，以引颈咽气顺之。如咽甚硬物，如此七遍后，饵舌下津无数。"

这段文字描述的是在意识引领下（净神不乱思——意识专注于特殊呼吸），然后屏住呼吸（停止呼吸），坚持相当于正常呼吸七次的时间，再伸展颈椎，作吞咽动作，像真吞下硬硬的食物一样。如此反复七次，就会满嘴生津，这样便可以起到滋肾的作用。这种呼吸方法，现代医学用于缓解心律不齐，如阵发性心动过速、窦性心律不齐时也在使用。显然，这是一种人为的有意的特殊呼吸形式，这也可能是后来"食气"这种说法的来源。在隋朝时期，巢元方《诸病源候论》一书中的"虾蟆行气"就发展了这个方法。在这里，《黄帝内经》为我们展示了以特殊呼吸方式为主的导引术。很明显，在《黄帝内经》时代的中医导引术，如果说以肢体运动为主的导引术主要针对肢体、关节、痿、厥、寒、热，而以呼吸为主的吐纳导引术则是针对脏腑虚实、痹阻凝滞、积息之类的病症。

29. 吐纳导引术

正由于有了《黄帝内经》的基础，所以以后历代中医吐纳术都有所发展，到了隋代，巢元方发表了《诸病源候论》一书，导引术（包括吐纳）基本上就集大成为一体了。

所以吐纳术作为有针对性的人为特殊呼吸方式，全称应为"吐纳导引术"，而以肢体运作为主的导引术应称为"形体导引术"了，它们共同之处只在于都离不开人为的设计，离不了意识的引领。

呼吸之于人生命之重要不单在于呼吸精气、吐故纳新，还在于呼吸可以调节精神和生理，这来自"运动产生观念"的"念动效应"。利用呼吸的节率来改变心理意识状态和生理状态，无论是古代和现代，认识上都是一致的。现代催眠术中，运用呼吸节率来诱导催眠几乎成为不可或缺的主要方法。临床上也通常运用呼吸来调节植物神经功能和代谢功能。

在中国古代则更强调精神对于养生长寿的重要。如《淮南子》提出"夫精神志意者，静而日充者以壮，躁而日耗者以老"。要达到神志意静而日充以壮的目的，最直接的便是呼吸。所以庄子指出"气以直养……而无害"，明示最高生命品质的人"古之真人，其息深深"。老子则更是把呼吸与精神的关系具体明细化谓之"虚其心，实其腹""绵绵若存，用之不勤"。要求"专气致柔，能如婴儿乎"，指出要得健康长寿，不管是呼吸方式和心理意识状态，都要达到如同婴儿的状态。

后世在老庄基础之上，发展了许多基础呼吸方式和特殊呼吸方式。明代高濂在《遵生八笺》中引《心书》"出息入息，长收缓放，使之绵绵，长养神气，皆出于自然，不可拔苗助长"之语，指出长养神气的呼吸方式要自然地长收缓放，使之绵绵，成为习惯，不能急于求成。明代《修龄要旨》"养生十六字令"把提肛、咽津、腹式呼吸纳入呼吸的三大要领，谓之"一提便吸，气气归脐，一提便咽，水火相见"，即用腹式呼吸，在吸气的同时用意收缩肛门括约肌，并在一口气吸完增加一次吞咽动作，用意识引领所咽之津液向下入下丹田，然后再缓缓呼气。水为肾主精，火为心主意识，有虚心实腹、心肾相交、水火既济之意。这些方法无论是保健或治疗，都具有宝贵的现实意义。

在以减缓代谢水平来实现长寿方面，道家还推出了龟息、胎息、却谷食气等呼吸方式。这些方式在中医历史中尚未见具体发挥，故在此不一一论述。

30. 虾蟆行气

现在，我们以《诸病源候论》导引法中有典型代表意义的导引方来了解中医导引术。须知，这些方法对任何人的健康问题都是有帮助的，所以，不仅要了解，最好是学会和运用。

《养生方·导引法》云：

> "极力左右振两臀，不息九通，愈臀痛劳倦，风气不随。振两臀者，更互，犹言厥，九通中间，偃伏皆为之，名虾蟆行气，久行不已，愈臀痛劳倦，风气不随，不觉痛痒，作种种形状。"

所谓"风气不随"是指脾胃虚弱，致四肢肌肉无所禀受，营养不良，再加之感受风邪侵袭（吹了风，受了凉），而导致肌肉关节缓纵无力，活动迟缓不利的症候。当然，现在我们临床上碰到这类病症，不一定就是营养不良，比如盘源性腰腿痛之类，都可以运用这个导引行气的方法。

如果这种症候出现在臀部，表现为臀部疼痛，皮神经麻痹不觉痛痒（这些症状相当于现代医学中脊神经根性痛如腰椎间盘突出之类的病变），可用"虾蟆行气"导引法调治。

具体操作如下：

> 人仰卧或俯卧均可（偃伏皆为之），左右上下交互颠簸样运动两侧臀部（更互），颠簸九次为一组动作，每次颠动都要贯通脊柱，牵连脊柱随之螺旋蛹动（九通中间），并且要求动不见形（犹言厥），这样的运动可作若干组（久行不已），坚持常常练习就可以起到治愈

的作用（愈臀痛劳倦，风气不随，不觉痛痒，作种种形状）。

"虾蟆行气"是典型依据"缘督以为经"的导引原则，通过臀部颠簸样筛动带动脊柱涌动的方法，它的实质就是脊柱的旋转涌动。用臀部颠簸样筛动带脊柱涌动，是一个很巧妙的训练方法。

臀部的盆骨是脊柱的底部，是根。根都动摇了，柱没有不动的。然后你去找那感觉，体验脊柱涌动的状态，慢慢地就会成为潜意识的习惯。以后任何时候，只要脊柱涌动的意识一出现，以意领气，脊柱就会很自然、很柔和，很连贯地动起来了。

所以，往往我们在训练学员"缘督以为经"的时候，如果你以脊柱为中心去训练脊柱的运动，往往很难达到理想的成绩。但如果你根本不谈脊柱的事儿，就叫他们筛扭屁股，像跳肚皮舞那样，用不了多久，他们就会找到脊柱涌动的感觉了。在《诸病源候论》中除了"虾蟆行气"法外，还有"蛇行气""龙行气""雁行气"诸法，统统都是围绕"缘督以为经"的原则，巧妙带动脊柱运动的方法。

脊柱在生理学上的重要意义，具有一般医学常识的人都应该明白，我就不多讲了。但中医在那个年代能认识到脊柱这么重要，那就不是简单的事儿了。

为什么"虾蟆行气"导引法能治神经根性的疼痛和皮神经炎之类的病症？因为支配四肢百骸、五脏六腑的神经都是由脊柱中的脊髓发出来的。脊柱的活跃运动能直接激活兴奋这些神经的功能。同时脊柱运动也能起到对脊柱结构本身的调节，缓解脊柱结构不协调或紧张、痉挛对神经通路的阻滞和障碍。

"虾蟆行气"导引法不但能调节脊柱本身的功能，而且对于腹腔内脏器官的调节也有很大的作用。比如运用意识引导练习腹腔随意肌伴随脊柱涌动依序的旋转运动，就可以大大地增强腹腔内脏器的运转功能。训练有素者可以让别人看到腹部突起一个圆形球状"气团（随意肌局部挛缩突起的肌团）"在腹部圆形转圈。

这种在意识引领下的脊柱涌动伴随腹壁随意肌有意识地旋转性挛缩、放松，对腹腔内器官的血供和机械运动的强化程度，可想而知。中医讲究的是"六腑以通为补"，这种形式的运动至少可以加强胃肠的消化和排空能力，肯定对健康状态有很大的益处。

31. 握固行气

治因脾胃虚弱、而四肢不随、腹内胀气、消化不良还可以用以下导引法。《诸病源候论》云：

"治四肢疼闷及不随，腹内积气，床席必须平稳，正身仰卧，缓解衣带，枕高三寸，握固。握固者，以两手各自以四指把手拇指，舒臂，令去身各五寸，两脚竖指，相去五寸，安心定意，调和气息，莫思余事，专意念气，徐徐漱醴泉。漱醴泉者，以舌舐略唇口牙齿，然后咽唾，徐徐以口吐气，鼻引气入喉。须微微缓作，不可卒急强作，待好调和。引气、吐气，勿令自闻出入之声。每引气，心心念送之，从脚趾头使气出。引气五息、六息，一出之，为一息；一息数至十息，渐渐增益，得至百息、二百息，病即除愈。不用食生菜及鱼肥肉。大饱食后，喜怒忧恚，悉不得辄行气。惟须向晚清静时行气，大佳，能愈万病。"

具体操作如下：

在早上醒来天要亮时，平稳舒适地平卧床上，缓解衣带，不让身体有任何束缚不适的感觉。两手分别用四个手指轻轻握住拇指（握固），舒缓地将两只手臂摆放在身体的两侧；两腿伸直，两脚脚趾向上直立，足跟相距与肩同宽，全身放松。

然后在意识上排除一切杂念，把注意力高度集中在以意领气的这种主观意识心理态度上面；待呼吸和缓后，保持自然呼吸状态，开始用舌头在唇齿间作旋转舐略的运动（漱醴泉）。

如此，持续一会儿便自然有唾液生出。此时，用鼻缓吸一口气至咽喉部，用吞咽的方法，连同口中唾液将这口气咽下，并用意识引领这口气进腹一直向下，从两脚脚趾排出去（这是一种假设的意象，并非真有气从脚趾出去）。如此吞咽行气五次或六次为一息（一组动作的意思），然后用口把气呼出。注意的是，不管吸气或吐气都要不见行迹（须微微缓作）。

每次可以做一息、两息或十息，循序渐进，不可卒急强作，急于求成。逐步增加息数至百息、二百息，所有病症就会痊愈了。

注意的是饱食后和情绪不好又没调节好情绪时不能勉强进行行气练习。平常还要注意饮食结构，不能吃生菜及鱼肥肉之类的东西（此段笔者按原文字意解释，各位只当合理膳食、均衡营养理解）。

在每天清晨清静时练习握固行气非常好，可以调治所有的疾病。

以上就是原文的意思，这个过程不就是用呼吸诱导，以专注意象为主的自我催眠过程吗！这是多么科学、多有技巧的调动人体自身潜在修复能力的方法啊！在这种催眠状态下，你要加入什么健康的愿望，都有可能心想事成的！所以"大佳，能愈万病"。

至于"握固"这种双手的姿势，不过就是启动生命正能量的"心锚"而已。按照心理学的原则，"握固"同时配合"意象"行气的练习，只要反复强化训练，逐渐成为潜意识的习惯，以后在任何时候，只要"握固"

的手势一做，你身体的正能量便会自动激发出来。

32. 握固不魇

"握固"作为一种心锚，可以用于激发人体正能量，因此可以用于其他多种病症的防御。但其关键并不在于握固这种身体语言形式，而在于这种身体语言与自身信念、愿望情感的结合，并培育成为潜意识的一种习惯。"握固"是中医导引术的一种发明。

《诸病源候论》云："拘魂门，制魄户，名曰握固法。屈大拇指，着四小指内抱之，积习不止，眠时亦不复开，令人不魇魅。"

"魇魅"症，就是老百姓说的被迷倒了，一般认为人在仰卧位时，双手压在了胸口上就会发生。但实际上并不一定，有的人经常会在睡梦中发生。发作时，人会迷迷糊糊，似乎什么都知道，就是醒不过来，并会产生恐惧、挣扎的感受。这些表现与"呼吸暂停综合征"不同，医学上称之为"睡眠性休克"。

古代中医用"握固"的导引法来预防"魇魅"症的发生，要求"积习不止"。即是说要不断、反复地在睡觉时运用"握固"这个动作。而且还要求"眠时亦不复开"，即使是睡着了，也要让"握固"这个动作保持住，不能张开手指。

显然，"握固"这种肢体语言作为预防"魇魅"症发生的"心锚"，需要反复强化，持之以恒，并让它成为潜意识的习惯，才能发挥对"魇魅"症发生的预防作用。绝对不是"握固"这个动作本身就一定有什么特别的效果。

要了解古代中医的智慧，必须要弄懂文字记述下面的那些事，要于无字处读书！

因此，我们应该明白，《诸病源候论》如此丰富多彩的导引术记载都没有离开一条主线，那就是人们对于大自然神奇力量的信仰、敬畏、顺从、虔诚、托付、期盼与愿望。这是一种时代的人文基础，它产生的是一种文化情感的魅力。再复杂和再简单的导引术，只要离开了这些基础，都不会有效。因为，这些人们思想上最基本的信念，正是潜意识得以发挥能力的必备条件。

基于这种论点，人们相信免疫力、白细胞的抗病能力和相信祛鬼、辟邪，在本质上并都没有什么区别。因为，你相信的就是潜意识的。这些信仰只不过是给潜意识提供激发正能量的情感指令或信号，潜意识区分不了免疫力、白细胞、鬼、邪，它只能接受情感需求并按照自己的原则运作。在导引术的设计上，因此我们必须与时俱进，顺应主流文化的特点，赋予符合时代要求的内容。

33. 正能量

西方科学家曾做过一种催眠下的意象暗示实验：让一位身患肿瘤的病人在催眠状态下想象一群白狗向一只恶狼进攻。每次这群白狗都奋力向前，将这只恶狼打败并一口一口将恶狼吞噬。这样进行了一些日子后，发现这名患者肿瘤病灶明显缩小，症状得到了很大改善。

科学家们设计暗示的意图是"白狗"代表人体的"白细胞"，"恶狼"代表"肿瘤"。这种意象性暗示符合催眠状态下潜意识"既是……又是"逻辑，同气相求，激活了肿瘤患者体内的白细胞骤增并不断向肿瘤发起攻击，因而才使得肿瘤一天天缩小。

白细胞是人体的卫士，肩负着抵御外敌入侵和消灭敌人的功能，是人体的正能量，这是被医学上称为免疫功能之类的东西。

白色的狗与白细胞，原本风马牛不相及，为何就是白细胞被激发出来了呢！在特殊的情境和特殊愿境的情感驱使下，潜意识会自主去组织起身体的自愈能力，白细胞就属于这种能力之一，当然就成了。

再说中医，人们始终对中医的五行学说不理解，对五行与五色的配搭不理解，心气赤、肝气青、肺气白、脾气黄、肾气黑是什么意思？既是心、肝、肺、脾、肾，又是赤、青、白、黄、黑。何况中医原本就运用了大自然的习惯和原则，原本就注意到了同气相求的道理。所以，白狗吃恶狼这类潜意识方法的运用，只要是人类的智慧，迟早都会想到、用到，中医只是用得早些年罢了。《诸病源候论》云：

> "延年之道，存念心气赤、肝气青、肺气白、脾气黄、肾气黑，出周其身，又兼辟邪鬼。欲辟却众邪百鬼，常存心为炎火如斗，煌煌光明，则百邪不敢干之。可以入温疫之中。"

又云：

> "常以鸡鸣时，存心念四海神名三遍，辟百邪止鬼，令人不病。东海神名阿明，南海神名祝融，西海神名巨乘，北海神名禺强。"

《无生经》曰：

> "治百病、邪鬼、蛊毒，当正偃卧，闭目闭气，内视丹田，以鼻徐徐纳气，令腹极满，徐徐以口吐之，勿令有声，令入多出少，以微为之。故存视五脏，各如其形色，又存胃中，令鲜明洁白如素。为之倦极，汗出乃止，以粉粉身，摩捋形体。汗不出而倦者，亦可止。明日复为之。又当存作大雷电，隆隆鬼鬼，走入腹中；为之不止，病自除矣。"

这几个古老的中医导引术，如果不先弄明白白狗吃恶狼的道理，肯定不会相信念几遍怪兮兮的所谓名字，就可以使鬼邪百病近不了身；意念几种色彩，就可以长生不老；想象身体像一团焰火，透体通明，就可以提高免疫能力，就是非典来了也不怕被传染！不断存念想象腹中雷电隆隆，疾病就会好转。

其实，古老的这些导引方法都是为了激发出人体的正能量，都是利用了潜意识的工作特点，都是建立在信仰和愿望这个潜意识激活的基本条件之上。只是由于文化背景和时代主流文化倾向的不同，而赋予了不同的意象内容而已。形式并不重要，重要的是技巧和方法及其效果。

所以，《诸病源候论》云："从膝以下有病，当思齐下有赤光，内外连没身也；从膝以上至腰有病，当思脾黄光；从腰以上至头有病，当思心内赤光；病在皮肤寒热者，当思肝内青绿光。皆当思其光，内外连而没己身，闭气，收光以照之。此消疾却邪甚验。笃信，精思行之，病无不愈。"这段话的几个关键词是"思其光，收光以照，内外连而没己身，笃信，精思行之"。可见，正能量意象，信念与愿望虔诚情感的投入，对于激发人体潜在正能量是多么重要。

在现代医学科技高度发达的时代，我们并不主张传染病流行时不去使用疫苗。但在某种传染病发生而又来不及培育出疫苗的时侯，而你又不得不身处疫区时，或许这些导引术还是要派上很大用场的。人体潜在抵御疾病的正能量才是生命健康永恒的主题。

34. 念动导引

现代心理学研究中的一个理论"念动效应"在前面的章节中多次提到，即"观念产生运动，运动产生观念"。这里，运动的概念是广义的，正如上文白狗吃恶狼，白细胞的活跃，以及其他我们已知的各种生化因子的活跃和医学还未知的生理活性改变之类都属运动。这是一个互根互生的心理、生理自然程序。这些运动刺激产生的感觉，在中医学中统统称之为"气"。中医导引术中，运用这种自然的生理、心理机制设计导引术有非常广阔的前景。古代中医文献记载的这类方法也非常丰富。《诸病源候论》云：

> "伏，解发东向，握固，不息一通，举手左右导引，掩两耳。令发黑不白。伏者，双膝着地，额直至地，解发，破髻，舒头，长敷在地。向东者，向长生之术。握固，两手如婴儿握，不令气出。不息，不使息出，极闷已，三嘘而长细引。一通者，一为之，令此身囊之中满其气。引之者，引此旧身内恶邪伏气，随引而出，故名导引。举左右手各一通，掩两耳，塞鼻孔三通，除白发患也。"

此法具体操作即在信仰、愿望情感（始终保持让自己白发转黑的情感愿境）基础上，先将头发散开，面向东方（中医认为这样可以取东方生发之气，这是一种信仰、愿望导引），双膝跪下，伏下身子，让额头接触地面（长敷在地，以引导心理上的虔诚和专注）。然后两手握固（如婴儿握，以引导心理上的信赖与托付），保持自然呼吸。

当这些心态和体位调节好后，深吸一口气后屏住呼吸（不使息出）憋气（身囊之中满其气），当气憋不住了时（极闷已）用口作"嘘"字口形，细细地慢慢地吐气，同时握固的两手先左后右分别依序向头前方推引至伸直手臂遮掩住同侧的耳门，如此吹嘘引气三次，意识上想到身体中的所有不健康的因素随着手的推引和吹嘘吐气从体内排出（引此旧身内恶邪伏气，随引而出）。如此吸气，吹嘘引气三次为一通，左右手各做一通。再以两手握固，闭塞鼻孔吹嘘吐气三通，可解除白发之患。

可见，这套导引术所执行的是一个"推陈出新"让白发转黑的"观念"，术中所有的动作形式都服务于这个观念。潜意识根据"观念产生运动"的法则，会自主动员生理上将头发由白变黑的生理机制运转，从而达到愿望所要的目标。因此，导引术式只是一种形式，我们可以根据"推陈出新"让白发转黑的"观念"，采用各种不同的形式，创造出各种不同的术式，根本不需要拘泥于一招一式。

譬如，《诸病源候论》记载："欲治股胫手臂痛法：屈一胫一臂，伸所病者，正偃卧，以鼻引气，令腹满，以意推之，想气行至上，温热，即愈。"

说的是，如果手臂或大腿、小腿疼痛（不管什么原因），取仰卧位（正偃卧），然后将不疼痛的手臂或腿弯曲，而将疼痛的手臂或腿伸张开，放松下来。再用鼻满满地吸一大口气（令腹满），并在意识导引下（以意领气，这个气并非是吸入之空气，而是想象一种温热窜行的感觉），想象一种温热的感觉，慢慢地到达疼痛的部位，则疼痛就会消失（想气行至上，温热，即愈）。

35. 橙子减肥

懂得了"念动效应"的道理，对于每一个人自觉维护自己的健康状态非常实用，它几乎可以达到如《黄帝内经》所说"随之者若影，和之者若响，道无鬼神，独来独往"的理想效果。

有一次，一位同事问我吃"橙子"是否能够减肥，原来她的一个表哥超重，而他的工作要求必须达到标准体重，不然只能下岗。

因此，他不得不下决心减肥。

其方法是仿照别人传授的经验：加强运动量，控制高热量食品，每天吃一个橙子和一个苹果，其中吃橙子是一个亮点，别人还强调了，"吃橙子是关键"。结果效果非常好，很快就达到了要求的体质标准。于是就流行吃橙子减肥的理念了。

人们的习惯总是把正面的效果和负面的问题归责于某些物质方面的因素。而精神心理方面的因素，不会被一般的人所重视。吃橙子这个亮点正好把减肥的这个精神心理上的强烈愿望与物质因素完美地结合了起来。"每天必须吃一个橙子"被巧妙地设置成为一个触发强烈减肥愿望的"心锚"。这种强烈减肥愿望本身就是减肥的观念，这个观念每天都被一个橙子下肚所激发。自然地让这个愿望在心中常存常念，根据潜意识"念动效应"原理，潜意识便会自主不懈又持续不断（随之者若影，和之者若响，道无鬼神，独来独往）运作生理的减肥机制。再加上运动消耗和控制高热量食品，快速减肥肯定成功。

因此，我告诉我那同事，像他这样吃橙子减肥有效果，要坚持下去，一天也不能停，只要一停，就有可能反弹！

如果要给别人提供理想减肥方法，这个方法完全可以使用。只是要再加一层意思，不能说穿，要让对方在加强运动、节食的基础上，坚持每天吃一个橙子。反正这个习惯也没坏处，这算是又高人一筹的技巧了。

但是千万要注意一个环节，有些肥胖的人如果正在吃他汀类降脂药，一定要他停下来，如果他汀类药与橙子一起吃会有很大毒副作用的。切记！切记！

要从古今贯通的角度了解中医导引术，以上减肥的方法其实就是现代的导引术。

36. 心锚导引

《诸病源候论》可说是中医导引术集大成之总结了。但是如果不把我前面说的那些道道弄明白，很多导引术的方法无论你东看、西看，横看、顺看，都不能理解为什么会起治疗作用。这也是后来的中医们对导引术没有发展的原因之一了。如果不信，我就引用几个《诸病源候论》记载的导引法供各位品味：

"一曰：以右踵拘左足拇趾，除风痹；二曰：以左踵拘右足拇趾，除厥痹；三曰：两手更引足跌置膝上，除体痹。"

"正倚壁，不息行气，从头至足止。愈大风、偏枯、诸痹。"

"偃卧，展两足指右向，直两手身旁，鼻纳气七息，除骨痛。"

"偃卧，展两胫，两足指左向，直两手身旁，鼻纳气七息。除死肌及胫寒。"

"卧展两胫，足十指相柱，伸两手身旁，鼻纳气七息。除两胫冷，腿骨中痛。"

"偃卧，展两胫两手，足外踵，指相向，以鼻纳气，自极七息，除两膝寒、胫骨疼、转筋"，等等。

我们以第二个导引法为例。靠壁自然站式，在自然呼吸的状态下，注重以意领气从头向下至足止（意识上从头到脚感觉一遍），反复行气（把注意力集中在从头到足反复上下的感觉上）。这个导引法针对中风后遗症和风湿痹痛，号称可以治愈。就这么简单！各位相信吗？

如果各位不相信，是有其道理的。因为这类导引术式，单从方法上看与它们所针对的病症在医学原理上根本扯不上边，让人怎么都想不通。

但是相信能行，也是有道理的。因为医生指导做这些导引术的患者，他们首先明白这样做是为什么，他们希望要达到什么目的，他们相信能达到这个目的，就像吃橙子减肥一样。吃橙子的人有一个强烈的愿望和期盼，他是带着愿望在吃橙子，不是为了吃橙子而吃橙子。只要他们笃信不疑，精思行之，潜在的正能量就会在"念动效应"的作用下促进病症的痊愈！

因此，对于病症的治疗并非是这些做法本身有什么魔力，更不是吃橙子就一定能减肥，而在于这样做激活了患者治愈病症相应的正能量（相应的，针对性的生理机制）。这些做法（导引法）仅是激发相应正能量的"心锚"。

这下你可能弄明白了这样做、那样做为什么能治病了。接下来，你再去了解诸如此类的导引术，你就不再会犯疑，而且从此你也学会了如何设计导引术了。

37. 形体导引

利用设置"心锚"和利用"念动效应"的导引术方法设计主要围绕意识上的"意象"如何展开？即是说，如何通过想象特殊的情境影像来实现。比如《诸病源候论》描述的上引泥丸、下达涌泉的导引法谓：

> "以背正倚，展两足及指，暝心，从头上引气，想以达足之十趾及足掌心，可三七引，候掌心似受气止。盖谓上引泥丸，下达涌泉是也。"

这段文字说的是上引泥丸、下达涌泉导引法的具体操作：

两足分开，与肩同宽，正身直背，两手臂自然舒展地垂放在两侧身旁，自然呼吸。然后静下心来，让意识处于空白无为的状态（瞑心），在此状态下注意力集中在想象从头顶开始（从头上引气），有一种流动的感觉向下到达足趾和手掌心。如此反复想象这种流动的感觉二十一次，直到手掌心有"气"的感觉（如温热、胀满、磁吸感等）充盈为止。

在中医导引术中，这类方法随处可见。

而另一大类导引术方法则是以形体运动为主。比如：

"一足踏地，足不动，一足向侧相，转身歆势，并手尽急回，左右迭互二七，去脊风冷、偏枯不通润。"

"立身，上下正直，一手上拓，仰手如似推物势，一手向下如捺物，极势，上下来去，换易四七。去膊内风，两膊井内冷血，两掖筋脉挛急。"

前一个术式的操作就是立正，左弓步，同时双臂平伸向左摆动振臂，收回立正（并手尽急回）。然后右弓步，同时双臂平伸向右摆动振臂，收回立正。如此左右交替各七次（左右叠互二七），可以治疗像腰背肌劳损一类脊背风冷、腰背肌群僵硬板滞不仁的病症。

后一个术式的操作是立正！一手掌上仰向上推掌，另一手掌向下如按物向下推，双掌上下同时推按至极势（相反方向用力，至有一种最大限度的牵拉势态）。如此，可以治疗像肩周炎类的病症（去膊内风，两膊井内冷血，两掖筋脉挛急）。

显然，这类导引术式类似于现代的所谓体操，但以反关节、随意肌反向运动为主。它可以通过躯体的机械运动，采用被动的体态，比如最大限度扭动脊柱，牵扯关节周围组织，肌肉尤其是深层的细小肌群，缓解相应关节、肌群的紧张、痉挛，促进组织血流活跃，恢复肌组织及关节适度的柔韧度，从而达到治疗目的。后来这些运动方式发展出了古今非常流行的"八段锦"。

38. 反向运动

从以上两种形体导引术式中，我们发现一个明显的特点，就是"反向运动"。所谓反向运动即是逆原有肢体百节（随意肌）的习惯运动方向运动，以使躯体动作极势弛张，并配合意识引领行气。如：

"手前后递互拓，极势三七，手掌向下，头低面心，气向下至涌泉、仓门，却努一时取势，散气，放纵。身气平，头动，膊前后欹侧，柔膊二七。去膊井冷血。筋急，渐渐如消。"

这段话的意思是说：自然站立，双手交替向前推掌，每次用力直推到全手臂绷紧僵直，如此推掌二十一次（极势三七）。然后低头，两手心向下按推，直膝弓身，引气至足心（涌泉），气存小腹（仓门）。两手努力向下按推到最大限度（却努一时取势），然后突然放松（散气，放纵）。再放松心身，慢慢直身立起，让两手臂自然垂放在体侧，左右旋转颈椎（头动），同时轻松地垂臂旋转肩关节二十一次（这个动作会带动脊柱包括颈椎扭动）。这个导引术式可以治疗诸如像神经根型颈椎病一类的病症（去膊井冷血。筋急，渐渐如消）。

39. 呼吸形体导引

再有一类形体导引术式是以呼吸与形体运动配合为主。如：

"偃卧，合两膝头，翻两足，伸腰，口纳气，胀腹自极七息。除痹痛热痛、两胫不随。"

"偃卧，端展两手足臂，以鼻纳气，自极七息，摇足三十而止。除胸足寒、周身痹，厥逆。"

"左右手夹据地，以仰引腰五息止，去瘘痹，利九窍。"

"仰两足指，五息止。引腰背痹、偏枯；令人耳闻声。久行，眼耳诸根无有挂碍。"

40. 灌注式导引

还有一类导引术式，我称为"灌注式导引术"。这种术式的特点是先紧束一部分躯体，减少这些部分的供血，再舒展需要调治的躯体部位，然后在意识引领下配合呼吸和动作引导气血集中灌注于这些部位而达到治疗的目的。如：

"两手抱左膝，伸腰，鼻纳气七息，展右足，除难屈伸拜起，胫中痛萎。"

"两手抱右膝着膺，除下重难屈伸。"

"踞坐，伸右脚，两手抱左膝头，伸腰，以鼻纳气，自极七息，展右足着外。除难屈伸拜起，胫中疼痹。"

"踞坐，伸左脚，两手抱右膝，伸腰，以鼻纳气，自极七息，展左足着外。除难屈伸拜起，胫中疼痹。"

"左右拱两臂，不息九通。治臂足痛，劳倦，风痹不随。"

"以两手抱右膝，着膺，除风眩。"

总之，由于古代文辞的简略，我们不能单从操作方法上去理解。我们应该着重去理解各类术式作用的原理。比如，"两手抱右膝着膺，除下重难屈伸"和"以两手抱右膝，着膺，除风眩"这两个术式实际为同样的方法，为什么治疗病症的对象不同呢？如果从这个术式作用的机理上去理解就能找到答案了，因为这个术式着重是通过强化血流灌注来实现治疗目标的。

掌握了导引术式的作用机理，才能发展我们设计导引术式的创新能力。古代导引术式不是所有的都正确无误，非要我们一字不差地去照搬。我们完全可以在现代医学更新发现的基础上创造性地设计出机制明确、针对性很强的各种新型的导引术式。

当然，在文字的后面，我们也不能忘记导引术的三大核心要素：坚定的信念，强烈的愿望，"缘督以为经"和"以意领气"。离开了这三大要素，导引术的各种术式只能是形体体操，那就根本不具备导引术的意义了。

在中医历史上，从华佗首创"五禽戏"到"马王堆导引图"以及后世创造的"八段锦""易筋经"等，都是以形体导引为主，用于健身益寿的组合性导引术式。

41. 按跷

习惯上，按跷意为"按摩导引"。而实际上"按跷"应包括两个部分内容。一指"自我按摩"即用按摩的方法导引行气；二指"蹻健"即对人体躯体关节，四肢活动范围、力量、肌组织柔韧度、反应的敏捷性进行最佳状态的训练。即如王冰所注，"按，谓抑按皮肉；蹻，谓捷举手足"之意。

"按蹻"在中医导引术中属一大类别。它简便、实用、便于推广，一般的人都容易接受和应用，很多时候可以起到立竿见影的效果。

以自我按摩为主的导引术，如：

> "偃卧，直两手，捻左右胁。除大便难、腹痛、腹中寒。口纳气，鼻出气，温气咽之数十，病愈。"

即平卧位，以两手分别捻捏、弹拨左右胁下侧腹肌群，再配合口吸气，当气在口中温热后下咽温气数十次，就可以治愈虚寒性腹痛、便秘的病症。

> "正坐，以两手交背后，名曰带便。愈不能大便，利腹，愈虚赢。反叉两手着背上，推上使当心许，坐，反到九通。愈不能大小便，利腹，愈虚赢也。"

即治便秘的"带便"导引法，是用两手反叉在背上，用力从上向下反复推压腰背肌群。

> "咽气数十，两手相摩，令热，以摩腹，令气下。"

即以吞咽口中热气为引领，将两手掌搓热（顺时针方向）摩运腹肌，可以增强胃肠的蠕动功能，令气下行。

"若腹内有气胀，先须暖足，摩脐上下并气海，不限遍数，多为佳。"

即也可以先用温水泡足，并用手掌绕脐按摩，不限次数。

以上，这些自我按摩导引术式对改善胃肠功能仍具有非常现实的医学意义。后世医家总结出"床上八段锦"包括扣齿、漱醴泉、咽津、梳头、浴面、按摩胸、腹、背及搓擦足底涌泉等术式组合，在民间广为推广，对民族身体素质的改善发挥了很大的作用。

以蹻健为主的导引术，如：

"脚着项上，不息十二通。必愈大寒不觉暖热、久顽冷患、耳聋目眩。久行即成法，法身五六，不能变。"

"脚着项上"，这个"功夫"可不是一般人能完成的。必须要通过对髋关节、膝关节韧带柔韧性练习才能实现双脚捷举无碍，用时，只须抱脚抬腿就可以将双脚轻轻松松搭放在颈子上了。所以说"久行即成法，法身五六，不能变"。如当这功夫一旦练成，常行常练，每次练习时，配合憋气就会起到灌注性导引的作用，它可以改善全身特别是上半身的血液循环，因此"必愈大寒不觉暖热、久顽冷患、耳聋目眩"的病症。如你能把这类导引术看懂了，则瑜伽术就不难理解了。

又如："极自用力张脚，痛挽两足指，号言宽大，去筋节急挛痛。久行，身开张。"

这显然就是"劈叉"的训练。压腿、下腰、涮腿、踢腿、劈叉、开胯、开肩等肢体柔韧的强化训练，对于舞蹈、体操、武术来说，是必修的课目。因为这些训练能最大限度拓展肢体的活动范围以及反应的敏捷性和力度，即所谓"捷举手足"。而中医强调用这样的练习来健身祛病。其间的根本区别在于他们之间的出发点即愿望不同，更重要的是这些方法作为导引术，始终保持着坚定的信念，强烈的愿望，"缘督以为经"和"以意领气"的导引要素。因此，在外形上给人的印象是柔和、缓慢、圆润而乏刚劲。除了中医导引术用这些训练外，印度瑜伽术同样强调蹻健的练习，当代中国社会上流行瑜伽，可国人从没想过，原来中医也做这些事！实在是有些令人悲哀。

42. 吹嘘吐纳六字诀

吹嘘六字诀——呵、呼、吹、嘻、嘘、嘶——是以吐纳为主的导引术典型代表。六字用以治五脏病并非始自巢氏，五代梁朝陶弘景（公元452~531年）已有记述。《诸病源候论》曰：

"肝脏病者，愁忧不乐，悲思嗔怒，头眩眼痛，呵气出而愈"；

"心脏病者，体有冷热。若冷，呼气出；若热，吹气出"；

"脾脏病者，体面上游风习习，痛，身体痒，烦闷疼痛，用嘻气出"；

"肺脏病者，体胸背痛满，四肢烦闷，用嘘气出"；

"肾脏病者，咽喉窒塞，腹满耳聋，用嘶气出"。

呵、呼、吹、嘻、嘘、嘶以吐气为主，即是说分别用这几个字发音的口形将气呼出去，便可以调治对应的脏腑病症。这里的"气"，当然是指吸到肺里的空气，而不是指意识上的"感觉"。

中医用"气"字说事的地方太多，也太复杂了！我们一定要根据文字所论述的情境来分析，判断这个"气"字在此种场合中所表达的意义，不然就会出偏差。

这几个呼气的方法单从物理性质的角度看，它们是通过对气道的机械控制来实现对气道的舒展和限制，从而让排气通畅或受到挤压限制。但我们看到，除了"呵"字呼气气道完全开放舒展外，越往后，每一个字对气道的限制越大。也就是说，这几个呼气方法总体上讲，主要是针对气道限制，增加排气的阻力，迫使呼气保持幽、深、匀、长的节律。

如此呼吸的机械刺激，可以增加腹肌和胸部呼吸肌群弹性，改善肺泡张力，调节通气功能和血液携氧量，同时还可以调节植物神经功能，并对腹腔器官起到按摩作用。

而且我们会发现，不同的呼气都有不同的肌群参与。比如用"嘶"字呼气时，我们会感觉到腰腹部肌群的收缩。中医认为腰为肾所主，所以可以辅助肾病的治疗；用"嘘"字呼气时，我们会感到胸部所有呼吸肌群包括肺组织收缩挤压，肺中余气彻底排空，因此可以辅助肺病的治疗。

而用"呵"字呼气和用"嘻"字呼气，除了机械作用外，更主要的还有心理调节作用。愁忧不乐，悲思嗔怒可至情绪郁结而伤肝，气道开放"呵"气而出，可以最大限度立即缓解情绪，经常叹气的人就会有此体会。

而脾气郁结的人，整天闷闷不乐，食不甘味，如果能让他笑一笑，一定会有所改善。"嘻"字呼气其实是不经意地动员了"笑起来"的表情肌运动。根据念动效应原理，"运动产生观念"，郁闷的情绪就会在不经意间改变。

用"呼""吹"呼气，针对心脏病者出现身体感觉发冷或发热的症状，则主要在于"呼""吹"的意识引领下作用。因为这两个呼气的方法，其本身对气道的控制力度有限，不同的是呼气口形对呼出空气温凉性质的调控，"呼"是卷舌，而"吹"是伸舌。卷舌时，空气在口腔里有种温暖的感觉，而伸舌时有清凉的感觉。这样的感觉在有意识控制呼气达到幽、深、匀、长节律时作为一种观念，因而会产生身体温暖或清凉的生理效应，从而起到调治的作用。

吹嘘六字诀在中医导引术中是一种针对内脏病症生理机制最明确、最直接，操作最简捷、实用最广泛的以呼气为主的吐纳导引术。它不但可以贯穿在日常生活之中配合青、赤、黄、白、黑五色起保健作用，也可以用于配合内脏疾病的治疗和康复。

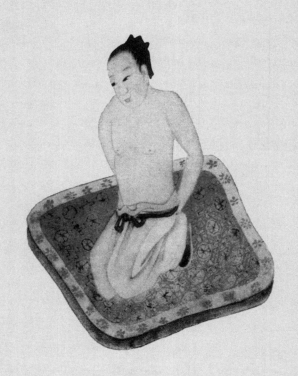

第八章 真气、催眠之惑

中国医学的演进，始而巫，继而巫和医混合，再进而巫和医分立。以巫治病，为世界各民族在文化低级时代的普遍现象。

——陈邦贤《中国医学史》

尽管精密科学已经大为进步，神秘主义仍维持原状。一方面大科学家的智慧有许多死角，另一方面神秘主义也有他们聪明之处。

——奥托.L.贝特曼《世界医学史话》

中医研究的是人与自然的关系，追求人与自然的和谐，主张调动和强化人体的自我修复能力，通过人体阴阳自和的自主运作机制，达到预防和治疗疾病的目的。

人是地球上最复杂的生物，天地之精灵，天造之神器。人是自然之子，首先属于自然，同时又属于社会，并且还是受自我情志控制的大自然形质与精神统一、人天合一的生命体。精神对人起主导作用，人与自然的和谐，人体自身的和谐，全凭精神的主宰。所以，中医从来把人的精神放在第一位，强调人自身对生命的觉悟，对自我潜在能力的信仰和对健康愿望的觉悟，视"治神"为治道之先。

在中国文化上下五千年间，中医总结和发展出了许多针对精神心理调节的治养方法。如前面我们讨论过的，以情志疏导转移为主的思想路径修正法、直接暗示疗法，以被动催眠为主的祝由、禁咒法和以自我催眠为主的导引术等。这些针对精神心理调治为主的方法，在中医历史中曾一度被作为主流的医学手段，对维护中华民族的生存和繁衍作出巨大的贡献。

但自从鸦片战争以来，在清代"师夷长技以制夷"的发展模式中，以物质为中心的近代科学与技术上升为最重要的追求目标。在生命观与健康观方面，人们的思想观念倾向于向外寻求帮助，倾向于用什么药才能治什么病，而任由自身的能力退化而过渡到过分依赖外界。近代科学主义思潮的泛滥，把国人从封建迷信引导进入另一种"科学迷信"的思潮之中。华夏五千年文化之精神、思想、价值观、哲学观遭受到了几乎是毁灭性的冲击和颠覆。

在这种历史背景的两三百年间，西方的心理学上去了，催眠疗法上去了，并很快步入了世界主流医学的殿堂，而中医仅故步自封在本草医学的阵地上拼死挣扎。中国本土心理学被中医自己弄丢了，以致失去了在民间自发导引养生活动中的主导地位和在世界心理学科中的话语权。

1. "医"源于"巫"

不过，从世界医学发展史的角度来看中国的"真气现象"也并不奇怪。发达国家照样经历过这样的阶段。科学催眠术就是在这样的历史更迭中发展和成熟起来的，中医导引术从历史的角度注定也要经历这场磨难。

"否定之否定"是一切事物运动变化的规律。O.L. 贝特曼（Bettman）在《世界医学史话》中讲道："古代巫师演进到现代医师是一段奇妙的历程。这段历程并不一直是直接而明显的，但是，没有一种职业像医师这样，与过去有长久而密切的关系。"

大凡人类涉及启用自身潜在能力的医疗实践活动，在没有认识到这些能力是自身具备的时候，都会有一个总体的趋向——向外求索。这是人类世界一切神秘主义产生的根源。正是在这个问题上，中医比起世界上任何一种医学都先进、科学。因为，中医在《黄帝内经》时代就明确了只能内求，不需外求。人人都具有无穷的潜在能力，只是看你如何去开发与利用。

西方催眠术早先也是从一种神秘滑到另一种神秘，从求索上帝的力量转变为求索物理的力量。人们认为，或许这样才更符合科学。催眠术早先这样的思想与早先中医相比，显然是非常落后的。

要说明这个问题，必须提及现代催眠术创立之前 16、17 世纪西方的两个人物，他们是瑞士医生帕拉思瑟斯（1493~1541）和范·赫蒙特（1577~1644）。这是两位在西方医学史上开始否定上帝而打算从科学主义的角度寻找催眠神秘现象出路的代表人物。

帕拉思瑟斯认为星辰能通过磁力影响人类，所有磁石对人体都有作用。而范·赫蒙特则干脆认为凡是有生命的人体都能放射动物磁场，这种动物磁性能影响其他人的精神和内体。

范·赫蒙特的理论成为后来西方"信仰疗法"的依据并发展成为"握手疗法"，即只要医生的手让病人握一下，病人的疾病就会治愈。这与中国20世纪80年代，气功师手一摸，病就好了，没有本质的区别。而帕拉思瑟斯的磁石理论则在很大程度上影响了18世纪现代催眠术的产生。

大概是西方人细胞里"神学基因"相对固定的关系，或是西方人在对"握手疗法"兴奋一阵过后认为还是不如至高无上的"神灵"，于是又立即摒弃了它而复归于信仰"上帝"。

其实，在世界医学史中，帕拉思瑟斯和范·赫蒙特现象随处可见。医本源于"巫"。无论是东方还是西方，在人类最早时期，都认为或只能无奈地认为，自然界存在着一种神秘的"灵性力量"，灵性因素是唯一能致病和支配死亡的。

澳大利亚北昆士兰的原住民中有一种观念，那就是所有的病痛都是某些巫医掌握着的"石英石"的作用造成的。这个石英石赋予了它的所有者以超自然的力量。巫医的魂魄使这个石英石进入牺牲者的身体里，只有由另一个巫师用吮吸的办法把它吸出来，才能治好病。因此，巫医被认为是能够在远距离引起人得病并且可说是能够注定使他死亡的人。

印度教的主神——湿婆，被称为是能摧毁万物，也能重新造就万物的神。因而，那些能操纵别人感觉、具有控制他人能力的人，被看成是湿婆现世，是不能冒犯的。

在中医史上，虽然《黄帝内经》从一开篇就主张不能信"神"，但中医的内在思维中仍装着"神"的影子，也许是为了顺应民俗文化，也许他们心里确信真有"鬼神"。历史上有名的中医如早期的神农、伏羲、黄帝、苗父、俞跗、灵保、巫妨和懂得药物知识的十巫和以后的桑田医、长桑君、台骀、医挚（文挚）、李少君、栾大、少翁、徐登、赵炳、张角、封君达、费长房、甘始、东郭延年、刘吾服、发根、左慈等都是巫医兼行，神药两解。

后来还有一些著名的医家，如华佗、徐嗣伯、褚澄、淳于智、葛洪、抱朴子、孙思邈等，在医事活动中也多灵活地应用巫术形式和内容。所以，隋唐时期太医署设咒禁师，将巫术合法化，后"祝由"列中医十三科之一。

陈邦贤在《中国医学史》里说："中国医学的演进，始而巫，继而巫和医混合，再进而巫和医分立。以巫治病，为世界各民族在文化低级时代的普遍现象。"

然而，中医导引术就不同了，虽然在某些方面仍可以看到"巫"的影子，而实际上它已从医与巫的联系中独立了出来，作为中医以调节精神心理方式为主，调治疾病的方法。

2. 赫蒙特现象

西方 17 世纪的范·赫蒙特就是其中之一，他不相信是上帝的力量，而找到的原因是"动物磁性"的作用，用手一摸，动物磁力就会影响被摸的人的精神和肉体。

17 世纪范·赫蒙特找到的这个解释，到了 19 世纪还真对现代催眠术的创立产生了影响。现代催眠术的创立离不开一个重要的开创者弗朗茨·麦斯默。麦斯默发展了"动物磁性"理论。他认为"动物磁性"在人体的表现形态是"磁性流体"，人体疾病是由于磁性流体分布不均衡所导致。

他通过从临床取得的过程和现象中总结，认为他发现了动物磁力可以通过不同形式转移到其他受试目标身上，这包括磁铁石、金属导线、树、催眠师的手之类。因此他认定疗效的取得不是催眠仪式而是动物磁力的物理能量，催眠只是建立了动物磁力的能量通道。

麦斯默临床也非常有趣。在一个很大的房间中央放置一个很大的容器，里面装满了磁石。然后从容器中引出若干根金属线，让患者们分别用手拿住一根金属线，静静地围着容器坐着。他则手握一根手杖巡游在这些患者之间。只见他一会用手摸摸这个，一会用杖敲敲那个，嘴里说些祝愿之类的话。奇怪的是，这些患者的病症都很快地得到了改善。

和所有"巫"的形成一样，在西方工业革命的大环境下，人们自然地把麦斯默和其他几个倡导者认为是少数超凡的拥有传导磁力能力的圣者。在法国和奥地利，人们很快就自觉地把大把金线投向了他们，他们也确实创造了大量不可思议的治疗奇迹。

麦斯默的这个理论和临床方式，在现在看来似乎荒诞滑稽，但正如人类社会的不同历史时期都会出现不同形式的"造神运动"一样。麦斯默的观点首次冲击了人们精神世界中固有的摸不着边的"神灵崇拜"信念，并从所谓"科学"的"物理能"方面找到了一个突破口，因此使人们的精神依托一下子便倾倒在信仰崇拜"科学主义"之上。麦斯默在西方世界成了第一个以"科学"的名义掀起造神运动的人，也是他开始把"催眠术"这个古老的法术提升到"科学"的位置，并从此引起了科学界的关注。

20世纪80年代，一些学者开始了业余的"外气"物质性研究，通过不懈的努力，还真的证明了"外气"的部分物质属性。

首先，他们发现了"外气"是受低频涨落调制的红外辐射，它与穴位处的组织具有共振接收效应；并应用电荷增量测量装置探测"外气"，发现静电增量为 10~15 库仑量级的电荷负电集信号，而且，这种信号受功法、练功深度和意识变化的调控，此外还发现"外气"有微粒子流信号等。

不难看出，如果说 400 多年前帕拉思瑟斯和范·赫蒙特的通磁理论给握手疗法找到了粗浅的理论依据，则 400 年后中国人也从人体自身找到了同类疗法的理论依据——"外气"。

尽管中国人和西方人对握手治病一类认识的切入点不同，找到的"科学依据"不同，但有一点可以确认，那就是他们的出发点和思路都是一样的。他们都企图用"科学主义"取代"神秘主义"。

3. 出手治病之秘

凡是活人，如果用科学仪器去测试，都可以找到物质运动的痕迹。但我们这些活人，包括像我这样有"高功夫"的人，每天都要与很多陌生人擦肩而过，甚至偶然还要与别人碰撞一下，产生身体的接触。但我们从来也没发现把别人碰坏了或是把别人的病碰好了。

同样的，麦斯默如果离开他那装有磁石的容器，走在大街上与熟人相遇握个手，相互问候一声，不见得被他握手的人就会祛病消灾。如果不对别人说，"我现在给你发放'外气'用我的功力给你治病"，而是对着任何过路的人都挥一挥手，可能别人会说这个人是个疯子，没病也要吓出病来了。

我这样说，或许大家明白了，哪有什么"磁性流体"，哪有什么"外气"治病，都是自欺欺人之说！他们都是在"造神""卖贵重"。

其实疗效的取得，都是人们在特殊气氛和情境中，在强烈愿望和信念专注性驱使下被催眠了，潜意识主动接受了治病的暗示结果。磁石容器也好，发放外气的过场也罢，都是一种催眠仪式。真正起作用的是人们诚挚的愿望和内在的信仰，是愿望和信仰激活了潜意识，让潜意识释放的力量。

4．气之乱

大家都知道中国有"酒文化""茶文化"，却没人去注意到有"气文化"。中国人用"气"字说事的频率太多，如脾气、神气、帅气、娇气、小气、大气、生气、发气、消气、上气、下气、顺气、通气、胀气、窜气、走气、喜气、丧气、叹气、呼气、吸气……老百姓会把表述不清楚的感觉、情绪体验都用一个"气"字来概括。

中医当然比起民间要专业一些，中医专业术语中则有正气、邪气、元气、真气、先天气、后天气、宗气、中气、经气、血气、大气、风气、寒气、暑气、湿气、燥气、火气、肝气、心气、脾气、肺气、肾气、胃气等等不亦乐乎。这不，气功又加上了一个内气、外气、丹田气……这些"气"要真弄明白，还要费很大的力气，到头来还有可能弄得你垂头丧气、唉声叹气！

空气是生命存在的基本条件之一，它只能让人活着。而"真气"则可以让人"永远活着"，健康无病地活着。因此"真气"才是人们追求的最高境界。难怪《黄帝内经》开篇"恬淡虚无，真气从之，精神内守，病安从来"说的是人只要把"真气"守住了，就可以无病而长生久世。

可见，"真气"对于人的健康是多么的重要。所以，人们追求"真气"一点也没有错。然而，我们显然明白，《黄帝内经》说的"真气"肯定不是呼吸的"空气"，而是另一种"气"。

从古迄今，"通周天"都成了修行者追求的最高境界、最高目标。但有史以来，这些人也没见一个还活到现在。因为他们到死都没弄明白"真气"到底是什么样的气！

局外人没把"真气"弄清楚尚有情可原，如果是中医自己没把"真气"这个东西弄懂，那真有些难为情了。《黄帝内经》虽然开篇便直白"真气"，但又没直解"真气"。但道家是把它说清楚了的，道家所说的"原始天真"就是指的"真气"。

"原始天真"用白话来解释，就是大自然赋予人的生命机制，是生命的自然法则。这是不可更改、必须守护和遵循的生命法则，从之则生，逆之则亡。

因此，"真气"是生命本来具备的运动形态，只要人活着，它就不会停止运作。再说直白点，"真气"就是潜意识和人体潜在的生命能力。好在《黄帝内经》一开始就把如何维护"真气"说清楚了。

《黄帝内经》"恬淡虚无，真气从之，精神内守，病安从来"就这么轻描淡写的一句话，把真气的事说完了。

这段话最重要的是前三句，前三句中最重要的是第二句"真气从之"，而第二句话中最重要的又是一个"从"字。"从"字的解释很多，而古代的字意，"从"同"纵"，有竖直、贯通、从善如流和任由、放纵之意。"从之"就是让真气自由自在、无阻无碍、无拘无束出入，贯通，交融于天、人、地之间，自行其是。

那么"恬淡虚无"与"精神内守"这两句又是什么意思呢？其实，这两句话说得再明白不过了！

"恬淡虚无"就是指淡化意识。在意识与潜意识的关系这个问题上我们已讨论很多了，意识的活跃是潜意识正常工作的干扰和障碍，淡化意识就是为了扫除这个障碍。

而"精神内守"是指一种内心态度，一种思维方法即信仰。内在心理一方面要专注在维护自身与大自然"同在"这个信念之上；一方面又要保持警惕，随时预防意识的干扰和维护好潜意识的防御机制，拒绝不良不善的意识闪点进入潜意识。如此，大自然赋予人的生命机制便可以实现自主无碍的运转，始终保持与大自然的高度统一与和谐，这样人就能获得真正意义上的健康，就这么简单。

西方人从创立了"心理学"学科后，这个问题也摆弄了两三百年。后来出了个弗洛伊德，提出了个"意识、潜意识"理论，才算开始有点眉目了，以后催眠术的研究又进一步把这点事基本搞明白了。催眠术提出了一个"生物共同体"的概念，这个概念你把它解释成"真气"也行。因为，这个生命"生物共同体"包含了所有生物生命共同的法则和资源，它是生命体取之不尽、用之不完的生命源泉。在人身上，潜意识是唯一能与其沟通、交融的通道，潜意识才拥有获取生命源泉的能力。西方人还算有本事，说的话让人们听得懂。

世界著名潜意识学者墨菲博士说："精神病医生、心理学家等，都是在利用潜意识的力量。实际上只是一种积极的态度，一种内在的认识，一种思维方法（即信仰），让潜意识释放的力量。"

不管中国古人的"修道""炼丹""修为""养生"，中医的"祝由""导引""吐纳"及现代所谓的"气功"和西方的"催眠术"等，不都是在做这点事吗？

5. 通周天

与气相关的还有另一个最重要的是，"通周天"，这已经成为修炼者的终极目标。只要听说谁家功法能很快打通"周天"，则这家功法肯定火了。

通常的解释是通"小周天"指打通"任督"二脉，而通"大周天"

就指打通十二经脉。通周天的目的是为了让"真气"在这些经脉里流动循环。只要"真气"循环不断，人就可以长生于世，甚至还可以实现"大神通"，大概这就可以成仙了！

如果不打通这些经脉，"真气"就无路可走了。显然，这个道理原本就不成立。"真气"无路可走，人就没命了，哪还来得及去修路呢！相反，只要人活着，生命机制就不会停止运作，"真气"就无处不在。

何况，那些自认为通了周天的人，那些教人通周天的人，他们也描述不清楚"真气"是什么样子，通了周天又是什么样子。他们往往说出来的就是一种所谓"流动"的感觉。而这些感觉对于任何人来说，通过暗示训练都是可以实现的，如何能证明这就是通了周天呢？至于其他的描述，要么是瞎编，要么就是走火入魔，出现了幻觉或妄想症，不但忽悠自己也是在忽悠别人。

《黄帝内经》一句话早把"真气"这点事说清楚了：只要淡化意识，守护住潜意识的自主工作能力，保持这种积极的态度和内在的认识与信仰，让潜意识自主释放力量，"真气"就无处不在、无处不通。

不过，通周天一说又引出一个让练气的人也高深莫测、幽玄深奥的问题——中医称之为"经络"。

6. 经络大猜想

在中医的理论框架中，有一个非常重要的理论——经络学说。

《黄帝内经》也有解剖学内容，对人体组织结构及器官也有研究，只是不如现代医学那么深透。但是，《黄帝内经》论述人的生理病理，基本不拿解剖学说事。《黄帝内经》也明知血液在血管里流动，但它却总把在体内流动的东西统称"经气"，而把"经气"流动的路径或通道称为"经络"。"通周天"一说，显然与经络学说有很大的关系。中医传承到现在，如果真要离开经络理论，就有可能崩盘，还真传承不下去。可见，经络学说对中医这一整套系统模型框架是多么重要。

对于经络的产生，在《黄帝内经》中没作任何解释，径直就把经络一整套框架结构介绍了个明白。纵行者为经，横行者为络，其中包括十二经络、十二筋经、十二经别、十五别络、奇经八脉。它们的路径、顺序、衔接，无一遗漏，然后就开始说事。几乎所有人体的生理、病理、治则、治法、摄生、保健等问题都要与经络扯上边。尤其是针灸学，更与经络分离不得，它是针灸之魂。

然而，经络是什么，在近两个世纪却引起了世界的关注。因为中国针灸走向了世界，经络当然也跟着走向了世界。

虽然中医用经络说事，心安理得说了几千年，已经习惯了，离不得了。但现在是科学时代，有科学头脑的人，不管是中国人、外国人、中医内部的人，都不愿意这么不明不白地接受这个东西。科学就是要求实、证实呀，不能只是嘴上说了算，你要拿出来看看呀！

于是从 20 世纪中叶开始，国内国外都对经络开展了大量的研究。然而，迄今为止学说纷纷，结论寥寥，经络实质、经络机制在现代科学方阵之中仍无法定论，经络理论发展甚微。

在世界范围内，目前经络研究主要有两大流派——神经传输派与体液传输派。这两派研究的基本点都是建立在经典神经突触传输理论之上，他们力求在此理论基础上找到经络存在的"科学"答案。

而瑞典皇家科学院院士、著名神经科学家福克斯教授近年提出"经络信号容积传输"的观点。这个观点突破了经典神经突触传输理论，企图以细胞外基质结构和细胞外液流动方式的物理能来解释经络现象诸如慢速和跨节段性传输等问题。这个论点的提出被业内认为会让神经传输派与体液传输派有了融会贯通、共同发展的可能性，为中医基础理论的发展提供了新的动力。

显然，关于经络研究的这些世界级最前沿的动向只能说明一个问题。人们都企图从科学建立起的现有框架和模型中去找到经络实质的依据。其实，这是一种在对中医基础理论研究问题上的又一次"赫蒙特现象"。

和赫蒙特的"动物磁性"理论、麦斯默的"磁性流体"理论以及"外气"理论一样，虽然科学家们终究会用他们辛辛苦苦建立起来的科学模型，找出一些像经络经气这类关于生命运动的物质运动痕迹，但这些被证实存在的东西离中医用自身研究方法发展出的经络经气的本质有多远，将仍是不得而知。而且，注定两者间是"不可通约性"的（见美国库恩《科学革命的结构》）。

中医所称的"经络"，有可能并不是现代科学家们按照他们的理论和方法要找的那些东西。

7. 赫蒙特现象的本质

显然，赫蒙特现象的本质是人们以自己习惯的科学模型取代另一种别人习惯的科学模型，并企图运用自己模型的逻辑和理论去验证另一种模型的实在，否定不能被自己科学模型证实的实在。其结果只能是将对方模型的基本概念扭曲、肢解，实用技术体系全面颠覆。中医在近代史中遭此厄运，单以官方出面的就有五次之多。

如此现象的出现，其最根本的原因是人们思想上没能理解"科学"的基本含义，并由此衍生出"近代科学主义"的思潮，"伪科学"成了他们一次次挥向中医的狼牙大棒。

号称"世界科学之神"的著名物理学家霍金，在他的大作《大设计》

中提出了一个就"科学"而言具有某种终极意义的问题——"依赖模型的实在论"。在《大设计》标题为"何为真实"的第三章中，霍金以金鱼来隐喻他的论证。

霍金假定生活在弧形鱼缸里的金鱼透过弧形的鱼缸观察周围的世界。金鱼物理学家在这个特定的环境中归纳在鱼缸中所观察到的世界现象，并建立起一些物理学定律。这些物理学定律完全能够表述和解释金鱼们透过鱼缸所观察到的世界，甚至还能够正确预言周围世界的新现象——总之，完全符合我们人类现今对物理学定律的要求，金鱼物理学家建立了"金鱼物理学"。

于此，霍金向人类提出了问题："这样的'金鱼物理学'可以是正确的吗？""我们何以得知我们拥有真正的没被歪曲的实在图像？金鱼的实在图像与我们的不同，然而我们能肯定它比我们的更不真实吗？"

在试图为"金鱼物理学"争取和我们人类物理学平等的地位时，霍金非常睿智地举了托勒密和哥白尼两种不同的宇宙模型为例。这两个模型，一个将地球作为宇宙中心，一个将太阳作为宇宙中心，但是它们都能够对当时人们所观察到的周围世界进行有效的描述。霍金问道："这两个模型哪一个是真实的？"显然，这个问题和上面他问"金鱼物理学"是否正确，其实是同样的。

尽管许多人会不假思索地回答说："托勒密是错的，哥白尼是对的。"但是霍金并不这样认为，他明确指出："那不是真的，人们可以利用任何一种图像作为宇宙的模型。"

他得出一个结论："不存在与图像或与理论无关的实在性概念。"所以他宣布，他所认同的是一种"依赖模型的实在论"。

宇宙的存在，人类到底知道了多少？这个问题并不难回答。因为人类自己明白，迄今为止，他们对宇宙的了解非常有限，还有大量的问题需要去知道。人类现有的知识只是在自己建立起来的模型之内并能用这

257

个模型去解释的问题。显然，我们不能随意去否定用现有模型不能去解释的存在，人类不知道的并不等于就是不存在的！现代科学仅能代表人类依赖模型去认知存在的部分，并不能代表所有的存在。这大概就是霍金对现代科学谦虚谨慎的态度。

所以霍金明确地指出："一个物理理论和世界图像是一个模型，以及一组将这个模型的元素和观测连接的规则。"霍金特别强调"依赖模型的实在论"是"一个用以解释现代科学的框架"。

霍金引用了西方哲学史上贝克莱（George Berkeley，1685~1753）的名言——"存在就是被感知"。明显地，霍金所指的理论、图像或模型，就是贝克莱用以"感知"的工具或途径。这种关联可以从霍金"不存在与图像或理论无关的实在性概念"的论断得到有力支持。

按照霍金的观点，所谓科学，即是人类借以感知世界的图像或模型。这个图像或模型包括构成图像或模型的元素和描述这些元素之间相互关系、连接规则的逻辑体系及系统理论体系。即是说，只要人类构建起感知存在的模型或图像，并总结出一整套逻辑体系和理论体系，借此能解释和描述构成模型元素间相互关系和连接规则与抽象概念。这些概念反过来又能指导人类对于已感知存在运用，并能发挥实际的效用，就是科学。

因此，人们可以利用任一种图像作为感知宇宙的模型，可以因其观察对象与逻辑体系的不同而产生对所感知的事物抽象的概念不同，但它们都能解释感知的实在，都能够对当时人们所观察到的周围世界进行有效的描述和运用。

不同感知模型，不同模型的逻辑体系和系统理论抽象的概念是不能互相取代的，只能放回到各自的理论体系中去理解、把握。

在现代科学中，哲学与系统科学包括社会科学、思维科学和自然科学类的信息论、控制论、系统论，耗散结构论，混沌理论，突变论，具体的运筹学、协同学、模糊数学、紊乱学、模糊逻辑学、物候学、气象学、生态学、生物进化学是科学，物理学、化学等用还原性方法研究有形之物或人造之物的"形态科学"是科学。中国古代的太极八卦、易经六十四卦、中医的阴阳五行、经络、脏象、六淫、七情、五运六气、四气五味、升降浮沉、君臣佐使也是科学。

因此，金鱼物理学与人类物理学都是科学。人类没道理说金鱼物理学是伪科学。

8. 整体观模型

人类感知世界模型的建立受人类思想的影响，同时也受特定时代所运用技术的影响。现代人类可以用加速器去模拟宇宙的生成，而在古代，人类只能用自己的肉眼和思考去探索宇宙的奥秘，于是中国人创造了探索宇宙奥秘的整体观模型。这个模型的基石是"道一元论"即"元气论"。

"元气"是针对大宇宙观而言。古人讲："四方上下曰宇，古往今来曰宙，以喻天地。"简单点说，"宇宙"指无限时间和无限空间。古人讲的这个"天地"应该是"大天地"，同时也包括地球村这个"小天地"。

中医讲究"整体观"，通俗地讲，整体就是"系统"。系统有大有小。中医把"元气"看成是最大、无边无际、没完没了的"大天地"，即是现代所称的"巨系统"，即是"宇宙"，这个系统中只有"元气"。

那么，"元气"是什么样子呢？

老子曰："道可道，非常道。名可名，非常名。无名天地之始，有名万物之母。"

道家关尹子曰："是道也，其来无今，其往无古，其高无盖，其低无载，其大无外，其小无内，其外无物，其内无人，其近无我，其远无彼。不可析，不可合，不可喻，不可思。惟其浑沦，所以为道。"

明末清初三大思想家之一王夫之说："气弥沦无涯而希微不形。"

首先要明白，"道生一"道的体现形态唯一就是"元气"，"元气"即是"道"。"元气"是宇宙巨系统中唯一具有功能的存在形态。本来没有名称来表述它，但它是生成万事万物的本原，因此可称它为"道"或者"元气"。这就是"道一元论"的来源。

第二，元气无形，无涯，无有内外，无有间隙，形中有气，气中有形，你中有我，我中有你，宇宙万事万物混元一气，都是元气聚散而得。《管子·心术》说："无形则无所抵牾，无所抵牾，故遍流万物而不变。"如果用个比喻来说明，这宇宙就像用玉米面煮的一锅粥，玉米面就是元气，粥中没散开来，积成团的玉米面团就是万物，它们散开来还是玉米面。在这锅粥里，面团、面粉都是一体，你中有我，我中有你，没有间隙，无有内外。

第三，老子曰："道生一，一生二，二生三，三生万物。万物负阴而抱阳，冲气以为和。"说的是万物都是"元气"的派生物。如何派生的呢？是元气内部的动力。内部的动力是什么？阴阳两种属性的对峙。阴阳对峙就会产生进退，消长的元气运动形态。这种元气内部两种属性进、退、消、长就产生了能量。元气阴阳对峙的能量让元气聚而成形，散则为气，就有了万事万物的生成与湮灭。所以，北宋著名理学家张载《正蒙·太和篇》曰："太虚无形，气之本体，其聚其散，变化之客形尔。"

第四，万物负阴抱阳，阴阳对峙，进退消长，形气交融，阴中有阳，阳中有阴，阴阳两种属性有无限可分性，所以元气有无限可分特性，于是才有万物气化流衍，混元一气，相互关联，不可分割，无限可生，无有终极的宇宙原生态全景图像。这是一种原生态宇宙全景模型。

在这个模型中，我们只有在原生态的、自然的不可分割的状态下才可以准确把握事物完整本质。这就是中医所强调"道一元论"的宏观"整体观"。

人是地球村的生物。对于宏观整体而言，地球村包括天、人、地，算是一个"微观的整体"，这个整体即我们通常说的"大自然"。地球上还有其他的生物生命，亦属于这个整体。地球村这个"微观整体"亦是"宏观整体"派生的。地球上的万事万物也都是"元气"聚散的产物。元气聚而成形为人，派生给人的那部分元气就是人的"真气"了。所以，"真气"展开来说还是"元气"。

可见，中医的这个"道一元论"的整体观，与现代心理学上称谓的"生物共同体"的本质是一致的，只是文化的表述不同而已。

中医这套整体观可不简单了，不但让中医自己建立起了感知生命实在的模型，同时还可以解释很多被认为不可解释的生命现象，比如"人类大智慧相通""心灵感应""意象植入""特异感知能力""突变""经络现象"等等。

9.形而上与形而下

中国古代先贤们是用肉眼仰观天文，俯察地理，近取诸身，远取诸物，旁通人事。采取"在天成象，在地成形"的思考路径，以哲学和系统科学的综合性方法，对原生态的事物进行取类比象、模拟推演。总结原生态事物之间原本的存在现象，相互间关系，事物发生、发展、运动、变化过程及规律，并抽象化概念，于是才想出了这些道道来了。

中医就是在这些道道的基础上建立起一整套以阴阳五行为核心的系统理论框架和以经络、脏象为代表的人体形态模型，并用以去把握原生态生命的法则和规律，进而指导医学实践的。

《易经》言："形而上者谓之道，形而下者谓之器。"可见，中医是从人体形器出发，向上求索建立起的医学模型。它研究的是原生态的人，没有经过剖开、切片的活人。中医所有抽象出的概念也只有放回到原生态活人身上去推论和验证。中医几千年来对预防和治疗人类疾病的卓越贡献，体现的正是中医自身建立的感知世界模型的成就。

如果我们非要从形而下去找到证实，那只能是这些概念出来的生命运动形态在形器之内的部分必然结果，而不会是概念针对的原生态生命运动形态的全部。

现代医学是形而下的医学，研究的对象是人体形器之内的组织、器官、细胞、分子，它是通过运用技术把原生态的人体分解开来，以物理、化学的模型和还原性方法去抽象生命概念，构建符合物理学、化学的生命模型，用此去解释生命现象，指导医学实践。中医与现代医学各是一种感知世界的模型，依靠的各是一套运用技术，彼此是不能通约和相互取代的。

人是天地之精灵，是天地间最复杂的生物。复杂生物生命现象只能用"复杂性科学"模型来把握。人的复杂性体现在人不但是具有自然属性，同时具有社会属性，精神、心理、情志属性，形体与精神心理统一属性，当然也具有组织器官层面的属性、细胞层面的属性、分子层面的属性，即是说，人具有形而上与形而下的两重属性。

人的自然属性决定了人的生命必须符合自然法则，中医把这称为"德"。人的社会属性决定了人的生命必须体现社会价值，承担社会责任，中医把这称为"行"。

人的精神、心理、情志属性决定了人类个体人格特征，我们可把这称为"素"。人的精神心理统一属性决定了人类个体生命需要心身协调，相互护养，我们可把这称为"养"。

"德、行、素、养"都是形而上的东西，但这些东西决定了生命的品质，这是形而下的技术不能取代的。形而上决定了医学的人文特征，也决定了中医以"治神"为"首"，"摄养"为"要"，"系统平衡"为"矢"，"阴阳自和"为"的"的整体平衡医学观和道法自然的人本主义特征。

同样地，现代医学模型运用现代技术在形而下组织、器官、细胞、分子层面取得的成就也是举世瞩目的，不能用中医模型来取代的。现代医学用物理、化学的方法在人体组织、器官、细胞、分子层面的介入和干预，对挽救生命、改善和提高生命生活质量方面发挥着巨大的作用，也是不能否定的。

因此，两大医学体系的相互包容、配合与促进，才是人类医学发展的必由之路。

10. 还原古人的想法

"经络"是古人想出来的吗？回答这个问题有两点必须解决：第一，经络肯定不是古人从人体解剖中发现的。即是说，它是没有形器的存在，看不见，摸不着，这点我们不用再去争论了。

第二，我们要解决是"研究经络"还是"经络研究"的问题。关于"研究经络"，现代的科学家早在进行了，前面我们也评价了，总会有一些有价值的成果，但这与"经络研究"无缘。即使按照研究结果造一个"人造经络"放在人身体中去，也肯定达不到中医原生态经络的效果。中医"经络学说"本身也是一个"复杂性科学"，单用物理、化学是不能完全解决问题的。

中医自己这个模型解决的应该是深化"经络研究"的问题，我们不能停留在古人那些想法上，甚至把原本古人的想法搞得非常紊乱，反而让今人无所适从。我们要去拓展"经络理论"在现代的应用价值。

要解决"经络研究"的问题，我们必须得先研究古人是怎么想出来的。要还原古人当时的想法，还原他们当时创造经络模型的基本过程。这个过程是当时古人创造人类文明派生的，它理所当然属于古代文明的一部分。

古人留下来的东西又只有中医这一套离古人最近。以"道一元论"为基础，道器合一，从古至今具有"复杂性科学"特征的中医，要想丢开古人的想法是不实际的。丢了就等于丢了灵魂，任由别人胡说八道，连自己还击的力量都没有了。

很多人没有用历史的角度去看待古代文明。我们应该知道，从历史角度看，人类文明经历过两个高峰：第一个高峰是在中国春秋秦汉时期，以哲学和系统科学综合性方法成就为代表，中医模型就建立于那个时代，因此带有浓厚的哲学色彩。"道一元论"的整体观成为当时文化科学思想的主流。第二个高峰出现则是在欧洲文艺复兴以来，以物理、化学为主的"形态科学"成就为代表。"组合整体观"与"还原论"方法为时代文化科学思想的主流。

所以，要回到古人的想法上去，就只有硬着头皮钻到那些古代玄之又玄的文字记载中去淘金，而且在态度上保持亲近，不能排斥。以积极的态度把古人想法的真实意义净化出来，反复实践、结合经验、反复验证，经过直觉或顿悟，抽象出概念，上升为理论，再返回实践中去验证与修正，这是唯一道路。

11. 在天成象，在地成形

《易传·系辞上》说："在天成象，在地成形，变化见矣。"又说："仰以观于天文，俯以察于地理，是故知幽明之故；原始反终，故知死生之说；精气为物，游魂为变，是故知鬼神之情状。"

以上这些话，代表的就是古人的一些想法，古人的思维模式。我们可以在很多古代的记载中找到这种思维模式的踪迹。

古人观察天地变化以类比万物、人情之理来认识、感知实在，我们不再讨论。我们要着重讨论"在天成象，在地成形"与人的生命现象有什么关系。要解释这种关系，我们还得从"精气为物，游魂为变，是故知鬼神之情状"这段话来展开。

这段话的三个关键词是"精气、游魂、鬼神"。元气聚合为有形之人，有形则有质，构成人形的元气转化为有形之"精气"，所以，"精气"是物质属性的。这样，在中医气文化中除了"元气""真气"外又出了一个"精气"。

人体生命物质运动与精神是统一的，它是以信息的形态表达的，古人把生命信息的形态表达隐喻为"游魂"。你不注意，不用心去捕捉，它就如"游魂"稍纵即逝，所以中医看病最拿手的就是捕捉疾病的信息。

《易经》有"阴阳莫测谓之神"之说，所以，这里的"鬼神"二字表达的是阴阳对峙产生的生命内部运动变化莫测的能量。古代没物质、信息、能量这类词，总是以比喻的方法来说事，把不可捉摸的事物都比喻为"鬼神"。

所以"精气、游魂、鬼神"代表的是生命的物质、信息、能量三要素。整段话的意思即是根据"生命信息"就可以获知"生命物质、能量"的转化形态。这是第一层意思。

第二层意思是说，从整体观的角度讲，这三者是可调的，调节三者之中任何一方，都可以牵动其他两方的变化。而"在天成象，在地成形，变化见矣"这句话的意思是强调重点调节生命信息，用以牵动生命物质及能量的改变。

中医不可能把人剖开来看，物质、能量都是人体内部的东西，唯有信息表现在外面，人体内部物质能量的变化都可以在体外表现出来"是故知鬼神之情状"。

这里的"天"对应人体即是精神思想，精神思想主宰人的生命品质，改变一个想法就可以改变一个活法。这个"象"最直接的就是在思想上构建一种"意象"，一旦思想上的"意象"确定，则生命的物质及能量运动即伴随"意象"的要求改变。因此，这里的"地"代表的就是有质、有形的人体。

这些作用的机制和过程，现代的心理学研究也才达到这种境界。心理学研究表明，人的精神思想确实可以改变人的生理包括免疫功能，这也就是我们常说的"念动效应"。

根据以上古人想出来的这个道理，古人也用实践来证明，比如用"祝由""禁咒"之类直接给出调整心身状态的信息，以此达到改变思想想法，从而改变活法（让疾病通过自身潜力康复痊愈也属于一种活法）。用砭石、热灸直接在肉体表面给出物理刺激，产生调整生命状态的信息机制来治疗病症，都取得了理想的效果。这些改变信息的方法，虽然古人还没弄懂到底在人体内部发生了些什么，但他们根据他们想出来的道理，就这样一摆弄，病就好了。如此证明他们的想法确实没错，于是才有了后来中医的针灸学、导引术。

话都说到这个分上了，但"经络"又是怎么想出来的呢？

12. 初试经络

还是在二十年前，我偶然得到一次初试经络的机会。

一个专跑西藏运输的年轻人，因一次车祸至左肱骨骨折伴同侧桡神经损伤，骨折治愈后留下左前臂垂腕麻痹。

医院主张在半年之内进行药物和康复治疗，观察是否可以恢复神经支配能力。半年之中，他在医院没少接受应有的治疗（包括针灸治疗），但没一点恢复和改善的迹象。医院再次给他作了肌电图和诱发电位检查，证明他桡神经完全断离，没自然恢复的希望，决定择期进行神经移植术治疗。

在等待手术的这段日子里，他请假回乡休息。经乡里人介绍，他找到了我。

故事就这样开始了，但我得先打住。医人的医学是个复杂性科学，不是说你那方法好，技术高超就一定能把病治好。不然为什么国际卫生组织公布统计数字说医学（指现代最发达的医学）对人类健康的贡献才8%呢！

大凡生病的人除了他生的病之外，还有大量的心理问题、认识问题、意志力、决心、愿望、信任度、主动配合度，经济实力等等诸多问题决定着治疗的效果。

这位小伙子就特别了，他是一个非常干净的人了，什么压力、顾虑都没有。他一心就想的是只要能治好病，怎么做都可以，治不好也没关系，认命了，就当对科学做点贡献。这俨然就如《黄帝内经》描述"恬淡之世"那些人"动作以避寒，阴居以避暑，内无眷暮之累，外无伸官之形"的风格。这种做人的心态和风格就是现代最佳的催眠效果也不一定能达到此种境界。大家都明白，一个人的精神思想境界达到了这种地步，潜意识是最容易接受暗示，也是最能够激发出生命潜力来的。

决定用针灸给他治疗，还是早先学了一点点，一切跟着感觉走。

我想，古人那个时期早先大概也是这么想的！

每次施针前，我都要静下心来，专注地看着他的左手臂，想象出他垂下的手腕抬起来的样子。带着这种想象在伸指肌侧（手臂的背面）意象拟定二至三条线路。由肩部开始，分别通向各个手指尖，并凭直觉决定在肩部意象拟定线路区域选穴扎进二至三针。

然后静心分别行针，运针，想象针刺出现的酸、麻、胀感觉向意象拟定的线路所指向的手指尖传导，同时询问对方针感到达的地方。所谓行针，就是施术者用手有节奏地捻转、提插，搬捣针体去体会针下的感觉。所谓运气，就是想象这种感觉带动患者的手指（往往一组针连接一两个手指）伸指上翘的运动。当得知针感在某个地方停止不再向下传导时，就在停止的地方又扎上一针，只要哪里停止不前，哪里就是穴位，扎下去继续行针，运针，就像跑接力赛一样，一棒接一棒，直到每个指尖都出现了满意的针感为止。

当针感的理想效果实现后（即所谓经络打通），然后分别一组一组地行针运气，反复实施几次。

如此操作待将这二三组针运行完毕为止，再停下来留针，让患者专注地带着针感想象他自己的手指一根一根地伸直，待针感消失后出针，则本次治疗结束。

如此每天一次，坚持了半月，伸指的动静一点都没有，只是患者行针运气传导的感觉越来越敏感，反应越来越强烈，扎针的数量越来越少，只要扎上一两颗针，就可以实现针感传导的理想效果。而且行针运气时，思想上伸直的冲动和愿望也越加强烈。

到了四周左右，奇迹出现了。在一次为患者行针、运针时第一次出现了五个手指不同程度的伸动的感觉，就像植物人刚醒过来那样的表现。这个反应可不简单，患者的信心更加提高了几层，愿望和希望一下子提升到空前的地步。

治疗照样进行着，手指的伸直功能一天一天地改善着，到了第五周，手腕也开始出现了抬腕反应，一直坚持到了七周，手指伸直，抬腕功能除了力量差一点外，已完全恢复，余下的只是肌力的训练了。

一个被认为不能通过保守疗法治愈的神经完全离断，就这样治愈了。

用同样的方法，后来我又治愈两例因网球肘类固醇注射治疗致前臂桡神经损伤垂腕麻痹的患者，不过，他们的神经损伤并没完全离断，一般两周治疗都完全康复了。而第一个病例就不同了，很难找到死马当作活马医那样可以重复的案例，因此只算是一个偶然的奇迹罢了。

介绍这个案例的目的只是在于还原古人对于经络、穴位、针灸疗法最初的想法，没想它还真碰上了，做出了成就。

13. 意象之实在

在以上这个难得的案例中，你们可能注意到了一个环节——"意象"。所谓"意象"即是思想中构想的图像包括情境状态，这个问题我们在前面反复讨论过多次。

在疾病治疗中，医生的"意象"就是实施治疗希望达到预期效果的图像，它不是语言描述，也不是抽象概念，而是实实在在的图景。比如想象患者手指伸直，抬腕，活动自如、有声有色的实际影像画面；想象肿块消散平复的样子等等。而"意象"在患者思想中的建立，则表达的是患者对于疾病治疗预期效果的愿望。"在天成象"具体落实到人身上一定只能是具体的"意象"，讲道理是行不通的。潜意识没有明辨是非的能力，它只接受具体的"意象"。

根据"道一元"系统论的概念，人思想上的"意象"是生命活动的一种形态，也是"元气"的一种存在形式，同样没间隙、没内外、没大小、没边界，人类思想上的"意象"是相通的。

但一个人能否感知别人思想上的"意象"则是有条件的。它决定于人与人之间相互的专注性和"意象"情感的相互吻合性因素，这是一种自然法则，不然，人类的思想将非常混乱。

关于这个问题，我们在催眠术中讨论过了，实施催眠术的目的，就是为了实现和达成催眠师与被催眠者思想意象的共振与同步，让被催眠者潜意识乐于接受暗示，不折不扣地按照催眠师的意象行事。

这一现象在人类世界是一件非常微妙的实在。这种实在是还原论方法永远不能理解和解释的，但人们总会不同程度地感觉到它就是存在，也只有"道一元"论能够顺理成章地作出解释。

在这个病例中，我们看到，所谓经络也是可以通过"意象"拟定的，而穴位就是在意象拟定路线上一些敏感的物理刺激点。这些刺激点接受刺激时，自然会产生被刺激的触觉反应，这种反应的流动性感觉可理解为"经气"。我们可以人为创造一种情境，让人为拟定的路线"意象""植入"别人思想之中，让别人按照我们思想上的"意象"作出反应。因此中医针灸术事实上带有浓厚的针刺催眠术色彩。用催眠疗法的概念来看待以上这个病例，我们会发现，那实际就是一个用特殊手段实施催眠的治疗过程。这个过程在意象愿望引领下，让潜意识不断释放出了让疾病痊愈的能力。这个过程具体落实到人体身上，即是"在地成形"。

因此，"在天成象，在地成形"这个概念，具体到人体身上，具体到人的精神心理与生理相互关系上，我们也可以用现代心理学上的"念动效应"来解读，"观念产生运动，运动产生观念"，就这么回事。大凡人类的大智慧都是相通的。中国古人的认识与今天科学家们的认识一脉相承，没有什么两样，只是在文化表述上有所差别而已。

所以，事实上我们可以人为拟定任何一条路线，生成观念，并在路线上选择设定任何敏感点作为穴位。

那么，中医的经络系统又是如何形成的呢？

既然我们可以拟定任何一条路线设定为经络，则中医的经络必须要符合中医理论框架的结构特征，要符合阴阳消长，五行生克，脏象表里，以及一天之中生命节律变化的规律。根据这些观念要求，人为拟定出一套路线系统，让这套路线系统网络联系人体五脏六腑，内外表里，四肢百骸，让它体现人的机体作为一个有机整体的运动关系，也就是顺理成章的事了。其目的在于提供医生在实施疾病治疗中的一种思考路径和"意象"建立的参照，而在这些路线上的经验敏感点被归纳、总结、筛选为穴位，并在这套系统实施与运用过程中不断地总结和积累经验，才形成了中医的经络学说和针灸学。

所以中医经络是想出来的虚拟路线图，它没有实体，只是作为一种观念装在医生的脑子里。它也可以通过医生的"意象"安置在患者的"意象"中。

14. 大脑线路图

要说经络作为一种观念装在医生脑子里一点也不为过。据说科学家把人的大脑比喻为"宇宙"，具有无限的潜力。人的每一种能力都由一套脑细胞的连接组合程序来支配和控制。脑细胞可以有无限连接组合的余地，因此，人类可以开发出许多的潜在能力。人脑的世界总是以虚拟形态展现的，在天成象，在地成形，一旦虚拟的程序转化为行为，则会创造出人类的文明。

经络就是人大脑中虚拟的模型，如果一旦铭记在心，反复强化，终身不忘，它就会形成一整套脑细胞相对固定的网络连接。这种连接便会转化为一种程序，持续地支配相对应的生命运动。

所谓"通周天"实际上就是人为创造一种所谓"真气"流动的感觉，在意识引领下，让这种感觉沿着人为拟定的路线"流动"。"练功"即是让这个过程反复体验、反复强化，最后完成脑细胞对这套感觉程序相对稳定的连接，并形成习惯。

这哪是在炼气，而是在训练大脑的运转。这个反复体验的过程实际上是让脑细胞连接成为一个相对稳定的程序。就像我们学某种技术越做越熟练一样，一旦这种程序固定在大脑，它一辈子都丢不了，因为这成了一种习惯。以后只要一进入某种训练时的那种状态，"意到气到"，这"真气"就会自然沿着训练时的路线转起来了，于是你就可以说，"打通周天了"。

我不是说打通周天这类训练没有好处。其实它有很大的好处，从中医的角度讲，通周天成为习惯，它可以随时人为地调节生理的节律或是如同中医所说的强化气机有序循环。当然，有好处，也不能把它弄得太神秘了。反过来，通周天一说正证明经络在脑子里，不在身子里。身子里的反应仅是一种"念动效应"产生的生理行为。

要证明经络只在脑子里，不在身子里还有一个方法——"意针"法。

所谓"意针"实际是一种暗示针刺疗法。即用一个橡胶针灸模型，放在患者前面让他看得见、摸得着的地方，然后开始对患者进行暗示，告诉他说："我现在给你扎针进行治疗，不过所有的针都不扎在你身上，而是扎在这个模型人身上。所以你不会疼，但还是一样要出现酸、麻、胀的针刺得气的感觉，如果不出现这些感觉就没有效果。所以你一定要集中注意力去体会这些感觉的出现，出现了感觉就告诉我。"

然后，你先摸一下患者足三里那个穴位，告诉患者，我要在模型人身上扎这个穴位。当我把针扎下去后，你腿上就会发胀、发麻。这种胀麻的感觉会从这里往下窜。当窜到足趾后，你就告诉我。现在请你注意看着模型足三里这个穴位，我开始扎针了。

说完，你就在模型人的足三里扎上一针，同样进行行针运气。接着告诉患者，现在你腿开始有点胀麻了，一定是这样的，越来越麻胀，开始向下窜了……如果患者非常敏感，这时，你将会看见患者向你频频地点头……

再有一个证明经络在脑子里的现象就是"幻痛症"。

二战时期，欧洲战场很多士兵因受伤被截肢。但后来发现一些伤员仍然叫被截掉已不存在的肢体疼痛，甚至还要用止痛剂才能控制疼痛，医学家们把这种现象定义为"幻痛症"。简而言之，幻痛症是大脑里装着那个肢体在痛，而不是真正的肢体痛，因为真正的肢体早没有了。既然大脑里能装一只腿，那么腿上的经络肯定也一并装在脑子里了。按照中医经络的说法，十二经经气循环是首尾相连，循环无端并有一定时间规律的。那些断了腿、断了臂的人岂不是经络也断了，哪还能首尾相连，循环无端呢，那不就活不成了吗！可人家不一样活着吗，经气还不是一样在循环吗！所以说，经络是脑细胞的特殊连接形态，经络只是装在脑子里的一套能量流动模拟路线图——在天成象，而身体则负责按大脑的规划实施特殊的能量流通——在地成形。

15. 李时珍解读之经络

关于经络大猜想，我们还是用中医历史上有权威、有代表的古人来总结吧。因为中医的《黄帝内经》只把经络这个系统交出来了，并没说出它的来源和出处，以致后来有许多说法。选来选去，还是李时珍一语道破经络的玄机。

　　李时珍除了研究本草外，他对经络研究也有很大贡献，他著了一本专门研究经络的书——《奇经八脉考》。在本书中，他明确提出"内景遂道，惟返观者能照察之"。

　　这里提到的"内景遂道"指的就是"经络"。

　　"惟返观者能照察之"这句话是关键，整体上讲，这句话讲的是经络研究的方法，方法是"返观"和"照察"。

　　"返观"是动词，指经络研究应采用的手段、行为，就是说要了解"内景遂道"必须返回到原生态人体的内部去看、去观察。

　　"返观"的具体行为是指"内视"，用你自己的感觉能力，更主要的是发挥感官系统的内感元功能，从身体内部去想象、去注视、去感觉、去体验。

　　如何观察和感觉呢？"照察"。"照"指参照《黄帝内经》早拟定出的经络布局、循行路线、系统框架。以这个模型为标准，建立起如同经气流动的管道"意象"。这种动态的、形象化的"意象"就如同一幅特殊的内在"景象"。建立起这种景象后，然后用心去体验、去感悟它的存在，这即是"察"。

　　而且李时珍强调，这是经络研究的唯一方法。只有这样去研究的人，才能了解经络的实质。

　　李时珍那个时代，他肯定不知道心理生理关系上"念动效应"这条自然法则，但他却把"在天成象，在地成形"这个法则发挥得淋漓尽致，充分体现了他崇古而不泥古的学术风格。

16. 万法归宗，大道合一

　　讨论到现在，我们应对中国气文化与西方催眠术作一个总结性发言了。其实，从"现代催眠术"的研究成果来看，中国"气功"就是一种自我暗示或是自我催眠的自律训练。

在中国文化中，儒、道、佛、医及各门派武功，都有各自成熟的心身调节、激发人体潜能、益智健身、提高生命品质的自律训练方法，而实际操作过程都可概括为"自我催眠"。不同的只是各自的目的、目标和拟定设计的观念及诱导方法有所区别。

诸如儒家的"坐忘""内省"，道家的"道观"，佛家的"功课""禅修"，医家的"静修""返观""导引吐纳"，武术家的"内功""神练"，还有印度瑜伽的"冥想"等等。

正如世界著名潜意识学者墨菲博士所说："精神病医生、心理学家、整形、按摩等，都是在利用潜意识的力量。实际上只是一种积极的态度，一种内在的认识，一种思维方法（即信仰），让潜意识释放的力量。"

中国文化也早就认识到了这个真理，那就是"万法归宗，大道合一"。不管哪个民族、哪个门派、哪种技术，只要它的内涵和实际的意义、价值存在是一致的，就只有一个道理。这个道理就是淡化人的意识活动，强化潜意识主动接受暗示的能力，把愿望的意象转化为潜意识在"道一元"的大系统中获取无限生机的能力。

因此，无论是中国气文化还是现代催眠术，不解决关于自然、生命本原及其时空层次的认识，不解决医道的认识领域、思维方式、研究方法、概念范畴、理论纲纪、实践目标等一系列重大问题，都容易陷入盲从而步入歧途。

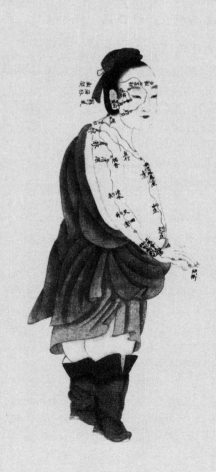

第九章 元神与心灵

　　所有人的潜意识都归于同样一个创造万物的灵。在心灵的世界里是没有时间和空间概念的。

——墨菲

　　孔德之容，唯道是从。道之为物，惟恍惟惚。惚兮恍兮，其中有象；恍兮惚兮，其中有物。窈兮冥兮，其中有精。其精甚真，其中有信。自古及今，其名不去，以阅众甫。吾何以知众甫之状哉？以此。

——老子

　　道在天地之间也，其大无外，其小无内。

——《心术》

"元神"从来都是中国文化的称谓，而全世界通行的称谓却是"心灵"。中国人则又把"元神"表现的一些特殊现象，普遍称为"通灵"。

　　有关心灵的研究，其实全世界的学者包括很多科学家都在研究，但往往因这些现象难以捕捉，又无法科学求证，所以若干世纪以来，都只是述而不作，登不了大雅之堂。因此，在西方国家都以团体爱好者沙龙的形态存在，西方"心理学"和"心灵学"虽然基本处于并列的势态，但只有心理学才被纳入医学科学的领域。"心灵"的概念在中国文化中其实就指"元神"。

　　"元神"在中医学"心、神"学体系中是有明确表述的。《黄帝内经》谓"两精相搏谓之神"就是指的"元神"，也是中医所称"先天之神"。如果你非要用现代点的语言来解释，你也可以理解为基因携带的所有生命信息。中医所指先天包括"元精""元神"两部分，这与现代基因的内涵其实是很一致的，只是说法不同而已。

　　我讲以上这段话的意思只在于表达，中医学从开始就是把心灵学纳入医学领域来研究的，只是后来受了西方文化影响，才跟着人家跑，把这样重要的东西弄丢了，所有中医学者都不敢越雷池一步。

　　我们在前面大讲特讲"潜意识"，实际"潜意识"仅是元神活动的一种形态。我们现在专门来讨论"元神"，是因为"元神"还存在其他形态的活动，而这些活动对于我们的生命和身心健康也都是相关的。

1. 元神

尽管《黄帝内经》明确指出了"心、神"两个心理意识层次的存在，并且又强调以"治神"作为防治疾病的纲要。而且，在以后的医疗实践中，创造总结出了大量以淡化心意，突显神灵（元神）的调神、治神方法。但是，对元神的研究却一直没被提升到重要的位置。这种现象等于是抽掉了中医"心、神"学的灵魂，致使中医后来在世界范围内兴起的"心理学"中失去了一席之地，没有了话语权。

我们知道，"心／神""识神／元神""意识／潜意识"这些术语，表达的都是同一个东西，它代表了人类对人体生命现象研究的共同认识，是人类智慧的结晶。而从中医学中大量的原著医案记载来看，中医研究的主要对象是"神"即"元神"，这与"心理学"的研究对象是有差别的。心理学只研究现实人的心理、意识、行为层面。虽然它也研究心灵的"潜意识"部分，而更多心灵表现的其他形态主要放在非主流研究的"心灵学"之中，从未进入科学的殿堂。

中医学建立在"道—元"整体观模型之上，把宇宙万物视为是以"道"为基础的"元整体"。这个"元整体"统称为"元气"。元气实际上包括了"元精"与"元神"两大基本元素。

《黄帝内经》说"两精相搏谓之神"，说的是"元气"内部"阴阳"势能的对峙、冲和生成事物就自然会生成事物的神韵。因此，万物都包括了元气中"元精、元神"两大元素。由于人们的心理取向总是偏向于物质层次，偏向于注意"元气""元精"，而很少去研究"元神"。而且，中医发展在古代的文化背景下，往往对"元神"的问题很轻易很自然地归属于"天机"，不可知的"灵力"。"天机不可泄"这种文化取向促使人们失去了对元神研究的热情。哪怕实际古代中医在临床中做了大量的工作，取得了大量的成就，但也总没有解开这个心结。

事实上，目前全世界的心理学研究者、医学家以及中国本土的中医工作者，仍没解开这个心结。更多的人基本不敢面对这类问题，或是回避这类问题。

中医学原本具有人本主义特征，这个特征决定了中医应具备的学术风格和中医个人的能力尤其是医生的个人魅力。在中医临床工作中，中医医生必须具备扎实的医学功底，具备成熟的医学技艺。但由于中医的人本主义特征和医学的"复杂性科学"特征，往往医生的个人影响力比技艺更重要，而这种个人影响力不单是建立在个人的气质和人格修养上，它还要有医生个人特殊的"修为"即提升对"元神"的把握和驾驭能力。所以中医必须要自觉解开回避"元神"研究的心结，把中医"心／神学说"的魂找回来，理直气壮地对"元神"展开研究，以逐步完善和形成中国本土具有"元整体"观的精神心理生理学体系。

要突破这个瓶颈，中医首先要面对和解读人类文化长久以来争论不休的"通灵"问题。

2. 心灵感应

"通灵"问题本来从中医学"道一元"的"元整体"模型中顺理成章地得到了解答，而我们却不敢面对。在这一点上，中国中医学者反而不如西方的"心灵"研究者和潜意识研究专家。所以，从目前情况看，在这方面取得成就的都是西方学者。其实，对这个问题的解读，我们可以从一些人们生活中的现象和古人的一些论述中找到答案。

当我们对某位亲人或友人偶然出现思念之情，哪怕只是一闪念，往往这个人就有可能在短时间内出现在我们的眼前，或者得到这个人的特别消息。或许，我们在言语中把话题不知不觉转向原本与本话题无关的某个人时，往往话音未落，这个人便突然出现，让你觉得惊讶，不可思议！

我自己的一次体验，让我不能不相信这种人类心灵感应现象的真实性：

那是1986年的夏天，我刚调到一个新的医院工作，大女儿放暑假前来探望。当时通讯落后，事前她没通知。她跑了一整天路程，总算找到了我大概的住地，便一个人在那里转悠起来。还没到下班时间，周围找不到任何一个可以问路的人。

下班后，我骑着单车往回赶。路上，脑海里一个闪念，女儿提着一个手提包的影像出现。手提包的式样、颜色，穿的什么服装都清晰可见。又赶了一段路，快到家门口了。女儿的影像再次出现，比上次还清楚，她站在住宅区另一栋房的巷道里，表情十分茫然。有一种鬼使神差的冲动让我不由自主地调转车头直奔那栋楼房，刚到楼房的入口，我女儿真的从那巷道里冒了出来。当时的感觉就像做梦，而此时的情境和在我脑海里出现的情境完全一样。

3. 鬼使神差

"鬼使神差"是中国人常用的一个成语。"使""差"作"指使"解。这个成语的意思是说，好像有鬼神在指使着，让你不知不觉地做了原先没想到要做的事。中国人这类成语非常丰富，"神出鬼没""鬼神莫测""白日见鬼""鬼出电入""神区鬼奥""神机鬼械""神枢鬼藏""神牵鬼制""神输鬼运"……我们每个人如果去用心关注，将会发现每个人都有可能不同程度经历过这类事件。

1987 年秋季某一天，我刚结束在北京的一次学术会议，本打算再玩两天返回。当天傍晚，几个还没离开的同道一起在房间里闲聊，突然我感觉心中不安、坐卧不宁。一种急于返回的冲动让我按捺不住，匆忙告别同道们便直奔火车站，上了开往重庆的特快。

第二天傍晚到了重庆站，刚下列车，还没出站，见对面车道上正好当天开往万县的慢车起动。来不及买票，一步便跳进了车门。晚十一点左右到万县站，我在车上偶然碰上医院的一家子，我们四人挤上了接站客车，再需一个小时的车程便可以到家。

当客车开出站后不久，我的脑海里闪现出我家属送花圈的情境图像，这个图像让我有些忐忑不安，又不便述说。当车还有 15 分钟便进入城区的路程时，我脑海里又闪现出一群身穿白大褂的医护围着我指指点点，群情激奋地诉说着什么的情境画面。顺便说一句，当时我还是一个门诊点的小头目，除了我一个男士外，所有工作人员都是女同胞。

下车后已是晚上 12 点多了，回到医院住宿区还要走半小时的路，其间要经过医院的大门口，我们一行四人，也算结伴而行了。那个年代，一切都很落后，街上路灯也没几个，路过医院门口时，我们还是借着偶尔从居民房里透出的微弱灯光，走在大门对面的公路边上。

经过了医院大门大约 20 米的地方，我突然觉得刚才好像看见医院大门旁有张讣告！我叫住了一路同行的人，大家好奇地一起回过头走了过去！果然是一张讣告！原来是在两天前下午下班的路上，我的一位部下（女医生）因车祸牺牲了。当时的年代通讯不发达，这么大的事件我在外根本不可能及时得到消息，但我却鬼使神差地做出了那些好像是必然的反应。

4. 心有灵犀

中国人语言丰富，"心有灵犀"这句成语便是对这类心灵现象的最好解释。只要相信自己的直觉和灵感，人类心灵便能默契相通，引起情感上的共鸣，并让你鬼使神差地自然做出行为的反应。

世界著名的潜意识大师墨菲教授说：

"假如你住在纽约市的母亲病了，你却住在洛杉矶，你就可以为她祷告。创造万物的灵（元神）会为你服务、为你做工的。它对你的反应是自动的。你先在自己的脑海中确立一种内在的"实观"，这种"实观"会通过潜意识起作用，因为只有一个创造万物的灵。你对你母亲身体健康的追想，通过这样一个万能主观的灵，启动生命的活力，最后通过你母亲的康复来体现。因为所有人的潜意识都归于同样一个创造万物的灵。在心灵的世界里是没有时间和空间概念的，正是这个唯一的灵作用于你母亲，不管她在何处。"

可见，墨菲教授的观点与中医的"道一元"论的"元整体"观多么的一致。

他还说：

"主观心理（指元神）观察事物不需要使用视觉官能，它有超人的视力和超人的听力。你的主观心理可以离开你的身体，漂到遥远的地方，给你带回来的信息往往很真实、很准确。通过主观心理，你可以读懂别人的心思，可以阅读未拆封的信，看到保险箱里的东西。你的主观心理不需要交流就可以理解别人。了解这两种心理的相互作用是很重要的。"

和世界上所有的生物进化一样，心有灵犀大概也是人类进化过程筛选保留下来的一种生存能力。只是由于科技的发达，人们向外求索的倾向越来越强烈，意识心理活跃程度随之提升，物质欲望膨胀，加之信仰缺失，元神（心灵）中的这些功能趋于退化而已。

所以，如果我们认同中医"道一元"论的"元整体"观，就没理由不去正视人类这种进化而来的心灵现象。我们仍可以通过自觉的培育来还原和提升人类这类感知世界实在的能力。因为，这些能力同样是"元神"派生的。

5. 元神之驾驭

如果认可"元神"理论和实在，则中医的理论框架和特殊的实践模式，就决定了中医医生个人的"修为"，要求中医医生自觉培育出驾驭"元神"的能力。

《华佗传》记载：

华佗"晓养性之术，时人以为年且百岁而貌有壮容。又精方药，其疗疾，合汤不过数种，心解分剂，不复称量，煮熟便饮，语其节度，舍去辄愈。若当灸，不过一两处，每处不过七八壮，病亦应除。若当针，亦不过一两处，下针言'当引某许，若至，语人'。病者言'已到'，应便拔针，病亦行差"。

这段记载是对经典中医医生临床特征和代表风格的描述。

第一，中医医生要求懂"养性之术"。养性之术指培育和突显自己"元神"的能力。有了这种能力，才会产生直觉和灵感，也才能最佳地让身体各方面生理机制全面自律，并且还可以随心所欲地输入愿望，达成健康。因此，中医养生最高境界即是"养性"，所以世人以为华佗年且百岁而貌有壮容。而且华佗"其疗疾，合汤不过数种，心解分剂，不复称量，煮熟便饮，语其节度，舍去辄愈"。他临床可以达到"望而知之谓之神"的境界。

第二，要有驾驭元神的能力。"若当针，亦不过一两处，下针言'当引某许，若至，语人'。病者言'已到'，应便拔针，病亦行差。"这段描述如果仔细分析，就可以看出华佗施针治病的催眠暗示特征以及"存意（象）通灵"特征。他把扎针仅作为一种催眠诱导的手段，而用言语暗示针感到达的区域，同时进行"存意（象）通灵"的心灵元能驱动，让患者自己真实体验到针感的流动。当患者达成他（华佗）意象中的体验效果后，治疗便告结束，病症也就痊愈了。

在前面的章节，我曾列举了一个我自己用针刺疗法治愈一例桡神经完全断裂的案例，其实就是模仿或还原华佗的针刺方法。只不过，这要求医生真要有些悟性和驾驭"元神"的灵通能力。

中医医生只有培育出了驾驭"元神"的能力，才能真正体验到中医学人本主义的真谛，才能真正体验到中国中医学的微妙和威力，也才能成为一个真正意义的中医医生。

驾驭"元神"的能力，包括两方面层次：一是指医生自己要相信和会利用自己的心灵能力；二是指医生要能够通感，把握、调度患者的心灵能力。在中医古典医案中介绍了很多这方面的技巧和方法，前面我们已作过一些介绍，而现代更直接的方法就是"催眠"或强力催眠的意象植入。因此，中医医生应了解催眠，学会催眠的一些技巧和方法，并融会贯通运用到临床实践中去。

当你熟练地掌握和运用这些方法后，你一定会感到同样的方法在你手上疗效非同一般。甚或你还会猛然醒悟，啊！真正的中医，原来是这个样子！

6. 意象植入

在催眠术中，有一种"强力催眠术"，就是在催眠状态下，催眠师将自己的"意象"通过思维通感"植入"被催眠的人思想中，转变为被催眠者的（生理）意识并产生（生理）行为。

在我们医院一个晚会上，我即兴作了一场催眠术表演。先将一位女孩子催眠后作了"人桥"表演，这在一般人眼里已经算神奇了。然后，再把她抬放到一张长桌上，让她仍在催眠中静静地平躺着。我不接触她身体任何一个部分，只当着观众作出一些让观众看得懂的手势，从远远的地方操纵女孩做出抬腿、屈膝、摆腿、仰卧起坐、胳膊贴身臀部支撑腹部呈45度夹角屈曲等动作。并用手作出如提线木偶样表演，让小女孩作平卧、腹部屈曲或持续屈曲控制不动的反复运动。

要知道，在平常情况下，没有进行过专门训练的人，要想完成这样高难度的动作都是很难想象的。而这个小女孩全部按"我思维中的想象"保质保量地完成了。这就是以往让人们感到惊叹不已的"外气致动"。

其实，在表演中，施术人做动作只是一种体语，它代表施术人当时对受术人的"指令性意象"。真正起作用的还是施术者与受术者的"思维通感（通灵）"，产生了意象行为的同步效应。在催眠术中，这个过程就是"意象植入"。当人的意识在有特定的指向目标，并有明确的意愿时，元神（心灵、潜意识）确实"可以离开你的身体，漂到遥远的地方"，自动为你达成所期许的愿望。

当然，这些能力是可以通过训练而培育出来的，因为这些能力是人类原本就固有的，只是我们去把它提炼、强化和自觉运用了而已。

但是如果没有元神理论的支持，没有充分明白其中的道理并上升为自觉的程度而盲目追求，就会异想天开，走火入魔，发生精神心理病症，那也是相当有害的。所以，我只是从理论和实践中去探讨其中的道理，并不主张随意滥用。在传统观念上，这些技艺都需要师承传习，接受有经验医生的指导和培训。

7. 人类智慧相通

中医"元神论"必须面对的另一个重大的课题便是"人类智慧相通"。全世界几乎所有的心灵学家、潜意识学家、成功学大师都有一个共同的论点，那就是"人类智慧相通"。即如墨菲博士所言："所有人的潜意识都归于同样一个创造万物的灵。"这是一个非常严肃的科学问题。

显然，墨菲博士的这个观点只能用"道一元"论的"元整体"观才能作出合理的解释。

但是，这些思维过程究竟是怎样展开的？灵性是什么？它是已知的灵性，还是未知的超越人类、主宰人类的"上帝"，便成为人类有神论与无神论、唯心主义与唯物主义一直争论不休的焦点。在确保人类心身健康方面，也一直是"巫""医"关系剪不断理还乱的问题所在。

因此，对这个问题，如果不作出一个像样的交代，就又有可能把人们的思想引领到"上帝"身上。人类的信仰不可避免地将重复一次又一次的危机，就像中国的气功热及其后遗症一样。

我们先讨论"灵性"的问题。通俗的理解，"灵性"应该是指事物投射出的信息和捕捉获取信息并对信息作出反应的自然能力。即是说，"灵性"是一种能力，这种能力是大自然赋予的，而不是人为获得的，包括投射、获取、反应三个维度。因此，灵性不可能是空穴来风，必然是以一种能量转换的形式出现，这才符合逻辑。而智慧则是创造性思考和信息过滤筛选与综合利用的能力。

在"道一元"的"元整体"中，灵性的这种能量转换就显得非常轻松和容易。因为整个灵性世界同为一体，就如同现代信息科技的云空间，所以佛教谓"如来智慧海，深广无涯底"，其无内无外，无大无细，没有间隙、没有边界、没有时空，无有不通，无处不在，触一发而动全身，需要的只是人类个体如何去取舍与选择。

这也就如同我们的空间布满了电磁波信号，承载着品类繁多的各种多媒体信息。但如果你不去捕捉它，你将不会感到它的存在。而当你打开电视机，锁定频道，你所需要的电视信号就会被你获取而转变为声情并茂的图像，人的大脑就是这个电视机。

大自然为我们创造了如此的环境条件，又赋予了我们这样的自然能力，余下的就是我们如何去打开电视机了。人类中具有大智慧的人，总是那些既会打开电视机又会选择频道的人。

8. 万物皆有灵

这又为我们提出了一个问题，是否万物皆有灵？

按照"道一元"论的"元整体"观，万物都是"元气"派生的，同归属于"元整体"。因此万物自然也存在信息投射、获取、反应的灵性，也存在信息能量转换的形态。万物皆有灵为人类提出了人类必须与万物和谐共存的生态观和向大自然获取智慧元素的大智慧观。

众所周知，人类伟大的化学家门捷列夫的"化学元素表"，并不完全是门捷列夫实验研究的结果，而是他在直觉中捕捉到大自然真实存在的物质秩序符号的展现，而后通过了实践检验的产物。

在人类文明的历史长河中，这样的事例很多。过去有，现在有，未来还会有。正是这种人类思维的特征，赋予了人类无限的创造性能力。不然，人类文明就将停滞不前。

我与大家分享一个通过自己灵感而成就的故事：

三年前，我的山庄打算钻一口深水井，所在地属石灰岩地层。当时先后请了七八个当地的打井队去看了，他们都一致认为那里根本不可能打出水来，也都不敢承接这个任务。而我那里水源缺乏又急需一口水井，强烈的意愿可想而知。在那些日子里，我意识中天天都装着打井的事。只要静下来的时候，脑海里总会像放电影一样，把山庄周围的环境，地形地貌一幕一幕地放上几遍。

一天晚上，天刚要亮的时分，朦胧中一个梦境出现。先是山庄周边的一处场景，然后两张纸牌左低右高出现在脑海的画面中，左边那张纸牌写着一个"5"字，右边那张纸牌写着一个"8"字。黑字白底，字身有黑白相间的斜纹修饰。当我醒来后，梦中情境历历在目，记忆犹新。突然，我心中豁然开朗，决定把井址就选在我梦里的地方，深度就打58米。

于是我找来了另一个打井队，告诉他们，按我指定的地方下钻，只打58米，打得出水，打不出水工钱照付，这样把责任全揽在自己身上，也为钻井队松开思想包袱，让他们放心大胆地工作。三天下来，在27米和41米深度分别钻出两股泉水，钻到58米处停钻。下泵后二十四小时不停水也抽不完，钻井队的人感到非常惊讶！如此打井，他们还是第一次！

没想到三个月后，井壁垮了，井也报废了。我将此情况请教了在贵阳的亲戚，他是地质专家。他告诉我，垮井的原因是没有下管保护井壁。一定要用与井同等口径的管子一直下到井底，并在井中出水的区域，把管子钻些小孔，用麻布包在管外壁，用麻线缠裹固定麻布片，而且告诉我再钻仍在原来的地方下钻。我一下子明白了！梦里字身黑白相间的斜纹原来是告诉我下管缠裹麻布片的事，看来所有的信号都忽视不得。

于是我重新开钻，这次只钻了48米。因已有两股泉水，没再往下钻，58米是最深底线，再钻就有可能漏掉，这也是梦里一低一高纸牌提供的信息。

我亲身经历的这个事件，大家只把它当故事对待，把它看作是一次偶然或者是运气。切不要去模仿，因为这是有风险的，弄不好还会走火入魔。直觉和灵感的获得决不会空穴来风，我们的重点是为了研究这些所谓偶然成就后面的必然因素，找出"元神"活动的规律，以便人们能够自觉地驾驭元神，这才是科学的态度。

我们中医医生，由于中医特殊的思维模式，几十年临床下来，很多人不知不觉地培育出了一些元神驾驭能力，所以这种偶然运气的概率比一般人高一点，也在常理之中，大家只把我当作这种人中一分子罢了。

9. 智慧何来

如同在我的故事中那样通过直觉和灵感取得偶然成就的事件，在人类文明中可能经常发生，我们每个人只是没太注意这方面的事件。或许它就发生在你自己身上，而你只把它当着巧合罢了。

高智商是人类区别于其他动物的特征。流行的认识是劳动创造了人类智慧，也创造了人类。因此，从这个意义上讲，人类智慧是通过对劳动过程经验的积累和对过去经验的学习而获得。但事实上，这还不足以解释人类对于高智慧的获得途径，如像"直觉""灵感"之类。正是人类在这个问题上的困惑，才产生了"神灵"的观念。人们往往把这些偶然的成就看作是"天助"，从而衍生出人类经久不衰的事前"祈祷"习惯。这个习惯正好为"潜意识（元神）"工作创造了条件——虔诚和信仰，使偶然成就的几率增高。所以人们均不同程度地相信"运气"，而放弃了对元神驾驭能力培育和提升的自觉性。

对元神的驾驭力是人类的一种能力。只有当这种能力得到了提升，才有可能获得真正意义的大智慧，才有可能将偶然性转变为必然性。

劳动创造人类智慧，这是人类智慧的基础。人们不可能不通过劳动实践产生出智慧，只有通过劳动才能积累经验，才会产生对经验修正、更新、创新的愿望。只有强烈的愿望，才能激发出"元神"的能力。所有人类大智慧都是元神在原有经验和认知的基础上拓展创新的结果。

因此，人类大智慧基于经验而高于经验，回过来对经验又起到提升的作用。如果说人类的一般性智慧是经过劳动和思考途径产生，则大智慧主要是通过思考中的灵性而产生。这个过程，中国文化通称为"悟"。

"悟"并不是空穴来风，凭空想象。"悟"是在"已知"基础上提出问题和解决问题的一种拓展性思考过程。这个过程由"元神"自动完成。一个从来没接触和制造过火箭的人，他一定不可能产生关于火箭的直觉和灵感。

元神掌管着人类灵性的活动，既把人解决问题的愿望与思考方向的信息投射出去，又自动在万物灵性所在的元整体之中去筛选，过滤指向性的智慧元素，然后按照人的愿景整合成形象或符号、图像，表现出答案。它没有推理的逻辑过程，往往是直接以图像、符号、场景、情绪反应的形式在人不知不觉中展现出来。

所以人们往往体验到"直觉""灵感"犹如风暴涌现，茅塞顿开。如果问题解决答案豁然开朗而称"顿悟"，那么绵绵若存、息声渐进、慧然烛明，则谓"渐悟"。"悟"即是智慧的呈现。

元神（含潜意识）的工作是有条件的，只有当人的意识心理态度保持虔诚和信仰，专注于某一个问题解决强烈的期盼和愿望的时候、意识活动休息的时候、懒散松懈的时候、淡化的时候，元神才能集中精力自主地工作。如果一个人一天到晚都把一件事情放在心里左思右想，闹得坐卧不宁，失眠难寐，这是意识活动高度紧张活跃的状态。这种意识上的状态，只能让人崩溃、生病，并不能产生智慧，因为元神没法工作。因此，确保元神工作也得懂点损益舍得之道，培养良好的思维习惯。

当一个人被催眠后，当亲人之间相互思念的时候，当一个人自己"守静笃"、精神空灵、极度放松的时候，他的期盼、愿望、祈祷、诅咒，及所有指向性的预期念想，都有可能离开他的身体，漂离到遥远的目标，或者他的潜意识会被来自远方的指向性灵性所激活而生成大智慧。

10. 象思维

古人对"形而上"研究主要运用"象思维"。心理学研究认为"象思维"正符合"元神（潜意识）"处理信息的特点。潜意识处理信息全凭体象、情境象、情感象。它不会作文字游戏，也不会理性逻辑。潜意识有自身的逻辑，这个逻辑是"既是……又是"逻辑。只要"象"吻合，就会同气相求，视为一类。这是中国古人聪明过人之处，中医理论框架就是通过"象思维"建立起来的。所以，往往人们用"形而下"的理性思维去看待中医学时总是处处碰壁、格格不入。

关于"象思维"问题，老子强调得特别明确，指出"象思维"是研究形而上的学问的唯一方法，也是产生大智慧的唯一方法。

老子在《道德经》中说：

"孔德之容，唯道是从。道之为物，惟恍惟惚。惚兮恍兮，其中有象；恍兮惚兮，其中有物。窈兮冥兮，其中有精。其精甚真，其中有信。自古及今，其名不去，以阅众甫。吾何以知众甫之状哉？以此。"

我们对此作如下理解：

孔德之容，唯道是从——"孔"者，大也。"德"者生化秩序，法则也。"道"一元者也。"从"者，纵也，一以通贯也。这句话的全部意思是说："道一元贯通在世界万物生生化化的一切法则、秩序和运动规律之中。"

道之为物——道一元对于物质世界中的存在形态。

惟恍惟惚——在冥冥恍惚的意识状态可以去感知它的实在。

惚兮恍兮，恍兮惚兮，窈兮冥兮——让具体的意识形态处于深远、幽静状态（潜意识凸显的状态）去感知道的实在。《内业》篇说："灵气在心，一来一逝，其细无内，其大无外。所以失之，以躁为害。心能执静，道将自定。"就是指的这种"象思维"特征。在此种特殊的思维状态中，就会发现道一元中万物的表象形态、物态特征、元素质地及情性。

其中有象——表象

其中有物——物态

其中有精——质地

其中有信——情性

自古及今，其名不去——道一元中万物实在的这四条共性，过去、现在、将来都不会改变。

以阅众甫——"阅"是观察、了解、汇总、把握。"众甫"是无中生有之大千世间。

何以知众甫之状哉？以此——"执一为天下式"，以此公式来了解万事万物，世间百态之状。

所以《心术》言："道在天地之间也，其大无外，其小无内。"

因此，"象思维"并非只是观察万物实在的"表象"，还要求去感悟表象之内的物态、质地、情性，并类比汇总掌握万物的通性与个性。中医正是以这样的思维方式创造和拓展出丰富多彩的原生态自然疗法。

"象思维"总是从形而上研究去指导形而下的实践，它是人类一切大智慧产生的源泉。人的创造性能力总是首先决定人的构想能力，所谓想得到才可能去做得到。"象思维"给人类创造性能力拓展了无限的视野，提供了无限遐想的空间。而科学技术为万物形而下研究的细化，还原与复制提供了可操作、可实现的条件。"象思维"与"理性思维"都是人类文明进步的思想结晶，是人类智慧的双引擎。

事物表现形式与本质往往不能合而为一，因此决定了我们必须深入事物内部去了解事物的表象、物态、质地、情性，也需要细化研究其内部的结构元素、相互关系、运动原理、作用机制。这就需要人类用思维去考量、理解和辨识，这是科学思考和实施验证的过程。一切科学因此就不是多余的了，"象思维"与"理性思维"都是科学的思维。

世界上具有大智慧的人，都知道现代科学发展进入窘困时，要到中国传统文化中去吸取营养。《道德经》《易经》《孙子兵法》都成了学者们的抢手货。

11. 道——智慧元素

《黄帝内经·素问·天元纪大论》曰："夫变化之为用也，在天为玄，在人为道，在地为化，化生五味，道生智，玄生神。"

《道德经》第四十二章："道生一，一生二，二生三，三生万物。万物负阴而抱阳，冲气以为和。"

所谓"冲"者，即阴阳之和合。"冲者，中也，是谓大和"，故亦名"冲和""中和"。"冲"是涌动、激荡的意思，可以引申为冲突、对立，表征矛盾的不平衡和对立状态，它是事物实现和谐与统一的内在动力。"和"是和谐、统一的意思，如果把"冲气以为和"简缩为"冲和"，就是对立统一规律的古代表述方式。

阴阳是两端，"冲气以为和"才是用其中。唯有执中之道才是和谐的正道，执中才能在阴阳两端的相互激荡中得到整体的和谐。

故《易》曰："一阴一阳谓之道，阳得阴而成，阴得阳而序，刚柔相适谓之和，万物各得其和以生。"

老子《道德经》这段话概括了自然界、人类社会和人的思维活动的普遍规律。我们作如下剖析：

顺看，道—1—2—3—万物，量变质变规律。

逆看，万物—3—2—1—道，即：

万物含三——阴、阳、冲气

三含二——阴、阳

二含一——元气

一元气即道

所表示的是：对立统一规律

竖看，道—1—2—3—万物。即：

一是对道之肯定

二是对一之否定

三是对二之否定之否定

万事万物的发展壮大

所表示的是：否定之否定规律

所以，中国人都懂得"事不过三"这个道理。过了三，事物就会发生更多变数。

《易经》的太极八卦及六十四卦所演示的也是以上道理：卦的阳爻"━"和阴爻"--"表示事物对立的两种属性。再加上一个"━"爻或"--"爻就等于给一个事物引入了内部运动的动力，或阴生或阳长。这个被加入的爻就是"冲和之气"，于是才有一个完整的事物出现，因此每一卦必须要有三爻。伏羲八卦就是阴阳爻更迭而得出的最基本的八种卦象。其中，乾卦和坤卦因含"冲和"代表了阴、阳两种动态相互转化的卦象。合二为一，爻爻更变而推演出六十四卦以致无穷。

现代的数字化技术得益于二进位数原理：0—1。按八卦组合和六十四卦组合原理，在0—1中加上一位数0或1，就可以得出0—1—0 0—1—1 0—1—0 1—1—1等若干组合以致无穷。如果我们把每个组合都看成是一些事物的组成元素而把这些组合进行编程，就可以还原为无穷事物的"构象"。

不过，数字化所反映的并不是事物的本身，就如同人脑的智慧一样，要把构象变为事物的本身还得有"手"的参与。

不管现代科学对于人的智慧生成作怎样的解释，但都没有离开象思维解释的范畴。在中国人眼中，用"道—0—1"来对此作出解释已足够了。

"道"，"其大无外，其小无内"，以其自身内部的阴阳对峙，涌动、激荡的动力，冲和衍化派生出万物，是一切物质世界最基本的元素，自然也是思维、智慧的元素。

故《黄帝内经·素问·天元纪大论》曰："夫变化之为用也，在天为玄，在人为道，在地为化，化生五味，道生智，玄生神。"

我们把道派生的思维、智慧表现活动形态抽象概括为"元神"。

12. 智慧生成

当我们用视觉感知一辆汽车，用听觉感知一种音乐，用触觉感知一种物体表面的质地时，在我们的大脑中便产生了"映像"。按照中医"道生智"的理论，显然这种"映像"是"道"的形而上模式整合形成的结果，它是虚拟的实在。人的大脑全凭这种"象"对客观世界进行"储忆"。

大脑就像电视机的显示屏和声道系统，自动地把各种道的智慧元素进行编码（包括像素、色素、音频元素、气、味元素、质地元素、重量等）有机组合成为图像。与电视不同的是，它不只是表现为画面和声响，而是还原为我们所感知到的一切，包括情感。

对于智慧而言，大脑的功能不单是感知、记忆、储存、回忆。大脑的另一方面功能还在于通过想象把原本没有感知过的事物勾画出画面、符号、词组、言语和实体图示。所有这一切活动都是"元神（潜意识）"的运作。

当我们的意识给予元神一种意愿或指向时，元神就自动地运作所有的智慧元素，择其所需而为之。电视机里装不下真实的汽车，只有当组成汽车的成像元素被编码、调动、激活时，这些成像元素就可以用线性的或空间的方式把这些信息读出来并在电视屏幕上组合成汽车。而当电源一断，除了还是那台电视机，其余的什么也没有，电视机也不会因为出现过汽车而重量增加。

"形而上者谓之道，形而下者谓之器。"我们感知的汽车实体是"器"，而我们脑子里的汽车则是"道"派生的汽车"象"。取消派生过程仍旧只有"道—0—1"的存在了。显然，我们大脑的运作是在形而上的运作。形而下的器物是有限的，这辆车就是这辆车。形而上的"道"是无限的，人脑的潜在能力亦是无限的。

通过想象，在对原有那辆汽车知道的基础上，我们可以构想出各形各式、各种不同性能的汽车，再通过你的双手把那形而上虚拟的构想变为形而下的实在。只要不离"道"，一切皆有可能，这就是智慧。

人类关于脑科学的研究，迄今可以得出这样一个结论：头脑比我们以往想象的要微妙得多。神经生理学研究表明，人脑包含 100 亿到 150 亿个神经细胞，还有 1000 多亿个胶质细胞。人脑的存储量大得惊人，足以记录每秒钟 100 个信息单位，具有进行 10^{800} 联系的巨大潜力，可以记住从小到大所经历的一切事情。

大脑的运算速度同样惊人。能在几百分之一秒的时间内，接收外界传来的人物影像，并在四分之一秒的时间内，分析人物面容的详细情况，同时，从大脑"记忆库"里储存的几千个面孔中识别，看是否见过这个面孔，如见过这张面孔，大脑能即时回忆起与这张面孔有关的言谈举止、思想观念、交往经历等资料。接着，继续识别这张面孔的表情，并决定是否自己采取行动，如打招呼、握手等。而这些过程，都在 1 秒钟左右时间发生并完成，这些都是元神整合智慧元素的功能。

13. 道无鬼神，独来独往

《管子·内业》云："道满天下，普在民所。"中国主流文化认为人间世界至高无上的只是"道"和"道"之"大德"。一切人"神（主要指潜意识）"的活动都在"道德"之内，一切怪异不解之惑都为人"神"所为。一切自在、自为、自由都在于自我，自我才是真正的主人和上帝，从来就没有超越自我而存在的上帝、玉皇、神仙和鬼神。

所以《黄帝内经·素问·五脏别论》曰："拘于鬼神者，不可与言至德。"我们信仰的不是那人为杜撰的鬼神，而是自我的"人神"。我们信仰他的能力，信仰他的工作，信仰他的运作程序和风格。我们应该真诚地呵护、遵循他的一切规律，相信他无所不能。效法天地之大德，随缘而生妙用，这就是合于"道"而方可言至德。所以庄子说："非德也而可长久者，天下无之。"

正如《黄帝内经·素问·宝命全形论》所言："若夫法天则地，随应而动，和之者若响，随之者若影，道无鬼神，独来独往。"

佛教也持以上观点，其所有教义皆直指人心，谓"我心即佛"，没有任何外界的神力能救你，只有你自己救自己。你自己不改变自己，谁也改变不了你。改变自己合于道，就是"觉悟"，就是"至德"，就是"佛"。

14. 医者意也

"医者意也"一语，一直成为表现中医学神韵的代表语，让人产生"只可意会，不可言传"的神秘感觉，也给一些"医者"提供了一个臆想臆断对待处理疾病的托词。尽管中医史中，历代医家用此语说事的众多，但我们仍应还原此语的本意，以正本清源。弄懂了此语的内涵，你便懂得了真正的中医医生是需要练就元神对话功夫的。

"医者意也"初见于《后汉书·郭玉传》：

"郭玉，和帝（公元89~105年在位）时为太医丞，多有效应。而医疗贵人，时或不愈。

"帝乃令贵人羸服变处，一针即差。召玉诘问其状。对曰：'医之为言意也。腠理至微，随气用巧，针石之间，毫芒即乖。神存于心手之际，可得解而不可得言也。

"夫贵者处尊高以临臣，臣怀怖慑以承之。其为疗也，有四难焉：自用意而不任臣，一难也；将身不谨，二难也；骨节不强，不能使药，三难也；好逸恶劳，四难也。

"针有分寸，时有破漏，重以恐怖之心，加以裁慎之志，臣意且犹不尽，何有于病哉！此其所为不愈也。'"

郭玉、程高、涪翁师徒三代，皆是针石之医，只用针灸疗法治病。这段记载讲的是郭玉本人在和帝执政时代"太医署"任太医丞，他专用针灸治病有口皆碑，疗效非常好（多有效应）。但有一件怪事，他往往用同样的方法治疗那些达官贵人却疗效不怎么好，甚至没一点效果，这让和帝有所不解！

有一次和帝让一位生病的贵人化了装，穿一身破旧的衣服，再换了一个普通民间小院住下，然后请郭玉去为其治疗。郭玉去后只一针，这个人病就好了。

和帝将郭玉召去追问，这是怎么回事。郭玉只得如实讲了：

"医生施针治病，行针运气，全凭心系针所，意象观照。因为肌肉腠理极是微妙，全凭针下的感觉灵活巧妙地运行驾驭，针在肌肤腠理之间，稍有毫毛尖那点闪失，针下的感觉就没有了。这种感觉只能是'心领神会（元神通过手下针刺，在意识上的触觉反应而获得）'（神存于心手之际，这里，将神、心分开论述）。这种行针用'神（元神、潜意识）'的情境，用言语和理性逻辑是很难描述的。"

显然，郭玉的回答，这个"意"所指的是用"神"，即是驾驭"元神"。直接的方法就是"意象对话"，即医生心目中的"意象"通过行针运气的手段转化为患者心目中的"意象"。而医生的"意象"与患者的"愿望"在情感连接上是一致的，会产生共鸣的，它们都是指向疾病痊愈的。所以，这种"意象"的植入与转化就容易成功，疗效自然就好了。医生与患者产生愿望情感上的共鸣，要有条件保证：一是医患之间要建立起高度的信任，患者要信任医生这个人；二是要求患者要有信仰，相信这个针刺治疗方法一定能治好病；三是要全心全意听医生的安排，不折不扣按医生的要求行事，自觉配合医生实施治疗。这些要求，都是为了凸显"元神（潜意识）"发挥工作能力的必需条件。不满足这些条件，不管扎多少针都是不会有效果的。

所以，郭玉回答和帝，为什么扎针治不好那些达官贵人的病，主要原因在两方面：一方面是那些人自恃清高，不信任医生，不珍惜生命，不洁身自爱，又缺乏运动锻炼，体质衰弱而又过分依赖医药，同时又没有良好的生活习惯。这些都不符合针刺治疗的条件。

另一方面，达官贵人都认为是玉体龙身，针刺必有损破疼痛，针感必有酸、胀、麻、串等不适。医生给这些人扎针都诚惶诚恐，弄不好就要掉脑袋。古人说"心能执静，道将自定"。医生都这种德性了，心哪还能执静，元神又怎能凸显而进行行针"意象对话（何有于病哉）"呢。所以郭玉总结说："此其所为不愈也。"

因此，从"医者意也"的出典分析，实在是郭玉对于针法技艺微妙之释说，这句话的本质就是指"驾驭元神"。以现代的观点来看，所谓针灸疗法，实际上就是以针刺方法为诱导手段实施催眠，并在催眠状态下进行意象对话的催眠暗示疗法，治疗效果取决于催眠的深度和意象暗示的内容。

15. 针灸催眠术

如果说中医以"祝由"治病带有非常明显的"巫"文化色彩，而用针灸手段实施催眠治疗，则是中医学的一大贡献和伟大发明。它使中医临床驾驭元神的能力完全摆脱了"巫"文化模式的束缚，创造出了一整套全新的、非药物的，世界独一无二的心理、生理相互促进的临床治疗模式，体现了中医学的伟大智慧。

把中医针灸疗法说成是"催眠疗法"，一定会让许多业内人士不解。但如果大家系统地了解我在本书中涉及的内容和观点，再还原古人的想法，并回归到中医古籍论述中去反哺原生态针灸疗法的内涵和施针要求，就会发现，原来针灸疗法按照现代的观点，其实就是一种特殊的催眠疗法。

《黄帝内经·灵枢》主要讲述原生态针灸疗法。上文提到的汉代大国医郭玉对于针法技艺微妙之释说，深得《灵枢》要旨。

《灵枢·九针十二原》概括了针法之要：

> "小针之要，易陈而难入。粗守形，上守神。神乎神客，在门。未睹其疾，恶知其原？刺之微，在速迟。粗守关，上守机，机之动，不离其空。空中之机，清静而微。其来不可逢，其往不可追。知机之道者，不可挂以发。不知机道，扣之不发。知其往来，要与之期。粗之闇乎，妙哉，工独有之。往者为逆，来者为顺，明知逆顺，正

行无问。迎而夺之，恶得无虚？追而济之，恶得无实？迎之随之，以意和之，针道毕矣。"

其中"守神""神乎神，客在门""守机""空中之机，清静而微""不知机道，扣之不发""以意和之"都是讲元神驾驭，意象对话。这是针灸疗法的最高境界，这才是"上工（高明的针灸医生）"之作为。

而且对施针用神也有明确要求：

"持针之道，坚者为宝。正指直刺，无针左右。神在秋毫，属意病者。审视血脉者，刺之无殆。方刺之时，必在悬阳，及与两卫。神属勿去，知病存亡。血脉者在俞横居，视之独澄，切之独坚。"

对针刺后患者得气的感觉（意象对话）也有严格的要求，如《黄帝内经·素问·宝命全形论》曰：

"凡刺之真，必先治神，五藏已定，九候已备，后乃存针，众脉不见，众凶弗闻，外内相得，无以形先，可玩往来，乃施于人。人有虚实，五虚勿近，五实勿远，至其当发，间不容瞚。手动若务，针耀而匀。静意视义，观适之变，是谓冥冥，莫知其形。见其乌乌，见其稷稷，从见其飞，不知其谁。伏如横弩，起如发机。"

"刺之而气不至，无问其数。刺之而气至，乃去之，勿复针。针各有所宜，各不同形，各任其所，为刺之要。气至而有效，效之信，若风之吹云，明乎若见苍天，刺之道毕矣"。

所以，《灵枢·针解篇》曰：

"经气已至，慎守勿失，浅深在志，远近若一，如临深渊，手如握虎，神无营于众物。"

这些论述都是对施针过程驾驭元神、意象对话的情境描述。因本文不专论针术，只作概念性证论，文中之义不一一注释。

不过有一点特别重要，如果你要学习或研究中医针灸术，先把郭玉讲的那些话弄清楚，再把《黄帝内经·灵枢》中对针灸的原生态论述，从如何驾驭元神的角度去搞明白，则学者的境界和疗效的取得比起"守形"的下工来说，绝对会不一样。或许，你才会真正体验到"气至而有效，效之信，若风之吹云，明乎若见苍天"疗效情趣的享受，你便会爱上中国之针灸了。

16. 元神的法则

结合中医对元神的认识和现代心理学对潜意识的研究，我们有必要对"元神"的自然法则作一个梳理。这对人们认识自我、自觉规范个人日常思想行为以及人格的形成大有裨益，同时也会对人们自觉维护和学会驾驭元神、养生益智有帮助。

（1）**总是为你好**——"元神"一切工作的出发点和动机完全是主观的，它总是建立在趋利避害、"总是为你好"这条准则之上。

"元神"对经由"心（意识）"传达的意愿，总是"忠奸不辨"，不分好坏，没有正确与错误的区分，也没有真假的区别。只要意识不抵触，潜意识总是接受暗示，不管好坏，它通通都转化为你好的动机，并会以一种条件、经历和事件等形式表现出来，哪怕结果是帮倒忙，是"熊的服务"。

比如，你天天指责你的孩子"笨"，孩子的潜意识就会理解为"笨——好"，这句话往往决定他一生。本书讲的一个肝硬化的病例，别人开导他，他总说："就那么回事！（指像他弟弟那样死去）"他的潜意识就会理解为"像弟弟那样死去——好"。因此，你要谨慎地对待你的想法，始终保持积极健康的心态，向它传达积极的、正面的、良性的意愿，不要老是被消极悲观的情绪左右驾驭，老是说丧气话，怨气话！老是诅咒这、诅咒那，怨恨这、妒忌那！不要总是觉得别人借了谷子还了糠，老板着个面孔，老是情绪不佳，也不要和潜意识开玩笑，不要说不吉利的话，不要有邪恶的念想！

（2）**别绕弯子，直接形象一点最好**——"元神"对经由"心（意识）"传达意愿的方式特别讲究直接和形象化，要求一目了然，一见倾心。"元神"的理解能力总是遵循"既是……又是"逻辑，它只喜欢接受"是／否"这样对立明确的概念。"你别走来走去的！"这样的话最好说成"别走，快坐下！"场景、图像、故事、形象化比喻比文字更好。千万别转弯抹角，玩文字游戏，小心潜意识在字里行间把它拼凑成"总是为你好"的莫明其妙的动机和行为。

（3）**渴望沟通，害怕孤独**——你自己的意识不经常与潜意识对话、沟通（心神对话），它会自己任凭感觉与周遭世界对话，"总是为你好"会去寻找"快乐"。

近朱者赤，近墨者黑。你不以正面积极的观念去影响它、引导它，它就会自己去接受它认为会让你快乐的影响。

你的意识可能会让你觉得读书、学习很累，而潜意识24小时都不知疲倦地在周遭世界中吸取"知识"，勤奋学习，周遭世界负面的、随意的、非理性的事物太多。所以，中国人常说"学坏容易，学好难"。《三字经》

说"性相近，习相远"。

（4）**喜静勿扰**——"心能执静，道将自定"。"元神"总是说：不要把情绪弄得那么紧张，不要去想那么多杂事，轻松、快乐地把"心（意识）"放下，似睡非睡，或干脆睡觉最好。别打扰我！我会把事干好，包你满意。不然，我会给你情绪受的。

（5）**事无巨细，一心多用，独立工作**——当你向某个目的地走去时，你可能也在思考一些计划，还要不时与认识的熟人打个招呼，同时避让车辆或行人，这些都是你的"元神"在自主工作。它总是事无巨细，一心多用，独立工作，一般还不会出差错。

（6）**绝对服从，任劳任怨，忠于职守**——你的"元神（潜意识）"对"心（意识）"的指令绝对服从，不折不扣，没有借口。潜意识是工作狂，忠于职守，24小时工作，不下班，不休息，谁叫停都没用。

（7）**不达目的，誓不罢休**——"元神"自主选择的目标一旦确定，便不达目的，誓不罢休，它会鬼使神差地直至愿望达成。为达到目的，它会利用以往的所有经验和任何星星点点的知识，它会萌生无穷的力量和智慧，它会将所有的自然规律都加以总结和利用。有时会立刻解决问题，有时则需要几天、几周或更长的时间，但所有问题最终都会解决。

（8）**六合不二法门**——"元神"的最佳工作条件和最高效价是六合不二法门，即心与意合，意与神合，神与形合。合就是统一、和谐，步调一致。

① 心与意合："心（意识）"中的意愿要专注不二，诚信不疑。不能心猿意马，南辕北辙。意识与意愿要高度统一。

307

② 意与神合："心（意识）"中的意愿要与"元神（潜意识）"的理解和能力高度统一。只有当"心（意识）"中的意愿被内心接受时才起作用。这就说明元神的动力会受到一定程度的限制。信则灵、诚则灵。对元神表达的一切一定要有信心，要深信不疑。这实际上只是一种积极的态度，一种内在的认识，一种思维方法（即信仰）。

③ 神与形合：心、神的活动及心、神沟通都需要一个恬怡宁静的心境。只有此种状态，才可获得最高的效果。取得这种状态的最佳捷径则是人的形体放松，它可以通过深细的呼吸频率和全身肌肉松弛，淡化意识的方式获得。如果我们把人形体的松弛，心境的宁静恬怡比作土壤，信仰就如同栽在地里的种子，各按其类生长。将自己的想法或主意（种子）栽在心里，浇水上肥，期待它成长，它就会有结果。

（9）**神气合一**："神气合一"是元神工作的最终结果，即心理学所定义的"念动效应"，观念产生运动，运动产生观念；有我即有彼，有彼即有我，神气本为一体，不可分离。"神"指元神（潜意识），"气"指功能和一切生命运动的表现形态。这是一切心理养生的理论依据，也是一切心身疾病的根源。元神的这些自然法则，正是我们每个人立命养生之本。

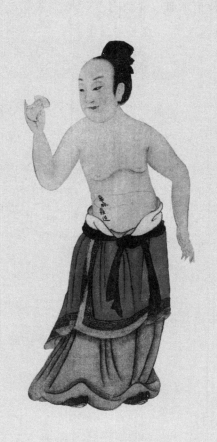

第十章　何为中医养生

　　若夫智士仁人，将身有节，动静以义，喜怒以时，无害其性，虽得寿焉，不亦可乎。

——《孔子家语·五仪解第七》

　　其知道者，法于阴阳，和于术数，食饮有节，起居有常，不妄作劳，故能形与神俱，而尽终其天年，度百岁乃去。

　　夫上古圣人之教下也，皆谓之虚邪贼风，避之有时，恬澹虚无，真气从之，精神内守，病安从来。

——《黄帝内经·素问·上古天真论》

　　道者，圣人行之，愚者佩之。从阴阳则生，逆之则死；从之则治，逆之则乱。反顺为逆，是谓内格。是故圣人不治已病，治未病；不治已乱，治未乱，此之谓也。夫病已成而后药之，乱已成而后治之，譬犹渴而穿井，斗而铸锥，不亦晚乎？

——《黄帝内经·素问·四气调神大论》

　　顺为凡，逆为仙，只在中间颠倒颠。

——张三丰《无根树》

当我们讨论了这么多中医学包含的又多半被弄丢了的内容后，"养生"无疑是一个重大的课题。

国外学者公认，中医养生学是世界独创，对于人类有很大价值的一门生命科学，这是中华民族独有而世界其他民族所没有的。而我们现在几乎所有的中医大师们，都要在不同场合大谈自己的养生经验、养生哲学，好像不谈点养生方面的东西，似乎与大师的头衔不相称。可想而知，其实是各执一套，流言纷纭，真相扑朔难辨。最后下来，听众到底应按照哪位大师说的去做，不得而知，因为听谁说的都很有道理。所以，我们讨论了这么多，就有了"前人不说古，后人要忘谱"的意义了。因为离了"古"就不成其"世界独有"了，因为那是原创。何况无论从科学和实践见证上看，中医养生确实都是绝顶透了的。

前面我们通过对华佗的讨论知道，大凡得到真传的中医是一定要通过"养性"这个课程的，不及格就不能算中医，最多只算得上掌握了一般中医知识的人，而养生的最高境界在中医学中便是"养性"。何谓"性"？生命的天性本性。也就是说，中医养生，"养性"是主流。只有抓住了这条精髓，才是中国特色。当然，现代科技有了很大进步，我们也要有点创新精神，但创新不能离源，在释放原创基础上创新，应用现代科技的发现对古中医养生的内涵增加一些色彩，弥补一些具体的东西也不是不可以的，而且往往还是必需的。

1. 混沌之光

《黄帝内经·素问·天元纪大论》曰：

> "道满天下，元气聚而成形，散则混沌而为气，有生于无，无生于有，宇宙从无秩到有秩，从有秩到无秩，"物生谓之化，物极谓之变，阴阳不测谓之神，神用无方谓之圣……"

成熟之事物总向其相反的方向发展，于混沌之中寻找新的生机。差之毫厘，失之千里，大千世界充满着始料所未及之变数，混沌存在于道一元之常理。

中医学具中国文化丰厚的底韵和内涵，《黄帝内经·素问·天元纪大论》把混沌之宇宙从无秩到有秩描述为：

> "太虚寥廓，肇基化元，万物资始，五运终天，布气真灵，总统坤元，九星悬朗，七曜周旋，曰阴曰阳，曰柔曰刚，幽显既位，寒暑弛张，生生化化，品物咸章。"

所以人的生成如《黄帝内经·素问·保命全形论》所说："人生于地，悬命于天，天地合气，命之曰人。"《黄帝内经·素问·天元纪大论》说："夫变化之为用也，在天为玄，在人为道，在地为化。"在混沌的宇宙眼里，人只不过是混沌有秩之区区过客，道化之真灵，混沌灵光之一闪念，哪里来，还回到哪里去！这就是中国文化的宇宙观、生命观。

中国文化的这种生命观，决定了"养生"首先要看破"生死"二关，要对生、死有所觉悟。芸芸众生，最难的可能就在这个问题上。生、死二关不破，人就不会活得明白，整天担惊受怕，害怕一不小心，小命就没了，好像人这一生就是为了怕死一样！人类个体混沌之光那一闪，往往等你还没闪明白就过去了，湮灭了。

所以，人类文明从来都没有放弃对人如何活明白的追求。人类圣者认为，人总有一死，只要活明白了，什么时候死都不足为惜，哪怕早上才弄明白人活着是怎么回事，傍晚就死去，也算没白活一世，所以孔子在《论语·里仁》里就说："朝闻道，夕死可矣。"

然而，生存又是人的本能，人只要来在这个世上，谁也不想死。人间太美妙了，神仙做梦也都想做一回人。有本事、有权力的人都想长生不老，他们会拼命利用权力、金钱去寻找不老之术；没有权力，能力有限的人也总是想好死不如赖活。这样一来，人类几千年的文明史被人类自己都搞乱套了。你死我活，不休不止地争资源、争生存空间，其结果是争死的人多，不该早死而早死的人多，还没活明白、糊里糊涂就死去的人就更多。中国历代的皇帝，从秦始皇开始，个个都想长生不老，但除了乾隆皇帝相对活得时间长一点外，没一个不是早死的。

"人生于地，悬命于天"。人会活多少日子，那是大自然的法则决定了的。天"在人为道"，"道""布气真灵"于人。人是宇宙浓缩之表征，宇宙之色相，上天是要人生这一闪来体现宇宙生生化化"德行"的。

生生化化本无生灭，无我无物，一闪来了，一闪又过了，再一闪又来了，再一闪又过了，色即是空，空即是色。在人类社会，留下的只是一代一代创造的文明。一个人要活得长久，只有他在文明进步之中留下的贡献，让后来的人得知他的存在，让那一点点混沌之光如太空中繁星闪烁，给人类以参照。

所以庄子说："非德也而可长久者，天下无之。"

313

既然如此，中医还谈养生干什么。中医谈养生究竟有什么意义，所指是什么，如何养生，养生何为，这是中医必须正面回答的问题。

2. 养生之道

"养生"是中医最为时尚、最为流行的一个词，只要一提"养生"，人们便会自然想到中医。

有一个非常奇怪的社会现象，虽然在某些历史时期攻击中医的人很多，但在养生问题上提出异议的还确实很少。在老百姓心目中，中医是最懂养生之道的。民间从来就有"老郎中，少裁缝"一说，人们对中医郎中的历史性印象都是童颜鹤发的老者，大凡他们知道的老中医一般都是高寿者。可见，人们自然而然地把长生不老与中医养生概念联系起来了。中医养生与人们期望长生于世的潜在愿望不期产生了情感上的共鸣。

所以只要一谈"养生之道"，人们就会自然想到人要怎么才能活得长久。显然，这有悖中医"养生"之本义。

"养生"一词首见于《黄帝内经·素问·四气调神大论》：

> "春三月，此为发陈。天地俱生，万物以荣，夜卧早起，广步于庭，被发缓形，以使志生，生而勿杀，予而勿夺，赏而勿罚，此春气之应，养生之道也；逆之则伤肝，夏为实寒变，奉长者少"。

本文与四时相对应的还提出了"养长之道""养收之道""养藏之道"，所以此处只当狭义"养生"的概念解。

后来此词义延伸引用，扩大了它的内涵，泛指如何有益于生命的健康，但"养生"的本义并没有改变。这本义的关键词就是一个"生"字。"生"

借用了春天"天地俱生，万物以荣"的春应之气，来象征生命应具有的操守与德行。这个意义来自于《黄帝内经》"天之大德曰生""生生之谓德"的概念。

"生生之谓德"一语中"生生"一词最关键，前一个"生"字是动词，后一个"生"字是名词，泛指一切事物，当然也包括一切生物生命，包括人的生命。"天之大德曰生"中的"生"字也是名词，指混沌宇宙从无秩到有秩，从有秩到无秩，生生化化之自然法则。

生生化化的宇宙自然法则，就像永久是春天一样，生生化化无有穷尽，它本来就是这样子的，亘古不变地存在，无所谓生灭。

宇宙自然法则，人是不能够去更改和主宰的，它不会以人的意志为转移的。人只能尊重它、珍惜它、关爱它、顺应它、呵护它、促成它、帮助它、合理利用它（尊生、惜生、爱生、适生、护生、促生、助生、用生），人的一生都应保持这种如同春应之气的人生态度，并以此态度来决定自己的行为操守，这才是"人德"对"天德"的具体体现和表征。

可见，中医"养生"的本义系指奉养"生生"之大德。

现在问题出来了！中医这种养生的观点与意义对人的健康长寿又有什么关系呢？人们不都是为了健康长寿才追求养生的吗？

没错！这个世界上没有不想健康长寿的人，除非是精神心理不正常的人，但须知中医养生有三大基本观点：

第一，人的生命是有限的，中国传统文化把这称为"寿缘、衣禄"。即是说，人这一生能活多少岁，消耗多少能源都有一定限度，从来没有长生不老的这个概念。中医把人有限的寿命称为"天年"，长寿的最高水准线是"尽终其天年，度百岁乃去"。要想活得长，只能在这个范围之内去争取、去实现。

现代医学研究认为，人的正常寿命应该是生长期的5~7倍，即 125~175 岁。中医那些时代能把人的寿命预估在百岁左右，与现代研究差不多。现在我们看到活过一百岁的人不少，但没人能活过 120 岁。功德圆满的人，往往到一定时候，自己就可能明明白白地死去了，中医把这叫无疾而终。人只要能做到无疾而终，就如本书开头讲的那个长老圆寂一样，就已经很了不起了，根本不可能长生不老。长生不老不符合宇宙"生生"的法则，那是"缺德"。因此，庄子就说了："非德也而可长久者，天下无之。"所以历史上那些天天想长生不老的皇帝，没一个活足天年，就早早地夭折了。

第二，对长寿的生命品质有要求、有标准。这个标准是"形与神俱，德行合一"。"俱"的意思是形、神一起，齐头并进，都要健康；"德行合一"是指道德品质、思想行为要符合"生生之大德"。现代医学在近二三十年来才把这个道理搞明白。世界卫生组织通过三次修改，最后才把"健康"定义为四个方面：第一，身体健康无病；第二，心理健康；第三，社会适应能力健康；第四，道德健康。缺一个都不叫健康，可见中医健康观念之超前和先进。

第三，长寿并不等于让你傻活、赖活，行若游魂地活着，而是要让你成为"知其道者"，明明白白、有质量、有价值地在天年之内健康地活着。是要让人成为宇宙"生生"法则的助推者，不是要人成为生存资源无谓的消耗者。

所以说，通过养生达到健康长寿没有错。只是你要明白中医提倡"养生"的真正目的和意义，明明白白地做到"天年之养""形与神俱，德行合一"之养，"知其道者"合于天德之养。把这些道理搞明白了，你就会知道，盲目追求长寿并不是目的，健康地体现人生价值才是养生的目的。

3. 仁智者寿

包括中医学在内的中国文化，养生文化始终贯穿其中。以孔子为代表的儒家思想最为突出的就是"朝闻道，夕死可矣"的价值养生观和"仁智者寿"的仁智养生观，其实儒家的两个养生观，可归属于"知道之养"。

因为仁者和智者总是那些"知其道者"，懂得如何体现人生价值，活得明明白白的人。这些人也都能自然保持"形与神俱，德行合一"的生命境界，因此这些人自然都长寿。所以人们总会看到那些学者、科学家、思想家、哲学家、政治家、军事家长寿的人很多。

为什么仁智者容易长寿，《孔子家语·五仪解第七》专门作了解释：

"哀公问于孔子曰：'智者寿乎？仁者寿乎？'孔子对曰：'然！人有三死，而非其命也，行己自取也。夫寝处不时，饮食不节，逸劳过度者，疾共杀之；居下位而上干其君，嗜欲无厌而求不止者，刑共杀之；以少犯众，以弱侮强，忿怒不类，动不量力者，兵共杀之。此三者，死非命也，人自取之。若夫智士仁人，将身有节，动静以义，喜怒以时，无害其性，虽得寿焉，不亦可乎？'"

这段话我们作如下解释：

哀公向孔夫子请教："夫子！是聪明有才智的人能够长寿呢，还是心地仁慈的人能够长寿呢？"

孔子回答道："肯定是仁智者长寿。一般情况是，人有三种情况的死亡并不是他寿缘到了，而是自己折损导致的：

　　第一，生活起居没有规律，没有良好的生活习惯，饮食结构不合理，没有节制；时常让身体过度疲劳，精力过度消耗，或无限度地放纵，贪图享受，这些不良生活方式使身体受到损伤而让疾病夺去他的寿命。

　　第二，居下位的人却无视君王，以下犯上，私欲膨胀，贪妄无度，不肯节止，最后让刑罚夺去他的寿命。

　　第三，不计后果，意气用事，自不量力，以少犯多，以弱侮强，如此，刀兵战事就可以让他夭折。

如此三种情况，"病杀、刑杀、兵杀"，属于寿缘之内的非正常死亡。这是死于非命，咎由自取。

而智士仁人，都是"知其道者"，都是具有大智慧、契合于天德的操守者。他们的生活非常有节度（将身有节），处事为人、言吐、行为举止合乎于道义（动静以义）；情绪反应不偏激，适时而不伤心性（喜怒以时），这些人自然得享长寿，尽终其天年。

孔子在这段话里阐述了养生的三大重要课题：生活养生与德修和行修，而重点在"德、行修养"。

德修指做人，行修指做事。对于人的个体而言，就是指个人的人生态度（世界观、生命观、价值观）和人格塑造（心理行为的取向和风格）。

仁、智是统一的，仁智者是指具有大智大慧、大慈大悲，知行、知止、克己、有度、谦让，而又有信仰、进取心、荣辱心、敬畏心，怜惜慈悲心的人。天之大德贵生，这样的人在心、身、德、行四个方面都符合大自然万物共生同荣的大德，所以能够与天同寿。

人是"道一元"整体之表征，与万物同属于生物共同体之一员，当你惜生爱人时，你也在获得大爱；当你善待别人时，你也在获得善待；当你合于道、珍惜环境、遵从自然法则时，你的生命也在被大自然所接纳，你就会与大自然万物同生共荣。因此，《黄帝内经》云："道者，圣人行之，愚者佩之。"仁智者都是"圣者"，仁者寿、智者寿也就合乎道理了。

4. 顺逆之寿

阴阳之道，不可反顺为逆，"从阴阳则生，逆之则死；从之则治，逆之则乱。反顺为逆，是谓内格。"这是中医"生活养生"的理论依据。中医生活养生，用现代的观点来看，相当于"环境医学"的境界了。故《黄帝内经·素问·上古天真论》曰："上古之人，其知道者，法于阴阳，和于术数，食饮有节，起居有常，不妄作劳，故能形与神俱，而尽终其天年，度百岁乃去。"

"生活养生"即孔子所谓"将身有节"，其重点是"有节"，即有节度、有法则。这些法则都是顺其阴阳变化之理，并落实到具体的方法上去实行。

生活就是指人的思、想、行、识，好、恶、情、志、受、享、吃、喝、拉、撒。譬如，以什么样的主观意识和心理态度来对待生活，应进行什么样的形体运动，如何去适应四时气候的变化，如何调节个人情绪，接受什么，分享什么，吃什么，什么时候吃，吃多少，怎么吃；什么时候睡觉，什么时候起床，睡多少时间；工作节奏怎么安排，工作量怎么分配，劳逸如何结合等等。对此，中医以四气调神立论。

《黄帝内经·素问·四气调神大论》明确指出：

春天顺应春生发陈之气，以"养生"为主；

夏天顺应蕃秀华实之气，以"养长"为主；

秋天顺应容平秋刑之气，以"养收"为主；

冬天顺应闭藏之气，以"养藏"为主。

并提出"春夏养阳，秋冬养阴，以从其根"的生活养生纲领。要求食饮、起居、劳逸、精神、意识心理都要顺应四时阴阳变化之理。即《黄帝内经》谓"故智者之养生也，必顺四时而适寒暑，和喜怒而安居处，节阴阳而调刚柔。如是，则辟邪不至，长生久视"之义。

在形与神俱、形神统一、德行统一的前提下，具体做到：

春天"夜卧早起，广步于庭，被发缓形"；

夏天"夜卧早起，无厌于日"；

秋天"早卧早起，与鸡俱兴"；

冬天"早卧晚起，必待日光"。

要求主观心理态度上与四季的"生性"统一：

春天保持"以使志生，生而勿杀，予而勿夺，赏而勿罚"的内心态度；

夏天保持"使志勿怒，若所爱在外"的内心态度；

秋天保持"使志安宁，收敛神气，无外其志"的内心态度；

冬天保持"使志若伏若匿，若有私意，若已有得"的内心态度。

如果按照以上方法养生（唯圣人从之），就可以"身无奇病，万物不失，生气不竭"。

但如逆四时阴阳之气，不按照以上方法养生：

"逆春气则少阳不生，肝气内变。"
"逆夏气则太阳不长，心气内洞。"
"逆秋气则太阴不收，肺气焦满。"
"逆冬气则少阴不藏，肾气独沉。"

于是人就有可能竭其生气，失荣万物，身出奇病。

5. 民以食为天

"民以食为天"这句话来自《汉书·郦食其传》。刘邦和项羽争霸，据守荥阳时，荥阳西北是保存很多粮食的敖仓。郦食其对刘邦说："王者以民为天，而民以食为天。"建议他把敖仓占了，项羽的阵营自然不固，不攻自破。

王者的江山是人民组成的，人民是靠食物生存下来的，天下人民生存不了，王者的江山也就没意义了。吃饭是第一件大事，说明食之于民，于王者江山的重要性。故中国农耕社会把江山称作"社稷"，"稷"在古代就是黍类，为百谷之王，所以帝王都奉祀"稷"为谷神。因此，"民以食为天"的本意是针对社会而言的。

而在中医"道一元"的"元整体"理论里，"人生于地，悬命于天，天地合气，命之曰人"。"故天有精，地有形，天有八纪，地有五理，故能为万物之父母。""故治不法天之纪，不用地之理，则灾害至矣。"而"阴之所生本在五味"，天地于人惟以"五谷为食，五果为助，五畜为益，五菜为充。气味合而服之，以补精益气"，充其形质，来体现人与天地合德相系。

人的生命体，有自身的一套生化机制来实现与天地合德的具体形态，这就是《黄帝内经》所谓"味归形，形归气，气归精，精归化，精食气，形食味，化生精，气生形。味伤形，气伤精；精化为气，气伤于味"。这套生化机制，中医简称"胃气"。

这段文字是对人体生化机制的具体描述，说的是：人的形质全凭食物的供养（味归形），才能表现出生命活力（形归气），生命的活力是人体精气的外现（气归精），精气的生成是靠脏腑运作转化传输功能来实现的（精归化），这种转化传输活动又要消耗人体的能量（精食气），消耗的能量又得依靠食物不断地补充（形食味），并转化为精气（化生精）充实人体之活力（气生形）。在生命过程中，这是一个往返循环不断自身解决矛盾的过程。在此过程中任何一个环节都不能乱，都要有节而平衡。

而往往食物容易损伤体形（味伤形），功能活动最易耗损精气（气伤精），而生命的活力是由精气的盛亏来表现的（精化为气）。如果生命活力不够，最主要的原因仍是由于食物损伤形质的结果（气伤于味）。可见食物是人生命活动循环链中最重要的一个环节，这个环节一打乱，生命就会处于低潮，直至终结。

因此，在中医养生学中，对于人而言，"食"就是天德的具体体现。"食"是人与天合德的一个重要枢纽，是天、人、地之间元气聚聚散散、生生化化、能量转枢聚变的具体形式。"食"就是"天"。所以，中医强调"有胃气则生，无胃气则亡"，把胃气当着是承接天德的重要通道。所以应该说，中医的食饮观已表现出"营养医学的特征"。

6. 气味合服之养

在这里"食"作"吃"解。吃什么，怎么吃，吃与健康长寿有什么关系，一直是人们最关心的问题。现在社会有一种倾向，无论科学界对长寿村、长寿地区、长寿老人的调查，或是专家在电视节目上介绍养生长寿秘诀，最后总要落实到一个"吃"字上，好像长寿就是吃出来的。更有甚者，历史上皇帝明明没一个是长寿的，但所谓的宫廷养生秘方却成了抢手货。业内业外如此误导，又把中医养生的意义弄偏了。不过这也有好处，至少强调了饮食营养的重要性。虽然健康长寿是很多因素促成的，但基础健康必须是一口一口吃出来的。现今世界医学界，都把营养与疾病预防紧密地联系了起来。

为什么说中医的食饮观具有营养医学特征呢？

中医强调"食"是人与天地合德的一个重要枢纽，健康长寿当然就必须涉及吃的问题。

怎么吃？《黄帝内经》说了，"食饮有节"，要有一定法度地吃。

吃什么？《黄帝内经》也说了，"五谷为食，五果为助，五畜为益，五菜为充。气味合而服之"。

谷、果、畜、菜是人应主要吃的东西，是补精益气（基础营养）的保障。这些东西那么多，应该如何选择？这就是关键了。

《黄帝内经》提出了三条选择食材的指导性原则：

第一，杂食而分主次原则。

主、助、益、充（五谷为食，五果为助，五畜为益，五菜为充）。

第二，气味合服原则。

"气味"指什么？这就是中医对饮食营养研究的特色了。起码的原则不是让你只吃一个长寿秘方，或是单吃几种被认为可以长寿的食物。如果是那样的话，今天有人介绍你吃小米粥，明天又介绍要喝绿豆茶，后天还叫你吃薏苡红豆粥，喝菊花茶、枸杞茶。到最后，你会觉得他们说的都有道理，好像都很适合你，但反而你却不知道该吃什么好了。为什么出现这种现象，那就是没有法度，没有做到"食饮有节"。

中医在那个年代就有"食医"这一临床学科，还没有现代"营养学"研究的那些内容，比如现代营养学早先认为的人体必需六大营养素——碳水化合物、蛋白质、脂肪、维生素、矿物质、水。值得说明的是，营养学也在进步，现在又发现了纤维素如壳聚糖之类，也是必需营养素。营养学今后还会发现些什么，不得而知！人体必需营养肯定是多样化的。那么，中医在那个年代又是如何来制定"饮食有节"的法度呢？这就涉及中医先贤们聪明过人之处了。

中医用的是"象思维"，以大自然存在的实象来定论。它把用生命为代价尝出来的那些能吃进嘴的大自然食材，用观形色、摸质地、尝口味、闻气味、品冷热为标准，然后按照万物的形态象、气味、质性特征，取类比象，并按木、火、土、金、水五行归类，分列出酸、苦、甘、辛、咸五种味道，分辨出收、坚、缓、散、软五种性能和寒、热、温、凉四种气质，这就是所谓"气味"。然后把人类进化筛选出来每天必需吃的谷、果、畜、菜也纳入这套模型中去考量，并制定出法度。这个法度就是辨症食服。这套方法虽不如现代营养学研究得那么细致，但也有一个长处，中医只用一个对食材"气味"的辨识，便把现代营养学还没发现而事实上又是人体必需营养物质都包括进去了。

那么"合"又指什么呢？"合"在这里指"结合（包括食材的组合，各种食材用量的配搭，各种食材融合的方式及形态）"与"适合"。这"适合"二字在中医是很有讲究的，突出的是个性化营养，重点表现在"辨体，辨证，辨病食服"。

第三，辨体，辨症，辨病食服，差啥吃啥，削其有余，补其不足。

有了五行生克模型，食材的气味又与五行相配分属五脏。这就把所有食材与人的形体组织、器官结构、功能属性联系起来了。再根据五行相互间的生克关系和人形五脏的盛衰情况、疾病阶段、临床症状，进行辨体（质）、辨症、辨病，损其有余，补其不足，从而达到人形五脏动静有秩，阴平阳秘，形与神俱的养生目的，于是对食材的选择也就有了法则。

因此，人每天的饮食配比不但有了主、助、益、充的基本原则，同时又有了因人、因时、因地、因症、因情的个性化进食原则。这就是中医"合人形以法四时五行而治"个性化营养观点。

"合"还有第三个重要概念，那就是和谐、平衡。大凡食材都有寒、热、温、凉，四气、五味，升、降、浮、沉的性味及功能特性，在调配时必须讲究整体的平衡与性味的和谐，不使其偏急为害。这些在中医学中都有明确的法度。

如果说中医的营养医学观念比较宏观或模糊，但与现代营养学研究思路和发现反而相对一致。在现代营养学中明确了谷、果、畜、菜为人类提供的是六大必需营养素，一个也不能少。一个人每天吃多少都经过了计算，有量化标准。2007 年国家还发布了"中国居民膳食指南"，主粮、蔬菜、肉食、油、盐、蛋、奶、豆、水果、干果等都有量的规定。这是第一个一致。

第二个一致是中医用于治病的天然药材（也可以说是食材），现在成为 21 世纪生物世纪研究的重点了。尤其是植物化学物，多糖（包括植物多糖、海洋生物多糖、真菌多糖等），这些东西被称为半必需营养素，不是人人每天必须吃的，但又有特殊的营养功效，直接关系人的健康与疾病康复。也就是说，在关键时候，譬如不健康的时候，生病的时候还离不了它们，还非吃不可。所以，这就相当于回到中医用中药治病、保健的那种境界了。大家只须记住一点，吃要因人而异，要有法度和原则。

如果大家按照以上三大原则去学点营养学知识，再听听专家们的秘方、宫廷方，请有经验的营养医生、中医医生指导一下，你才能做到真正吃得明白，真正体现到与天合德，真正起到以食养生的作用。

有一个很省力气的方法，基础营养按照现代营养学的观点进行量化补给。如果这些量化的东西吃不下了，或是吃下去了还有生理问题，那就找中医辨证给你用点秘方、宫廷方。

7. 法四时五行之养

如果说现代营养学主要照顾到了人们饮食的通性，即最基础的营养，而中医"合人形以法四时五行而治"的食养观，不但照顾到了人们饮食的通性，同时更照顾到每个人的特殊性（个性）和食材本身的个性。中医主张具有通性的食材类型如五谷、五果、五畜、五菜基本上能满足了人的基础营养。它们虽然在气味的分类上各有侧重，但整体上趋于平和，不太偏激，因此，于人人都是必需之品。知道者可以按四时、五行、四气、五味针对个体辨证择食；不知道者，只要按主次、数量配搭进食也无大碍。而个性化食养就有讲究、有法度了。虽然很专业，但也得硬着头皮作些介绍，以使大家了解一些中医食养的知识。

我们先要了解何谓"四时"，何谓"五行"，"四时五行"与人的健康长寿有什么关系？

"四时"指春、夏、秋、冬。

《黄帝内经》讲了"五行"："五行者，金木水火土也。更贵更贱，以知死生，以决成败，而定五脏之气，间甚之时，死生之期也。"可见中医把"五行"这套模型看得非常重要。

各种事物都可与五行同类相配，也都可以用五行生克制化规律来推理决断贵贱、死生、成败。在中医食养中，除了五行配五谷、五果、五畜、五菜这些基础营养物质外，更重要的是五行配五味、五脏，而五味又有其各自的功能特性。

木　火　土　金　水
↓　　↓　　↓　　↓　　↓
酸　苦　甘　辛　咸
↓　　↓　　↓　　↓　　↓
肝　心　脾　肺　肾

五行生克的关系是：

相生——木→火→土→金→水→木……
相克——木→土→水→火→金→木……

五味功能性质：辛散、酸收、甘缓、苦坚、咸软。

那么具体怎么运用这些法则呢？

总体原则是"四时五脏，随五味所宜"，即根据四时主气特点和五脏的具体情况辨证，按需配合应用。

根据这个原则，《黄帝内经·素问·藏气法时论》中有明确的用法：

第一，五脏之气如有太过不及的情况，可用以下的食养方法

"肝苦急，急食甘以缓之。"肝属木，甘味属土，肝气太过，要吃甘味的食物去补益脾气。木本克土，脾壮而能耐克，以此消耗肝气之过急，以达到缓和肝气的目的。

"心苦缓，急食酸以收之。"心属火，酸属木，心气不足，心火散淡，要吃酸味的食物去收敛散淡的火气，取木生火之意，以补心气之不足。

"脾苦湿，急食苦以燥之。"脾属土，苦属火，脾土被水湿郁阻，要吃苦味的食物去燥化水湿，取火生土之意。

"肺苦气上逆，急食苦以泄之。"肺属金，苦属火，金性沉降，反而上逆，要吃苦味食物去泄耗肺气，取火克金之意。

"肾苦燥，急食辛以润之。"肾属水，辛属金，肾水不足，要吃辛味食物去润泽，取金生水之意。

第二，根据四季五脏主气，保持五脏之气冲和平缓不可太过泛滥，可利用五味各自性能相互制约的特点，进行调味食养。

"肝欲散，急食辛以散之，用辛补之，酸泻之。"

肝属木，木性舒畅，所以肝气主疏散，忌郁滞。可用辛味促进肝气疏散，但又不可疏散太过，因此又要吃些酸味的食物以补肝木之本脏，制约辛味，收敛肝气疏散过度。

春天为肝木主气，应春生发陈之气，主生。因此在春天应经常吃些酸辛（辣）味饮食物，以助肝气。

"心欲软，急食咸以软之；用咸补之，甘泻之。"

心属火，火性上炎，心气要柔和，不可过度炎灼。咸味属水，有致软的性能。所以利用咸味来制约心火的过度上炎。但要防止用水制火过度，又须用土来制水，甘味属土，所以同时吃些甘味食物来制约用水过度，以甘泻咸。

夏天为心火主气，应蕃秀华实之气，主长。因此在夏天应经常吃些甘咸味的食物，以助心气。

"脾欲缓，急食甘以缓之，用苦泻之，甘补之。"

脾属土，土喜松润舒缓，恶湿。脾之本味为甘，吃些甘味食物可以舒缓脾气。苦味属火，同时用苦味去燥化（泻）湿气，以甘味去缓和苦燥之过度。

土旺于四季之末18天，因此在四季之末经常吃些甘苦味的食物以壮脾气。

"肺欲收，急食酸以收之，用酸补之，辛泻之。"

肺属金，金性沉敛肃杀，金克木，酸属木，可吃酸味食物收敛肺气。为防克耗过度同时用金之本味辛味食物去增补肺气，以制酸收过度。

秋天为肺金主气，应容平秋刑之气，主收，因此在秋天应经常吃些酸辛（辣）味食物，以助肺气。

"肾欲坚，急食苦以坚之，用苦补之，咸泻之。"

肾属水，水性润下，肾水需固藏不泄，水克火，苦属火，可吃苦味食物固化水气而不外泄。为防克伐耗水太过，同时以水之本味咸味制约过度耗损。

冬天为肾所主，应闭藏之气，主藏，因此在冬天应经常吃苦咸味食物，以助肾气。

第三，根据人形气色决定食养偏宜

"肝色青，宜食甘。粳米、牛肉、枣、葵皆甘。"

皮肤发青的人，是肝气太过。可利用木（肝）克土（甘味）的方法来削弱一些肝气，可多吃些甘味食物，如粳米、牛肉、枣、葵之类。

"心色赤，宜食酸。小豆、犬肉、李、韭皆酸。"

皮肤发红的人，是心气太过，心火浮越。木生火，酸属木，其性收，水生木。木生火须补肝而收引水气（水生木）而间接收敛心火，可多吃些酸味食物，如小豆、犬肉、李、韭菜之类。

"肺色白，宜食苦。麦、羊肉、杏、薤皆苦。"

皮肤发白的人，是肺气太过。可利用火克金的方法，多吃些苦味食物来收敛肺气，如麦、羊肉、杏、薤白之类。

"脾色黄，宜食咸。大豆、猪肉、栗、藿皆咸。"

皮肤发黄的人，是脾气太过。可利用土克水的方法，多吃些咸味食物来消耗太过的脾气，如大豆、猪肉、栗、藿之类。

"肾色黑，宜食辛。黄黍、鸡肉、桃、葱皆辛。"

皮肤发黑的人，是肾气外泄。可利用金生水的方法，多吃些辛（辣）味食物来生肾水，并宣散外泄的水气，如黄黍、鸡肉、桃、葱之类。

值得注意的是，中医讲究"食药同源"。凡能吃的东西都是原生态食材。食材味过偏胜则有害"味厚则泄，薄则通。气薄则发泄，厚则发热"。因此，食养选择都应在五谷、五果、五畜、五菜之中去选取，因为这些食材总体上性味平和而略有偏味（味薄）。而味厚过偏的食材如黄连（苦），酸枣、乌梅（酸），甘草、人参（甘），桂枝、麻黄（辛），石羔（咸）在中医药中都归类在"毒药"之中，"毒药攻邪"主要用于对疾病的调治，非有特殊情况一般不在食养中选用。

第四，谨和五味，偏宜适度

辛、酸、甘、苦、咸，各有所利，或散，或收，或缓，或急，或坚，或软。四时五脏，各有所宜，而有节度。食物偏嗜无节，厚味过度必生病苦。

《黄帝内经·素问·五味论》指出："五味入于口也，各有所走，各有所病。"

"酸走筋，多食之，令人癃"；

酸性气涩以收，阴器为积筋之所终，膀胱之胞薄以懦，得酸则缩绻，约而不通，水道不行，故癃。癃即小便不利。

"咸走血，多食之，令人渴"；

咸入于胃，其气上走中焦，血脉者，中焦之道，故咸入而走血注于脉，血与咸相得，则凝，凝则胃中汁注之，注之则胃中竭，竭则咽路焦，故舌本干而善渴。

"辛走气，多食之，令人洞心"；

辛入于胃，其气走于上焦，上焦受气而营诸阳，姜韭之气熏之，辛与气俱行，故辛入而与汗俱出，汗为心之液，营卫之气，不时受之，久留心下，故洞心。洞心即心气亏乏。

"苦走骨，多食之，令人变呕"；

五谷之气，皆不能胜苦，苦入下脘，三焦之道，皆闭而不通，故变呕。

"甘走肉，多食之，令人挽心"。

甘入于胃，其气弱小，而与谷留于胃中，令人柔润，胃柔则缓，缓则虫动，虫动则令人挽心。挽心即烦闷。

所以，吃东西不能有偏好，什么都要按节度服食，更不能一个秘方吃到底。

因此《黄帝内经·素问·生气通天论》曰：

"阴之所生，本在五味；阴之五宫，伤在五味。是故味过于酸，肝气以津，脾气乃绝；味过于咸，大骨气劳，短肌，心气抑；味过于甘，心气喘满，色黑，肾气不衡；味过于苦，脾气不濡，胃气乃厚；味过于辛，筋脉沮弛，精神乃央；是故谨和五味，骨正筋柔，气血以流，腠理以密，如是则骨气以精。谨道如法，长有天命。"

8. 七损八益之养

《黄帝内经·素问·阴阳应象大论》曰："能知七损八益，则二者可调，不知用此，则早衰之节也。"可见，"七损八益"作为养生原则事关重要。

然而《黄帝内经》所指"七损八益"没具体直解，因此给后世留下了许多的争议。尤其是在长沙马王堆古墓出土的帛书竹简《天下至道谈》中，记录了房中术"七损八益"的具体内容后，"七损八益"作为房中术，便成为流行的认识。

《天下至道谈》中所提到的"七损"，具体是指"一曰闭，二曰泄，三曰渴（竭），四曰弗（勿），五曰烦，六曰绝，七曰费"。"八益"具体指："一曰治气，二曰致沫，三曰智（知）时，四曰畜气，五曰和沫，六曰窃气，七曰寺（待）赢，八曰定顷（倾）。"这些内容在房中术研究中仍有现实意义，本文不作专论，因并非《黄帝内经》之本义。

"七损八益"这句话在《黄帝内经·阴阳应象大论》中出现，讲的是阴阳之道，讲的是生命法则。在数理上"七"是奇数，为"阳"，"八"是偶数，为"阴"，七、八之数用在这里是为了"审其阴阳，以别柔刚"，作为"阴阳"的代名词而并非数量词。所以，不是非要去弄个七种方、八种法的，而是要求从阴阳的道理中去寻求养生、治病的法则。因为"阴阳者，天地之道也，万物之纲纪，变化之父母，生杀之本始，神明之府也""自古通天者，生之本，本于阴阳""治病必求于本"。

那么人体阴阳的基本关系如何呢？《黄帝内经》说了："阴静阳燥，阳生阴长，阳杀阴藏，阳化气，阴成形……阳为气，阴为味……重阴必阳，重阳必阴……阴在内，阳之守也，阳在外，阴之使也……"

何为阳气呢？《黄帝内经》说了："阳气者，精则养神，柔则养筋。"即是说，阳气是表现在外的精神风貌和形体骨正筋柔，肢体矫健敏捷，这些表现代表了生命的活力。简言之，阳气就是生命的活力。

阳气有什么重要呢？《黄帝内经》说了："凡阴阳之要，阳密乃固，两者不和，若春无秋，若冬无夏。因而和之，是谓圣度。""阳强不能密，阴气乃绝。阴平阳秘，精神乃治；阴阳离决，精气乃绝。"所以，养生除了注意生活起居和食物节度外，最重要的就是固密阳气。

那么如何才能固密阳气呢？《黄帝内经》说了："苍天之气，清静则志意治，顺之则阳气固，虽有贼邪，弗能害也，此因时之序"。就是说要顺应四时五行之气，保持精神心理意识上的清静恬澹状态，就可以基本上让阳气保持密固的状态，那么，人的阳气就可以正常去抗御外邪的侵害。所以，"故圣人传精神，服天气而通神明。失之则内闭九窍，外壅肌肉，卫气解散，此谓自伤，气之削也"。

以上我们讨论了如何固密阳气。另外一方面，阳气除了要固密外还不能过度消耗。《黄帝内经》说了："阳气者，若天与日，失其所，则折寿而不彰。"阳气就像地球生命必须依赖的太阳一样，一旦人丧失了阳气，就一定会折寿，即使勉强活着，也不会有生命质量。

那么，哪些方面的问题容易损伤阳气呢？

第一方面是情绪问题。《黄帝内经》说了："故喜怒伤气，寒暑伤形。暴怒伤阴，暴喜伤阳。厥气上行，满脉去形。喜怒不节，寒暑过度，生乃不固""阳气者，大怒则形气绝而血菀于上，使人薄厥。"过怒、暴喜会伤人阳气，如果再加上不注意顺应四时五行之气，生命就会出现问题。

第二方面是过度耗损阳气。《黄帝内经》说了："阳气者，烦劳则张，精绝，辟积于夏，使人煎厥"。过度耗损阳气会导致"精绝"，精绝而神灭，得神者昌，失神者亡，人就会因过劳而死。所以，阳气是不能过度地使用的。

那么应该如何来应用阳气呢？《黄帝内经》说了："壮火之气衰，少火之气壮。壮火食气，气食少火。壮火散气，少火生气。""知之则强，不知则老，故同出而名异耳。智者察同，愚者察异，愚者不足，智者有余，有余而耳目聪明，身体强健，老者复壮，壮者益治。"

所谓"壮火"就是火烧得太大，比喻阳气损耗太多，阳气消耗必耗阴精，于是就没有更多的阴精来化生阳气，生命活力就会逐渐衰败，所以"壮火之气衰"。

所谓"少火"指恰到好处的火，不大不小，刚好合适，够用就行。这样，阴精足够源源不断地供给阳气的正常需要，让阳气始终保持正常维持生命活力的状态，所以"少火之气壮"。

因此，"阳气者，烦劳则张，精绝"，"壮火"会过度耗散精气（壮火食气，壮火散气）。而"少火"则可以化生精气，不断供给阳气，以正常维系生命活力。只有减少阳气的消耗（七损），保证精气始终处于充沛平衡的状态（八益），才能让生命活力得以正常维系，让人享受健康长寿。

所以《黄帝内经》说："是以圣人为无为之事，乐恬憺之能，从欲快志于虚无之守，故寿命无穷，与天地终，此圣人之治身也。"

9. 通天之养

如果说"七损八益"之养，其目的主要是为了固护阳气，主要的方法是调控情绪和减少消耗，而具体的做法则是"为无为之事，乐恬澹之能，从欲快志于虚无之守"，做到"志闲而少欲，心安而不惧，形劳而不倦……各从其欲，皆得所愿……美其食，任其服，乐其俗，高下不相慕……嗜欲不能劳其目，淫邪不能惑其心，愚智贤不肖，不惧于物……"

总体上讲，就是树立一个正确的生命观、生活观、价值观的问题，即所谓的"正念、正心、安心"。

"为无为之事""虚无之守""志闲、少欲"都是针对人意识层次的，指的是人的意识心理对维护健康应具备的基本态度。这种态度和行为是为了淡化意识的活动，祛除思想意识中非分之念，降低意识活动对元神自主能力的干扰，让潜意识正常地工作。

因为只有潜意识工作正常，才能够实现人与大自然的良性互动，源源不断从大自然获得再生性资源，获得智慧，获得无限的潜在能力，同时也获得健康。

而它的潜台词是《易经》所谓的"天行健，君子以自强不息"。自强不息就是要不断进取，不断有所作为，这样才符合天之"生生"大德。实现《黄帝内经》所谓"故圣人传精神，服天气而通神明"的要旨。到了这种境界，人就可以获得"各从其欲，皆得所愿"心想事成的成就能力。这也是中国文化"无为而治"的真正意义，其目的是为了无为而无所不为，实现真正的有为。

同时，恬澹虚无，积精全神，正念、正心、安心能减少阳气无谓的消耗，更多提供"生生"的能量。另一方面，通过正念、正心、安心淡化意识活动，达到德全不危，实现"真气从之"的人与"元整体"统一的生命状态，进一步实现寿敝天地的养生目的。

美国的心理学家将中医学的这些原创思想，结合佛教禅宗冥想禅修之法，从脑科学的方面进行了大量有价值的科学研究，创造了"正念减压"的心理治疗和康复疗法。这个方法现在成了世界心理学界热门课题，全球建立了几百个正念康复中心，"正念禅修"正式进入了科学殿堂。

10. 明心见性

可见，养生最基本也是最重要的环节是保障潜意识（元神）自主工作优先，其根本的原则即是"正念""正心"与"安心"。只有做到正念、正心、安心，才能展现"元整体"中人生命的原本形态、天性和过程，即所谓"明心见性"。

而实际上，人最难克服的就是意识中的"自我"。这个自我总是以控制性优势占据着个人的心灵，并时时处处与元神主导的"本我"争夺生命价值。

因此，要实现养生目的，最根本的是做到"忘我"，忘我即忘掉意识中的"自我"，让意识中的自我归零。"忘我"即"正念、收心"，收敛"自我"贪妄的野性，复归于虚静、恬淡、寂寞、无为万物之本性，即老子所谓"致虚极，守静笃"的意识无为心理状态。

《黄帝内经》提出的"志闲而少欲……美其食，任其服，乐其俗，高下不相慕……嗜欲不能劳其目，淫邪不能惑其心，愚智贤不肖，不惧于物……"给我们指出了"正念收心，忘我"，意识归零的总体方向。而庄老之学则是有所发挥，明确了"正念收心"要做的一些个人修为内容。

庄子在《庚桑楚》篇中指出：

贵、富、显、严、名、利六者，容易扰乱人的意志；

容、动、色、理、气、意六者，容易束缚人的心灵；

恶、欲、喜、怒、哀、乐六者，容易影响人的品德；

去、就、取、予、知、能六者，容易阻塞人的大道。

即是说要把人意识心理中这"四六"克服掉，收掉。庄子指出："此四六者不荡、胸中则正，正则静，静则明，明则虚，虚则无为而不为也。"

庄子在《天地》篇中还指出："五色乱目，五声乱耳，五臭熏鼻，五味浊口，五曰取舍得失迷乱心窍，此五者，皆生之害也。"只有克服掉"四六""五害"，才能达到真正"忘我"的境界。

"四六""五害"归纳起来无外"食、色、名、利"四个字，这是意识中的"自我"追逐的主要东西。食色男女，人人都在为此而奋斗终生，好像离开了这些，人活一辈子就没有了意义，生活会没有动力。因此，叫谁丢，都很困难。但从养生的角度，从发挥个人成就能力的角度，不丢这些，就会让人陷入无尽的烦恼，陷入难于满足的苦海，并且会极大限制元神能力的发挥，根本无健康长寿和成就可言。

只有丢掉食、色、名、利等执着索取的欲望，心灵才能清静无浊，"静则无为，无为则俞俞（心地坦荡，愉悦自在），俞俞者忧患不能处，年寿长矣"。

丢掉了食、色、名、利索取的欲望，正念收心，全然存在，做你该做的事，为你所为之能，自强不息，行动循乎自然，不为得失所怨，于进取和成就中去享受仁智"本我"的大自由、大自在之本性。这即是一种"养心"的境界。

所以，庄子在《刻意》篇中指出，纯粹而不混杂，虚静纯一而不变动，恬淡无为，行动循乎自然，这才是明心见性的养生准则。

11. 含德之厚

正念、正心、安心、收心、养心是一个人为制造意识心理态度的过程。人为制造这种态度质量的好坏及隐固性则完全取决于个人自身的觉悟，即对生命的觉悟，对"我是谁？我从哪里来？又到哪里去？我来干什么"的觉悟。

这种觉悟，可以过通过对生命观、人生观、价值观的渐悟或是顿悟来实现，也可以通过角色扮演的方式来实现，即在还没悟透之前，还没想通之前，像演戏一样即兴采用"致虚极，守静笃"的意识心理态度，并时时保持和酝酿这种心态。

这往往是一念之差的事，即佛家所言，"放下屠刀，立地成佛""苦海无边，回头是岸"之意。

角色扮演是一个非常便捷的方法，它符合潜意识的法则，只要我们经常以这种伪装的态度来对潜意识不断进行暗示，潜意识就会自觉接受并转变为你的观念和行为。这是有科学根据的，现代西方正念禅修的科学研究证明，坚持正念的修习（相当于角色扮演），可以让大脑神经链形成新的联结，让脑策略发生根本的改变。只要这种观念和行为成为习惯，它就会固着下来，支配个人的潜在能力。在这种习惯下，慢慢地，或许你就会有可能悟透人生的真谛。

那么，达到"致虚极，守静笃"是一种什么样的体验？又以什么为目标参照呢？要回答这个问题，我们还是用老子的话来解读，那就是"含德之厚"，即是说人的精神生理世界到达这种境界就会体现出道德涵养浑厚的势态。这种势态便是我们追求的养生目标。那么，这种势态具体又是什么样子的呢？

老子《道德经》第五十五章说：

> "含德之厚，比于赤子。毒虫不螫，猛兽不据，攫鸟不搏。骨弱筋柔而握固，未知牝牡之合而朘作，精之至也。终日号而不嗄，和之至也。知和曰常，知常曰明，益生曰祥，心使气曰强。物壮则老，是谓不道，不道早已。"

这段话的意思是说，道德涵养浑厚的人，就好比初生的婴孩。婴孩是原生态人的生命形态，完全是元神主事，没有意识形态的干扰，而且生理上完全依赖先天留给的生机能力，纯洁无瑕，活力无限，称为"赤子"。毒虫不螫他，猛兽不伤害他，凶恶的鸟不搏击他。他的筋骨柔弱，但拳头却握得很牢固。他虽然不知道男女交合之事，但他的小生殖器却勃然举起，这是因为精气充沛的缘故。他整天啼哭，但嗓子却不会沙哑，这是因为和气纯厚的缘故。

我们应该知道原生态的人就应像婴孩时期冲气为和的状态，这是起码的常识（知和曰常）。了解到了成年后的人与婴孩原生态人的真正区别就是真正明白的人（知常曰明）。要想养生长寿就必须保持和顺乎赤子的心态（益生曰祥）。所以，人长成后往往意识欲念主使，过度耗气伤精（心使气曰强）。事物总是向其反面发展，逞强贪生、纵欲过度便会过早地衰老（物壮则老），因为这不合于"常道"，不遵守常道就会很快地死亡。

这段话中，"精之至"形容精神充实饱满的状态，"和之至"是形容心灵凝聚精气和谐的状态。"初生牛犊不怕虎"，是因为他们心境中根本就没有"虎"。意识中的知、意、行活动没有了，他们只有本能的冲动，只有"快乐"。

返回到婴儿般的纯真柔和，外界的一切干扰都不存在了。"元神（潜意识）"的本质与本性就得以自然体现了，这正是中国古代养生家要求的最高境界。

所以老子又言："修之于身，其德乃真；修之于家，其德乃余；修之于乡，其德乃长；修之于国，其德乃丰；修之于天下，其德乃普。"

中国自古"医道合一"，但中医重"生"，关心的是情志对后天生理的影响；而"道"家偏重于"命"，关心是先天对于后天的主导。在东方，正是"医道合一"才使中华医道的内涵如此博大精深。

12. 治极于一，标本乃得

关于中医主张的养生，我们讨论了生活养生、顺逆养生、食饮养生、四时五行养生、损益养生和通天养生等几个方面。这些方面不是孤立的，而是相互关联与配合的，它涉及养生的方方面面。《黄帝内经·素问·至真要大论》曰："知其要者，一言而终，不知其要，流散无穷。"因此，我们只能抓纲带目，抓住最主要的配合其他的，把中医的养生方略纳入系统中去统一安排，才不会顾此失彼、无所适从。

那么，什么是最主要的？什么是纲呢？

中医以病为标，人为本；形为标，神为本。故《黄帝内经·素问·灵兰秘典论》告诫曰："心者，君主之官也，神明出焉……故主明则下安，以此养生则寿，殁世不殆，以为天下则大昌。主不明则十二官危，使道闭塞而不通，形乃大伤，以此养生则殃，以为天下者，其宗大危，戒之戒之。"可见，"养心"应放在养生的主导地位，养心——通天之养才是养生的关键和根本。如果忽略了这个根本就会"逆从到行，标本不得，亡神失国"。

所以，《黄帝内经》说："夫上古圣人之教下也，皆谓之虚邪贼风，避之有时，恬澹虚无，真气从之，精神内守，病安从来？"即是说，除了注意生活环境因素外，更重要的是心态恬怡虚静，精神执中守一。如此，人的真气就能正常有序地输布运行。人体自身的自律、自稳、自调、自控、自生、自化与自和的生命自治"本质"与"本性"就能正常体现。疾病就不会发生。

"一"又是什么？前面我们讨论了"恬淡虚无，执中守一，真气从之"之通天之养生法。"一"就是"道一元整体"，就是"生物共同体"。

"道生一，一生二，二生三，三生万物。"一者本也，因者所因也。在人这个本就是"元神（潜意识）"。"治极于一"养生的根本大法就是在元神的主导下，保持人之生命与"元整体"的统一与和谐。

所以老子说："天得一以清，地得一以宁，神得一以灵，谷得一以盈，万物得一以生，侯王得一以为天下贞。"孔子曰："吾道一以贯之。"释氏曰："万法归一。"庄子曰："通于一而万事毕。"邵子曰："天向一中分造化。"

治之极于一，其道皆同。故人能得一，则宇宙在乎手，人能知一，则万化归乎心。得其所因，又何所而不得哉。

13. 养生修为

我们知道"通天之养"是保证人的生命在元神主导下与"元整体"统一与和谐，这种生命境界的参照就是婴孩——赤子之心。当人成长进入社会后，赤子之心被世俗意识所替代。从此，元神的工作不断遭受"识神（意识心理）"的干扰，元神的能力极大地削弱。因此，人要回归于赤子之心，就有一个人为创造的过程。这个过程总是企图采用一些淡化意识的方法，使人心归于元神主导生命的状态。中国文化和民俗习惯把这个过程概称为"修道"。

于是，有史以来"修道"一词被中国神话故事所误导，让人们把它和"神仙之术"联系到了一起。一提"修道"便让人产生两大错觉：一是凡人成仙不可能，太玄！二是仙人出世拯救凡人真有可能。于是，一些人便把自己的命运托付给鬼神、高人、异人，致使古往今来旁门左道层出不穷，邪教泛滥，求仙问佛，怪力乱神之事不断。人们并没觉悟到自己才是命运的真正主人。

"人之初，性本善。性相近，习相远。苟不教，性乃迁。"人之为人，全在于教化。因此，人们对养生之道的掌握和运用，先决条件是正确的健康引导和健康教育。

真正的教育是值得我们去投资的那种教育，它可以发挥我们的智慧，启发我们的觉悟。一个人所受教育的好坏，是以他对思考的有效运用程度来衡量的。因此可以说，任何足以改善思考能力的事情都是教育。

倡导养生本身就是一个教育学习的过程、修为的过程。这个过程在于规范和提升人们的思考能力，提高人们对思考的有效运用程度、认知能力、觉悟程度，同时也会不断开发人的智慧，最大发挥个人的潜能。

所以，在中国文化中，往往把教育、自我修养和健康联系在一起，所谓"修身、齐家、治国、平天下"。这是中国文化的特色。修为不单是为了健康长寿，为了苟活一世，而是为了健健康康地成就事业，造福人类。

中医"养生"是以身体健康为"体"，智慧、能力发挥为"用"，是体用统一的学问。这种统一只在于"一"，那就是"道"，即让健康、心智、能力发挥统一在符合于"道德"之上，所谓"同天而合道，执一而养产万类……"这正是"养生学"的主流。其他的所谓"神仙不老术""仙术""魔法"均属旁门左道，不在此列。

因此，"养生修为"是一个自知到自觉的行为过程。自古"魔道不两立"，一个人的思想阵地，不从道，便生魔，正念不济，邪念更生，世界上没有空白思想的人。

每个人每一天都在不自觉地接受形形色色的文化感染，都在接受教育，接受暗示，并且按照个人乐于接受的内容不断地形成自己的思想和行为习惯，最后形成自己的"思想定势"、潜在能力，最终让人成为自己思想的仆人。

成功是一种习惯，失败也是一种习惯；进取是习惯，懒惰也是习惯；遇事总找借口是习惯，不找任何借口也是习惯；正面的、积极向上的、符合于道的思想行为是习惯，离经叛道也是习惯；健康自然也是一种习惯。"养生修为"就是造就一个人正面的，积极向上的、符合于道德的思想行为习惯。因为，这种行为习惯有利于健康长寿。

14. 仁、智之修

所以，仁、智之修才是养生一切修为的主线。通过修为而达到健康长寿，算是顺理成章的一个副产品。因此，"修为"就是修仁、修智、修有为、修济世、修健康。

综观古今有关修为大法之精义，我们可以把"养生修为"分为三大部分，即德修、行修、为修（修持）。其中，鉴别厚非的关键和分水岭就是"为修"。只有三修合一，才是仁智之修。因为，为修而修，离世之修，不为社会所用，不为人类造福，就不合于道。修为人生就不具备任何价值，且易步入歧途。

三修合一，是中国修为文化的主流，也是中医养生学最终极的目标。

这一点，我们可以从鬼谷子《修为经·本经阴符七篇》得到解答。

战国时期的鬼谷子先生不但是春秋战国时代的纵横家宗师，更是继老子之后道家修为文化的宗师。

他所著《修为经·本经阴符七篇》是修为养生应世的专著。他在老子《道德经》基础上更细、更形象、更具体地阐述了修为七法，具有可操作性特征。围绕"德修、行修"首先创立了"气养、心养、神养、德养、道养"的五养学说和"为修"应世"七势"学说，为中国修为学建立了核心体系，具有现实和深远的研究意义和应用价值。

值得肯定的是，鬼谷子对"潜意识（神）"的研究、阐述和应用，可说是达到了炉火纯青的地步，比起西方文化对潜意识的确定和掌握早了2500多年。

本书附录有《修为经·本经阴符七篇》原文及注释，供养生者参考。

15. 养浩然之气

已知，通天之养重在修仁、修智，聚精会神，淳德全道。这实际就是培育一种人生态度、一种操守、一种德行。让这种态度、操守与德行成为一种习惯，融化在我们的思想行为之中，运用在贡献社会、造福人类的实践之中，这便是天道生生之德于人的再现。展现的是人与天合道，脱离了世俗低级趣味的仁智者风范。

始终持守这样的风范，并把意识心理态度调整到忘我无形、无大无细、无内无外、至大至刚的状态，使之逐渐成为习惯，再加上注意四时、五行、五味（营养）、阴阳（环境）顺逆之养，人自然益寿而命强。这便是养生的不二法门、养生者的最高境界。

所以《黄帝内经·素问·上古天真论》曰："有至人者，淳德全道，和于阴阳，调于四时，去世离俗，积精全神，游行天地之间，视听八远之外，此盖益其寿命而强者也，亦归于真人。"养生文化中无论有多少派别，多少方法，其最终都是为了实现以上目标。

以上的文字表述，不但是对养生目标的描述，也是对养生方法的概括。万法归宗，法无定法。具有复杂程序、步骤要求的方法不一定都是好方法，简捷的描述也未必不是好方法。其关键在于个人的领悟，在于个人思考的有效程度。

我们注意到，对养生方法最简捷的描述，莫过于孟子"养吾浩然之气"。孟子的这句话，把养生的问题全说清楚了。大家可以结合我们前面所讨论的养生法理去领悟孟子的这段话并实行之，则养生之道可为也。

（公孙丑）问曰："敢问夫子恶乎长？"

（孟子）曰："我知言，我善养吾浩然之气。"

（公孙丑）"敢问何谓浩然之气？"

（孟子）曰："难言也。其为气也，至大至刚，以直养而无害，则塞于天地之间。其为气也，配义与道，无是，馁也。是集义所生者，非义袭而取之也，行有不慊于心，则馁矣。我故曰，告子未尝知义，以其外之也。必有事焉，而勿正，心勿忘，勿助长也。无若宋人然。宋人有悯其苗之不长而揠之者，茫茫然归。谓其人曰：'今日病矣，予助苗长矣。'其子趋而往视之，苗则槁矣。天下之不助苗长者寡矣。以为无益而舍之者，不耘苗者也；助之长者，揠苗者也。非徒无益，而又害之。"

解释如下：

公孙丑问孟子："请问先生擅长哪些方面？"

孟子说："我善于理解别人言辞背后的真实意义，我善于培育持养浩然之气。"

公孙丑又问："什么叫浩然之气呢？"

孟子说："浩然之气很难用言语把它说清楚。这么说吧，浩然之气是天地间宏大无际、刚毅无比的一种能力存在形态。如果你去呵护它，拓展它，利用它，没有任何害处，因为它本来就是充塞天地的一种实在。浩然之气作为一种天地原本存在的能力形态，它履行的是天地生生大德的道义。人如果不合于天地原本的道义，浩然之气就会离人而去，人将体验到无力和衰败。所以，人养浩然之气，要在内心里不断培育符合于天地道义的思想行为习惯，而不是通过偶然一两次符合天地道义的行为就能养育而成的。如果符合于天地道义的思想行为不成为一个人的习惯，不能成为一个人的本能，只要行为有悖于天地之道义，浩然之气便不能为我所用，就像不存在一样。所以我说，告子不懂得什么是天地之道义，以为道义是心外之物。其实，道义之心要在内心培育，通过不断积累成为习惯生于自然，不可像宋人那样拔苗助长。

大家去理解和领悟孟子的这段话吧，或许你就会知道何为养生了。

16. 中医养生综述

养生的说法五花八门，笔者仅从中医的角度总结出了自己的观点，概括起来可为：仁智之修、浩然气之养、生活养生、营养养生、导引吐纳几个部分，而着重在仁智之修、浩然气之养。

仁智之修即如孔子"若夫智士仁人，将身有节，动静以义，喜怒以时，无害其性，虽得寿焉，不亦可乎"之义。

浩然气之养即如《黄帝内经》"恬澹虚无，真气从之，精神内守，病安从来"和张三丰"顺为凡，逆为仙，只在中间颠倒颠"之义。

生活养生即如《黄帝内经》"虚邪贼风，避之有时""七损八益""其知道者，法于阴阳，和于术数，食饮有节，起居有常，不妄作劳，故能形与神俱，而尽终其天年，度百岁乃去""从阴阳则生，逆之则死；从之则治，逆之则乱"之义。

营养养生即如《黄帝内经》"五谷为食，五果为助，五畜为益，五菜为充。气味合而服之""合人形以法四时五行而治"之义。

导引吐纳即如《黄帝内经》"提挈天地，把握阴阳，呼吸精气，独立守神，肌肉若一"和庄子"吹嘘呼吸，吐故纳新，熊经鸟申，为寿而已矣；此导引之士，养形之人，彭祖寿考者之所好也"之义。

中医的这些养生原则和方法都是一个有机的整体，相互关联，触一发而动全身，缺一不可，不是仅只注意到某一方面就能实现养生目的。但这些原则和方法，就其起主导作用的还是在于"心"，在于意识上的认知和所持有的自觉态度。

意识上的认知即是"知其道"，认知"道一元"的元整体观和人在"道一元"元整体中的身份与地位，认知"道一元"元整体的自然法则和人如何去体现自然法则。

"知其道"才能"明其心"，"明其心"才能通天"见性"，"明心见性"才能"正念、正心、安心、收心"，树立起正确的生命观、人生观、价值观，我们思想上"明心见性"即是"觉悟"。

如此我们才能自觉地以仁智之修培育我们的德行，以养浩然之气培育我们潜意识主导生命与智慧的习惯，以生活之养培育我们身体适应环境的能力，以营养之养补给生命合理的物质，调整精气的偏差；以导引吐纳养心敛神，吐故纳新，蹻健养形。所以，养生起主导作用的是"明心见性"，是对于生命的"觉悟"。有了觉悟，才能自觉的践行养生之术，实现真正的养生益寿目的。

因此《黄帝内经》说"治极于一，标本乃得"，"逆从到行，标本不得，亡神失国"。又说"心者君主之官也……故主明则下安，以此养生则寿，殁世不殆，以为天下则大昌。主不明则十二官危，使道闭塞而不通，形乃大伤，以此养生则殃，以为天下者，其宗大危，戒之戒之"。

后　记

　　《找回中医的另一半》是一部尝试释放传统中医原创思维、自由探索中医理论的创新之作。笔者把心里想说的话以文字的方式记录下来，提供立志传承中医的学子们参考，也提供珍惜生命、养生修为的人士借鉴与点评。

　　当今中国，是一个释放民族文化原创能量、大众创业、万众创新、富民强国的历史时期。华夏民族有五千年文化沉淀，炎黄子孙的智慧并不低于世界任何种族。然而，正如"李约瑟难题"所言，"为什么近代科学只在欧洲文明中发展，而未在中国（或印度）文明中成长？"这是一个值得所有中国人反思的问题。

　　近两百年来，中国科技创新如此，中医学的发展也是如此。追根溯源，不难发现，两百年来，"师夷长技以制夷"的科技发展观念带给近代国人民族自信缺失和传统文化原创自我否定与封存，足以解答"李约瑟难题"。

　　传统中医这另一半其核心价值是敬畏大自然能力，承认大自然赐予人体自身的疗愈能力以及如何培育人体适应自然、充分发挥和调度自身具备的智慧和生命自治能力，同时肯定了健康永远掌握在人们自己手里。

　　然而，在现代科技带给人们强烈倚赖外求的强大负面作用冲击下，人们习惯于把中医另一半那些内容扣上"唯心主义"甚至"封建迷信"的帽子。原本自信缺失的国人和中医学人，自然难免惹火烧身。拿来主义、实用主义不但实际，而且比起"唯心主义""封建迷信"帽子还更省心、省力，也难怪中医这一半很少有人涉及。

现代中医大家邓铁涛先生说："亡掉文化比亡国还惨。"如果没有中医原创"道一元"宇宙整体观，哪有中医"人天合一"模型，更没有中医"心身统一"模型。正是"人天合一""心身统一"模型，才解释了许多单从科学定义的物质世界难于解释甚至不可解释的医学奇迹。而且，我们哪还能从几千年后科学自身定义的生命起源、宇宙发生理论中看到中医"元整体"观的踪迹！

人类文明史上的原创思维往往对于科学进步起着先导作用。中医原创思维的解封与能量释放必将对人类 21 世纪医学创新发展起到不可估量的作用。中国人应从这里找回民族的自信。

须知，随着"系统生物学"概念的愈趋清晰。20 世纪 90 年代初，西方兴起的"功能医学"被认为是以"人"而非"病"为中心，从"整体"评估着手，而非"切割式"专科处理的"全人观念"医学模式。其中几乎所有所谓新理论、新观念，不过只是中医药学传统理论观念的再现与拓展。

医学是用生命与健康来验证真理的科学，中医学几千年的发展史尤其如此。中医另一半理所当然应还原它本来的面目，让它释放原创能量，与时俱进，引领人类医学不断创新。

附录：鬼谷子《修为经·本经阴符七篇》白话解

　　鬼谷子，战国时代"诸子百家"之一，卫国人，是战国时代卓有成就的教育家。他既怀政治家三略六韬，又擅长外交纵横之术，更兼阴阳家宗祖衣钵和预言家江湖神算，世人称之为奇才、全才，纵横家的鼻祖。他所著《鬼谷子》为千古奇书。其中《修为经·本经阴符七篇》主论养神蓄锐之道，前三篇说明如何充实意志，涵养精神，增强个人魅力，后四篇讨论如何将内在的精神运用于外，以心神内酝的神韵去处理外在的事物。

　　《修为经·本经阴符七篇》可作为我们养生修为的参考。它告诉我们如何培养正确的思想方法和工作方法。如何运用我们的智慧和才干果断应对及处理日常生活事件，是启发我们仁智之修、养生修为的很具现实意义的精神心理运用技术。

　　由于笔者水平有限，白话部分主要从"义"解，非一字一句之解，读者可以将原文与解释部分前后参照，深入理解其本来意义。

第一篇　盛神法五龙

原文：

盛神法五龙

盛神中有五气，神为之长，心为之舍，德为之大，养神之所，归诸道。

道者，天地之始，一其纪也。物之所造，天之所生，包宏无形化气，先天地而成，莫见其形，莫知其名，谓之神灵。故道者，神明之源，一其化端。是以德养五气。

心能得一，乃有其术。术者，心气之道所由舍者，神乃为之使。

九窍、十二舍者，气之门户，心之总摄也。

生受之天，谓之真人。真人者，与天为一。而知之者，内修炼而知之，谓之圣人。圣人者，以类知之。

故人与生一，出于化物。知类在窍，有所疑惑，通于心术，心无其术，必有不通。

其通也，五气得养，务在舍神，此之谓化。

化有五气者，志也、思也、神也、德也，神其一长也。

静和者养气，养气得其和，四者不衰，四边威势无不为。

存而舍之，是谓神化归于身，谓之真人。真人者，同天而合道，执一而养产万类，怀天心，施德养，无为以包志虑思意而行威势者也。

士者通达之，神盛乃能养志。

释义：

要使人的精神气质有震慑力和影响力，就要模仿效法五行的龙威。

精神气质包含神、魂、魄、意、志五种体现精神形态的元素。五种精神形态元素中"神（元神）"居首位，起主导作用；"心意（意识）"是引领五种精神形态元素出入的舍所；天之"生生"大德大于一切，养神之所以要求回归于"道"，就是为了与天合德。

"道"是天地之祖始，一元而造化万物。它无形，无名，宏博无际，无所不在，是在天地未形成时就已存在亘古不变的造化法则。虽无形而造化无穷，可谓神而且灵。因此"道"是一切造化神机的源泉，一元而造化万类的开端。所以养神回归于"道"，便能与天合德，生生不息，从而滋养精神气质之神、魂、魄、意、志的形态展现。

人的"心意"能认识到"道一元"的实在，就会明白如何去开发修养精神回归于道的心意技术。什么技术都是人的心意生成创造的，都是为了规范意识行径的通道，给予意识的归宿，而神（元神）只是内外沟通的使者。

眼、耳、口、鼻、二阴为人体九窍，眼、耳、鼻、舌、身（人之感官），色、声、味、触（感官所及），意、事（感知而行）为十二舍，是人心理意识活动出入的门户，都由心理意识所支配与管缚。

最理想的人是应天而生，与天合一纯真的人，我们把这样的人称"真人"，但往往"知其道者"都是通过自我修为而悟道的。这样的人已经很伟大了，我们称之为圣人。圣人善于以象类物而知"道"。

人与万物都是"道一元"所化生，并依靠感官与意识活动与环境沟通。对感知的事物判断是否准确，完全决定个人主观经验和运用意识的方法（心术）。如果自己不明白道理，又没有成熟的经验和鉴别能力，思想方法又不恰当，人的感知与实际事物之间必然会出现阻隔和偏差。

如果"知道"而又明"道理"，同时能客观正确对待个人主观经验，善用心理意识调节技术，凸显潜意识工作能力，则体现精神气质的五种精神形态元素，便会得到滋养并得以变化无穷地展现。

体现精神气质五种精神形态元素的展现，主要在人的意志、思想、精神、道德、行为五个方面，而精神是最主要的。精神主导人的意志、思想、道德、行为。

精神安静祥和，始终凸显潜意识的自主工作能力，意志、思想、道德、行为才能得以充分彰显，生命将表现出不可抗拒的影响力。

将这种精神安静祥和，凸显潜意识自主工作能力形成思想习惯，就能如同理想中的真人一样，与大自然造化法则高度统一而化生无穷。这种精神状态明显的特征是人心理意识中存在的志趣，忧虑、杂念、私欲淡化无为，完全任由纯真生命活力再现。

人们能达到这种境界，就会培育出符合天德的意志力与大智慧。

第二篇　养志法灵龟

原文：

养志法灵龟

养志者，心气之思不达也，有所欲，志存而思之。

志者，欲之使也。欲多则心散，心散则志衰，志衰则思不达也。

故心气一则欲不偟，欲不偟则志意不衰，志意不衰则思理达矣。理达则和通，和通则乱气不烦于胸中。

故内以养志，外以知人。养志则心通矣，知人则分职明矣。

将欲用之于人，必先知其养气志。知人气盛衰，而养其气志，察其所安，以知其所能。

志不养，心气不固。心气不固，则思虑不达。思虑不达，则志意不实。志意不实，则应对不猛。应对不猛，则失志而心气虚。志失而心气虚，则丧其神矣。

神丧，则仿佛。仿佛，则参会不一。

养志之始，务在安己。己安，则志意实坚。志意实坚，则威势不分。

神明常固守，乃能分之。

释义：

培养人的意志力要仿效灵龟安定若一。

正在培养意志力的人，如不随心愿，意志总是漂移不定，一定是欲

355

望太过，虽想让自己意志力稳定，但总是思绪不断，清静不下来。培养意志力本来就是人的一种愿望，它需要我们用意志力去支持。然而太多杂乱欲望掺和进来，反而会导致心理意识涣散。心理意识涣散，则我们用来培育意志力的那点意志力就会被冲淡而丧失心理上的动力。心理上没了动力，自然我们思想上培养意志力的想法就不会实现。

所以培养人的意志力要求我们思想专一。因为只有思想上专一，杂乱欲望才不会恣纵泛滥，如此我们思想中培养意志力的愿望和决心才不会动摇。愿望与决心持恒稳定，则我们的思想才能畅达无碍。思想畅达无碍，心意才能淡定和顺。心意淡定和顺，心中就不会烦乱。

所以要求我们每个人在内心要自觉培养意志力，对外要培养我们知人善任的社会能力。因为有了持恒的意志力，才能准确把握住生活的方向，思想意识才能通达。有了识人的能力才能摆正彼此的身份，知道何有所为，何有所不为。

如果想要别人接受我们自己的想法，必须先要了解别人的修养、气质、志趣，同时还要了解别人的思想行为作风、人格品质。主动去强化别人对你个人想法的注意力和兴趣。了解别人真正想要的是什么，他又能够做到些什么。

如果一个人做事没意志力，则他的思想注意力就会漂移不定。思想注意力漂移不定，心思就不会完全放在他所做的事上。思想分散不集中，信念与意志就会动摇。信念意志动摇，应对处理起事件来就会失去信心，而且也会失于准确和果断。做事缺乏信心，不果断，就会丧失意志而怯弱畏缩。如果做事缺乏意志力，怯弱而畏缩，则精神就会表现得颓丧而毫无魅力。

精神颓丧，就会失去鉴别力和判断力。没有鉴别力和判断力，就不会有准确的个人意见，往往人云亦云。

所以，决定要培育个人的意志力，一开始就要下定决心，不能动摇。

下定了决心，培育意志力的那点意志力才能坚定不移。决心与意志力坚定不移，就会宏愿生起，有如游龙之神威，势不可挡。

　　只要意志力固守在神明之中，成为个人潜意识的一种习惯，展现在精神气质之中，才能神威彰显，感召四海，很容易化解掉任何对手的威势。

第三篇　实意法腾蛇

原文：

实意法腾蛇

实意者，气之虑也。

心欲安静，虑欲深远。心安静则神明荣，虑深远则计谋成。

神明荣则志不可乱，计谋成则功不可间。

意虑定则心遂安，心遂安则所行不错，神自得矣。得则凝。

识气寄，奸邪得而倚之，诈谋得而惑之，言无由心矣。

故信心术，守真一而不化，待人意虑之交会，听之候之也。

计谋者，存亡之枢机。虑不会，则听不审矣。候之不得，计谋失矣。则意无所信，虚而无实。故计谋之虑，务在实意；实意必从心术始。

无为而求，安静五脏，和通六腑；精神魂魄固守不动，乃能内视反听定志。虑之太虚，待神往来。以观天地开辟，知万物所造化，见阴阳之终始，原人事之政理。不出户而知天下，不窥牖而见天道；不见而命，不行而至。是谓道知，以通神明，应于无方，而神宿矣。

释义：

要使思想、信仰坚定，应对有效，就要效法传说中蛇神灵气华现之态势。

所谓实意，就是具体、明确而坚定的思想、信仰，和实事求是、行之有效的韬略。

应对生活环境、生活事件要求我们做到心态平静、思考深远、仔细周到。因为只有心态平静才能发挥人的才干与智慧，思考深远、仔细周到，才能制定合理、切实可行的计划与策略。

个人才干与智慧的发挥在任何时候都要保持清醒的头脑，不能动摇我们的意志力和意图目标。只有这样，合理、切实可行的计划与策略执行起来才不会有阻碍。

所以计划与策略一旦确定，就不要轻易草率地变更，这样思想才能专注于对计划的执行而不出差错。人的精神潜质往往都是如此，只要我们意识心理专注于某件事物时，所有潜在的智慧与能力便自然会完全地投入进去。

如果我们言行不一，意志不坚定，奸邪就可能乘机而入，遭受到欺诈有可能还糊里糊涂，不知所云。

所以说，坚定不移的信仰是固守心灵大法的根本。守住这个根本，才能在与人沟通、交流时，作出正确的判断，找到问题解决的途径。

计划、谋略，是应对处理事件成败的关键。对事情考虑不周到全面，得到的资讯就有可能失于明察。处理事件依据不明细翔实的讯息，则谋略决策就会失误。如此，坚定不移的信念亦形同虚设，成为空话。

所以，制定计划与谋略的关键是信念坚定，目标明确，思考严谨、周密，讯息翔实，即所谓实意。要做到实意，必须从培养我们正确的思想方法开始。

正确的方法是学会凸显潜意识的工作能力。首先在心理态度上做到淡化意识，欲念归零，让心灵环境处于清静无为的境界。这种心灵境界不但生理功能和谐，精力充沛，而且所有意识心理活动淡化，潜意识的自主活动能力稳固而敏锐。

再用一点微微的意念把自己的感官开放，全然存在，内外通明，如光照太虚空灵，任由潜意识出入往来。

如此心灵境界，有如腾蛇遨游人类智慧之太空。智慧元素将汇集前后左右，古往今来人类智慧之大成将被吸引，破解宇宙万物运动变化的规律，追寻人事之政理，问题解决方案将自然呈现。

这便是通过潜意识自主运行，借用"道一元"应用无方的原理。也是人的"元神（潜意识）"如腾蛇自由自在，无所不在，灵气毕现，原本固有的功能。

第四篇　分威法伏熊

原文：

分威法伏熊

分威者，神之覆也。故静固志意，神归其舍，则威覆盛矣。

威覆盛则内实坚，内实坚则莫当，莫当，则能以分人之威而动其势，如其天。以实取虚，以有取无，若以镒称铢，故动者必随，唱者必和。

挠其一指，观其余次，动变见形。

无能间者，审于唱和，以间见间，动变明而威可分也。

将欲动变，必先养志以视间。

知其固实者，自养也。让己者，养人也。故神存兵亡，乃为知形势。

释义：

要合理地应用自己的威势，就要效法蓄势待发的伏熊。

所谓分威就是让自己具有威势的气质与实力藏而不露，待机而发。只要坚定意志，明确目标，而又保持平常而沉稳的心态，精神收敛而不浮躁，则威势的潜质就不可估量。

沉稳而收敛威势则内心坚定刚实，内心坚定刚实则势不可挡，威猛气势即可分散他人势威，震慑他人气势如无边天际、覆盖四野，就如以石击卵，入无人之境。就像以镒称铢一样力量悬殊，无与伦比。所以个人号召力与凝聚力自然其大无比，招撼四海。

别人只要翘起一个指头，就知道其他几个指头想要做什么。只要观察别人外在的表现，就知道他内心里想的什么。

如果达不到以一观次、动变见形的境界，把握不准间阻的症结时，就要仔细审查对方作出反应真实的动机。首先要承认自己认识上的间阻、差距，才能用心去找出间阻与差距的症结，于此才能做到胸有成竹，应对有数，威慑对方。

所以，凡在行动之前，必先调整好自己的心志状态，胸有成竹，安定自若，静观其变，蓄势而发，发则必威，动则必胜地应对各种间阻与困难。

使自己思想意志充实坚定，蓄聚实力威势，待机而发，是自我修养的方法。势威而谦让，是感化对手和平相处的方法。蓄威不战而屈人之兵，非武力对抗化解才是审时度势、符合形势的上上之策。

第五篇　散势法鸷鸟

原文：

散势法鸷鸟

散势者，神之使也。用之，必循间而动。

威肃内盛，推间而行之，则势散。

夫散势者，心虚志溢。

意衰威失。

精神不专，其言外而多变。

故观其志意，为度数，乃以揣说图事，尽圆方，齐短长。

无间则不散势者，待间而动，动而势分矣。

故善思间者，必内精五气，外视虚实，动而不失分散之实。

动则随其志意，知其计谋。

势者，利害之决，权变之威。势败者，不可神肃察也。

释义：

散势要效法凶猛鸷鸟势险而节短之态。

所谓散势，是受潜意识驱使的一种下意识行动。在合适的时机抓住对手相对懈怠的间隙期，采取果断威猛的行动出击突破。

具体的运用是犹如鸷鸟肃威内敛，待势蓄锐，高空盘旋，俯视其间，把握对手动变的节奏及在相对时间空间中的位置和秩序，一旦临机，如满弓之弩，触节而发，手到擒来。

所以，要养成如凶猛鸷鸟势险而节短的行动作风，必须要在自己意志及实力充溢丰沛的蓄势状态中，养成虚怀若谷，淡化意识，凸显潜意识自主工作的思想习惯。

如果意志衰退，自信心不足，则威势顿减。

如果精神不专一，其表现于外的言行便囫囵含糊，有失果敢。

根据人的这些心理行为特点，并借此以观察对手的意志力和实力，以作为与对手谈判、沟通、协商、斡旋决策的参考。要么圆转灵活，要么方正直率。

所以那些有势威和实力的人，在没有找准合适的时机时，一般不会轻易出手。因为没成功的把握而轻易出手，等于暴露自己，无谓消耗自己的实力。

而善于通过思辨考量去寻找机会的人，都是经过自我修为，神、魂、魄、意、志精炼、安定、沉稳，善于通过观察事物表象去辨识内部规律，即使行动也不会暴露自己，无谓损耗自己实力的人。而且他们从不会盲目行动，每次行动都有严谨的行动计划与谋略。

始终保持自己的实力与震慑对手的威势，懂得蓄势与散势的关系及合理地运用，是决定能否控制局势的关键。威势衰败的人往往是那些不能够集中精神去审察事物动变规律而草率行动的人。

第六篇　转圆法猛兽

原文：

转圆法猛兽

转圆者，无穷之计也。

无穷者，必有圣人之心，以原不测之智。以不测之智而通心术，而神道混沌为一。以变论万类，说意无穷。

智略计谋，各有形容，或圆或方，或阴或阳，或吉或凶，事类不同。

故圣人怀此之用，转圆而求其合。故与造化者为始，动作无不包大道，以观神明之域。天地无极，人事无穷，各以成其类。见其计谋，必知其吉凶成败之所终也。

转圆者，或转而吉，或转而凶，圣人以道，先知存亡，乃知转圆而从方。

圆者，所以合语；方者，所以错事。转化者，所以观计谋；接物者，所以观进退之意。皆见其会，乃为要结以接其说也。

释义：

应对事物如圆珠转动，顺势而动，应变无穷，要效法猛兽寓动于静，动中求变，出奇制胜。

所谓转圆，就是解决问题，应对事件的办法灵活多样，无穷无尽。

处事灵活、办法多、应变无穷的人，必定是具备与天同道的圣人般胸怀，致力于探究深不可测宇宙万物动变规律，以求获得大智大慧的人。要获得大智慧，必须懂得运用心理意识调节技术，使凸显潜意识自主工作成为习惯，始终保持个人智慧与人类大智慧沟通交融状态。如此便可生成无穷尽的智慧，解读无穷尽的事物。

应对处理事物的计划与策略可以形式不同，具体内容不同，原则性与灵活性可以有很大差别；有时需要明火执仗，大刀阔斧；有时需要明修栈道，暗度陈仓。有时需凶狠，有时需慈善。总是根据各种事物具体的，不同矛盾动变规律作出评估、判断，而后决策。

所以，具有大智慧、办法无穷的人，总是应用这样的思想方法，灵活应变，使自己认知能力和处理问题的能力及决策符合事物发展本来的规律。万变不离其宗，他们习惯于从"道一元"造化之元始出发，去把握事物发生、发展、转归变化的必然规律，任何行动都不离此宗旨。事物的始生、过去、现在、未来、继远……在他们的神明之中都有一个清晰的景象。

宇宙浩瀚没有极限，人间世态、事变也没有极限，运动、变化是永恒的。不同动、变决定着各类事物的不同属性。作出决策与计划，必须要有前瞻性估计，或凶或吉。因为决策与计划直接决定事业的成败。

任何计划决策的实施，都可能有两种转归，转而吉或转而凶。要尽力从吉的方面推进，同时作好最坏的准备。

具大智慧而办法无穷的人知道这个道理，在事未成时往往知道解决问题注意灵活（转圆）但不丧失原则（从方）。

灵活性（转圆）有利于议事、斡旋，出言留有余地。原则，规矩（从方），明确的态度，坚定的立场有如四角支撑，稳定泰若，有利于对问题解决的推进；事物的转化，决定谋略；接纳与拒绝，决定对手对于我方动机进退的诚意。这个思想过程，全在于综合思考，心领神会，方能应对自如。

第七篇　损兑法灵蓍

原文：

损兑法灵蓍

损兑者，机危之决也。

事有适然，物有成败，机危之动，不可不察。

故圣人以无为待有德，言察辞，合于事。

兑者，知之也。损者，行之也。

损之兑之，物有不可者，圣人不为辞也。

故智者不以言失人之言，故辞不烦而心不虚，志不乱而意不邪。

当其难易，而后为之谋，自然之道以为实。圆者不行，方者不止，是谓大功。兑之损之，皆为之辞。

用分威散势之权，以见其兑威其机危，乃为之决。

故善损兑者，誓若决水于千仞之堤，转圆石于万仞之谷。

而能行此者，形势不得不然也。

释义：

减损杂念以使心神专一，应效法预测吉凶蓍草知微杜渐的能力。

损即损抑成见，减损他虑；兑即强调直观，专以心察。这是处理危机必须具备的思想品质。

凡事物动变，皆有其自身的规律和各自的轨迹，应对动变总会有顺逆。面对成败与潜在不可预估的危机出现，任何时候，我们都要保持清醒的洞察力和警惕。

所以，大智慧的人常常保持清静无为的心态，始终把握住事物动变的本来规律。善于通过别人表面的言辞去发现其内心真实的意图，注重以事实为依据去评估事物的发展与转归的必然趋势。

所谓兑，就是观察感知客观事物的实在；所谓损，就是在心理意识上排除认知方面的干扰，损抑主观成见。把那些与本来事物无关、不合的事实，不必要的顾虑，非分的妄念，不可为的打算，通通减损掉，不去解释，不去理会。

大智慧的人采取了损的做法，也解释了损的道理，别人即使不理解，他也不会人云亦云，更不会装腔作势，刻意修辞粉饰。

故大智慧的人，从来不因为自己的主张而排斥别人的主张，也不会强加辞令进行辩解。他们总是大智若愚而胸有成竹，内心虚静但意志坚定，泰然自若，遇事不惊，处事不乱。

他们也总是依据事物应对的难易程度，来决定采取什么样的计划和策略。总是顺应事物自身自然动变的本来规律，实事求是地采取行动。即使灵活多变的方法暂时遇到间阻，但原则也不会丧失，他们会把这当成在大是大非问题上不可动摇的大事。如果行动受挫而理论损益动摇原则问题，都是寻找借口。

这个时候，应分威不减，静观其变，以静制动，寻找时机，果断散势，威猛出击，以挽危厄。

所以说，善于减损杂念而强调直观、专以心察、心神专一的智者，应对事物就像开堤泄洪，山涧运石，明察秋毫，因势利导。

具有这样思想方法和行为品质的智者，他们总能顺应形势，有所为，有所不为。